中國近代中醫藥期刊彙編

第一輯

2

利濟學堂報

上海辭書出版社

目録

利濟學堂報　第八册……1
利濟學堂報　第九册……91
利濟學堂報　第十册……181
利濟學堂報　第十一册……271
利濟學堂報　第十二册……369
利濟學堂報　第十三册……467
利濟學堂報　第十四册……561

光緒二十三年丁酉 第八冊

利濟學堂報

利濟醫院開講之十三年

耋和紀 立夏

全年二十四冊

館在浙江溫

州府前大街

定價大銀圓四元

先行付資

不准拆賣

利濟學堂報丁酉第八冊目錄

文錄

蟄廬彤錄序　東甌陳　虬撰

書治平通議弛女足章後　瑞安池志澂撰　院次道八

論今日中國首以簡使材爲急　瑞安程　雲撰　院次濟二十三

院錄

利濟講義

書錄

利濟元經　算緯前編　衛生經　醫歷答問　教經答問

報錄

時事鑑要　煙酒加捐　三水開埠　火車發軔　加稅待議　潤州開礦　儲材待用　甌郡郵章　湖南通電　権政撮要　興利枉磃

奏事儀注　改館儲材　武備開堂　擬築滿西鐵路

洋務擷聞　鐵路利溥　惟鐵爲寶　洋稅總結　購艦述聞　中俄鐵路行程　東國經緯考　招兵善法　德人開埠　抽捐新例　西藏

鐵路　英軍受挫　日本鐵路
藝事裨乘　西人造紙　蘭油正旺　水中起物　水底行舟　銅鋼利器　敗絮製絨　飛船異製　飭辦新機
商務叢談　中俄茶葉　航海者言　臺灣米價　各國銅數　蘇彝士河船數　美日殷富　油廠新開　北地通輪　滙錢轉機　杭關功竣　報紙暢銷　比國商務
利濟外乘　臺境瘟疫　治疫奇醫　西醫妙技
近政備考　工部　孫議覆開辦京師大學堂摺
經世文傳　陜撫　魏奏請疏濬陜省水利疏
見聞近錄　各國奇珍　修短不齊　巨船類誌　陽光各别　嗜好成癖　臺南油穴　俄皇將遊歷中國　英皇幼時逸事　遊歷南極　體具陰陽　奇魚異聞　澎湖新例　美傳孔敎　鵲巢鳩占　大厦干霄
告白

蟄廬胗錄序

記曰醫不三世不服其藥左氏傳云三折肱成良醫醫雖小道顧可以無恆哉周秦以後醫無世業一二大醫如華陀張機皇甫謐褚澄徐文伯孫思邈之倫代有其人並皆高世妙材有託而逃相與修明絕業不憚降心爲之斯道猶有賴也近俗日靡浮淺庸奴學無師承畧視方書十數部輒率爾懸壺侍長柄油黑傘步行烈日中望門投入暱婦嫗若家人鹽汗交流被兩頰吮筆叉手書方如扶乩倉卒以十數暮歸計囊金較日常多聚妻孥大歡笑環問日來從誰某某何病病何治則蒙然張口漫不記憶其遇之通者則借名流揭醫招故自高聲價設拔號坐飛轎奚奴前道悍然自命爲名醫叩以寒熱攻補標本佐使之旨囫圇恃兩端聲嚶嚶蓄鼻間處方欠呻登轎逐逐去矣甚矣

其偷也虬自庚午患病始有志於醫甲戌始排日自課習之數年矣丙子始敢出議方藥每臨一證究其陰陽向背虛實來去之至數倖而得之則私自詫以爲未知於古奚若然勢不多醫也嘗謂人有必無可醫之病醫有必不能醫之時故設例自限年來求診漸夥頗乖吾旨恐終不免爲庸醫之歸因錄其曾經有效者以自勘子夏曰日無忘其所知月無忘其所能辭以未遑而不得吾與病者兩無恨也盡吾心焉而已已能而或失其故知則醫之罪無可逭矣因錄此卷備溫故知新之助不足云案也時光緒六年歲次庚辰春王月陳虬志三書於瑞安城東虞池之衍澤堂

書治平通議弛女足章後

瑞安洪志澂撰 院次道八

一陽一陰天之道也順之則和逆之則戾痛矣夫我華生人四萬萬餘而忍棄二萬萬人於無用之地也且不惟棄之而已又從而殘之賊之彫之琢之矯而揉之嗚呼裹足之禍大矣彼蒼者天何震旦女子之不幸歟吾謂自唐以後千餘年衰弱之運禍亂之接踵中國之受侮於夷狄未始不由於此何者手足屈伸天畀其身徤順合撰孰斲而形夫女所以輔男之不足而相與全其生者也奇無偶不成剛無柔不濟陽無陰不交一也然乃無知而戮無罪而桔抑無病而死死之不以藥以食以刀以鋸以水以火而死以愛死以寵死以供觀玩嗚呼彼女子殆終其身轉移遷就於死之途而無望生之一日矣妖霧蠻煙匝地四連慘無日天誰實使然況彼猶死其身而我直死其心父悲其子夫憐其妻人之恆性也一飲食之不宜一起居之不適猶不禁其戚然憫然若莫能自已

然而況於殘其肢體潰其血肉永爲天地廢人而絕不加惜焉且因而幸之若懼其不甚焉者則其必先死也夫一人之身與天俱適悲歡禍福各以類至是故生則爲祥殺則爲殃乾坤之理五行之常夫固氣數所莫能外而亦帝王所不能爭也奈之何禨祥甫離遽形殺機哀我赤子呱呱而啼夫羣二萬萬人有覺知有情性有生之體而暫不能釋此愁怨之態毒楚之情顚連疾痛之狀而欲以致太平登仁壽何可得也況以父死其子夫死其妻之心傷敎害義曹不知非狐貉成羣豺狼逼地而欲以召休祥釀和氣又何可得也遏其生長之機而激其怨毒之氣戕其自然之性而啟其刻忍之心異矣哉易曰履霜堅冰至蓋言順也悲夫逆亂之階成於骨肉陰慘之象溢於太虛不已而爲奸爲妬爲悍爲妖爲孽豈眞過也而去之耶乃留而爲災爲害爲疫爲疾爲凶饑爲旱潦爲干戈爲敵國何者含和吐氣爲休徵所自生愆陽伏陰感人心

而致沴吾謂女足不弛中國必不强人才必不盛白種必不可勝昇平必不可至此天道之至常也一人向隅舉座不歡匹夫不澤堯舜之病夫亦可靜思其故矣不然疲癃殘疾王者猶有餘恩桎梏囹圄仁人見而動色夫彼囹戮於天也定於讞也然且有淒然大不能忍於斯者蓋以伸宇內寃抑之氣而欲轉殺運爲生機也而況天方生之我必殺之流毒海內謬種相傳其理顯於牛喘其害甚於洪水龍蛇甯非言燮理者所隱爲動心歟夫當秋冬之間晦霾之夕陰雲漫天星月韜色鬼魅橫野路無行人大風忽起山谷震動滌盪瑕穢繼以時雨渙然藹然復見太和雨霽風止白日當中空宿垢而一掃之夫誠造化之爲工哉弛足之盛直同於此蟄廬先生書成之三年東方不利弛女足在救時要議强策中章僅百餘言其警句云承平之日已漸過其生機小註中國生人之弱未必不由母氣過弱所致離亂之秋無異坑之生地語尤切摯士大夫痛中華之弱講求救世之務學堂公會次第舉行於是有不纏足之名蓋

亦當世憂時君子所爲發憤而設也纏足之累言者甚詳予不復
言因就先生言爲推闡其義存之

全編一

論今日中國首以簡使才爲急　瑞安程　雲撰　二院次濟二十三

嗚呼一千五百兆民人之生之慘也一球也洲以六而裂矣一種也色以五而別矣愚爲智佷弱爲强肉亂爲治驅拙爲巧奴夫孰不恤其生不愛其類不寶其手足腑肺而甘以殺自娛以兵自毒以術知機械自賊痛矣夫環瀛莽莽白人執利刃而麾之藉以獲黑芟紅鋤欃駸駸乎及我黃族我懾其利也狡也躡其尾而趨之以喘以跌以勞乏劬儆而私幸暫不我噬也哀哉圓顱方趾宵非血氣之倫人憫天悲忍覩淪胥之狀我竊爲有生者恫焉夫欲奠大地人類萬世之業必以弭兵爲首策欲求今日中國一日之安尤以保大平爲上謀保之之術厥賴使才擇使之道其用有五機警之士權事制宜使才優矣而未必有學也通博之徒掌故能言使學粹矣而未必有識也呼吸安危權衡輕重當機立斷使識具矣然猶未備也顧我謂必當有使德以貞之有使膽以厲之是故

義勇激發甘授命以不辭大人巍然或視之而亦藐蘇張之善變陸賈之有功才也學也富弼之能爭識也申包胥之不辱蘇武洪皓之不屈德也曹沬藺相如毛遂唐雎之敢於劫盟膽也夫以中國之大四百兆之衆踐土食毛高厚同感而獨無二三有才有學有識有德有膽之士奮其身爲國家用斯必不然矣且古無獨立之國嬴秦以上大行人之職代有專官而素王倡道尤重言語亂齊霸越以子貢之賢而爲之蓋已開縱横家之先聲以故子羽飾鄭四國賴其周知宋牼遊秦亟聖歎爲志大專對之選夫豈忽諸三千餘年界絕不通之族風會大開叩關而西至者數萬里今日之使視昔尤極然而同文館之設於今蓋三十年亦汲汲以邦交爲慮矣甲午之釁創痛益鉅議者亦咸知無人才之足患矣各學堂次第興辦京師行省遞有推廣亦可謂勇於自强矣而乃瓜分之約期我五年禍患横生猝不容待嗚呼欲儲有用之才於數十

年之後而不能弭無形之變於一昕夕之間厝火積薪之下主人鼾臥其上爲之奴者不急呼使覺奔走數十里外挹瓶水以拯之庸有濟乎蒙謂宜及今之急廣徵海內通知各國語言文字政教風俗而又能出萬死不顧一生之計赴公家之難者厚其祿秩隆以譽沭拔之不以資格使之廷說美英俄法德日諸雄主爲百年弭兵保太平之約其方命而辱國者科以劇罪夫重賞之下必有勇夫千金之市甯惟駿骨未可謂支那必無人也況使之爲才尤古難而今易數言未決刃交於胸昔蓋有甘之如飴者矣今者公法約章重於四鄰温語雍容歡如賓主爲使亦榮矣哉設朝廷得蘇張輩數人大局必立有起色夫其言易盡也其情易達也其是非得失易以爭也然且畏而不敢爲者誰之罪也必能忘一身之禍福而後能決一國之安危必能捐一人之髮膚而後能壽四萬萬人之軀命西人雖堅韌視死甚重觀明治初日法之盟可知我苟動之以利

怵之以害聯之以情爭之以死三寸之舌不且強於百萬之師哉且彼即能死我而我以從容就死之身堅求其言之必信事之必行一使既死而數使繼之彼方懼我民之盡能如是也雖令償以貨賄讓以土地予以臣庶益以美利彼將食之不能下咽矣如是而猶謂和議不能決約章不能易自主之權不能全公法之列不能與吾不信也夫外人奸謀既成以壤土賄之而不足及其未定以口舌折之而有餘曾惠敏與俄爭伊犁一案崇約以改薛叔芸爭立新嘉坡香港領事竟能轉圜於約章之外使之效也若夫媒孽得差視同終南捷徑簡書一下賀者四至三年復命班秩驟增以全軀保妻子之臣居平不事事因緣盛遇杖旌節出萬里外循例守職苟求無患爲榮此殆鄉里杯酒酬應間庸碌者之所優爲豈安有補於國家萬一哉嗚呼此中國所由衰也

利濟文課卷一終

痘疹全集、萬密齋廣嗣紀要、育嬰秘訣、幼科發揮、女科要言、高鼓峯已任編、沈芊綠婦人玉尺、幼科釋迷、要藥分劑、葉天士臨證指南、徐靈胎醫學源流論、綺石理虛元鑑、陳修園女科要旨、從衆錄、醫醫偶錄、章虛谷醫門棒喝、丹波元簡難經疏證、藥治通義、傷寒金匱述義、費伯雄醫醇賸義、陸九芝世補齋醫書、

專家之書、若證則張鳳逵暑證全書、瘟疫則吳又可瘟疫論、松峯說疫、楊栗山瘟疫條辨、王孟英霍亂論、痧證則林藥樵痧書、郭志邃痧脹玉衡、瘧則盧子頤痎瘧論疏、痢則孔毓禮痢疾論、婦科則陳自明婦人良方、傅青主女科、武叔卿濟陰綱目、張宛鄰產孕集、幼科則錢仲陽藥證眞訣、王肯堂嬰童百問、聶九吾活幼心法、管橓保赤全書、談金章誠書、■保赤存眞、陳飛霞幼幼集成、夏禹鑄幼科鐵鏡、

委和紀穀雨第七期丁酉三月十九日

必讀之書當循序漸進必閱之書則擇善而從名家則觀其獨到處專家則求其獨異處此讀書法也而必備之書亦可約分六類曰方書曰本草曰名家曰針灸曰類書曰叢書方書則唐王燾外臺秘要丹波元簡觀聚方要補本草則唐慎微大觀證類本草寇宗爽本草衍義李時珍本草綱目趙學敏本草拾遺名家則河間三六書東垣十書丹溪心法薛氏醫案石山醫案王肯堂準繩景岳全書喻氏三書張氏醫通黃氏八種徐氏十三種萬密齋書馮氏錦囊沈氏尊生陳修園二十一種王清任醫林改錯章虛谷醫門棒喝此類書多複出錄其總名以便購取針灸則皇甫謐甲乙經楊繼洲針灸大成類書則聖濟總錄徐春甫醫統叢書則程永培六醴齋醫書王琢巖醫林指月當歸草堂叢書潛齋叢書隸修堂叢書有必備之書則必讀必閱多在其中矣蓋醫有多讀書而不能治病者未有治病而不從多讀書出也此爲習醫第一義

心魂魄畢具乃成爲人故曰五藏者所以藏精神血氣魂魄者也然人之壽夭各不同或夭壽或來病或病久者則五藏故有小大高下堅脆端正偏傾之異也靈樞本神篇備言之特節以入表而六府則畧焉

小

心	肺	肝	脾	腎	五藏
赤色小理者心小心小則安邪弗能傷易傷以喝	白色小理者肺小肺小則少飲不病喘	青色小理者肝小肝小則藏安無脇下之病	黄色小理者脾小脾小則藏安難傷於邪也	黑色小理者腎小腎小則藏安難傷	皆小者苦燋心大憂愁

憂

大

赤色麤理者心大心大則憂不能傷易傷於邪

白色麤理者肺大肺大則多飲善病胸痺喉痺逆氣

青色麤理者肝大肝大則逼胃迫咽迫咽則苦膈中且脇下痛

黃色麤理者脾大脾大則苦湊眇而痛不能疾行

黑色麤理者腎大腎大則善病腰痛不可以俛仰易傷以邪

皆大者緩於事難使以憂

高

無髃骬者心高心高則滿於肺中悗而善忘難開以言

巨肩反膺陷喉者肺高肺高則上氣肩息欬

廣胸反骹者肝高肝高則上支賁切脇悗爲息賁

揭唇者脾高脾高則眇引季腹而痛

高耳者腎高腎高則苦背膂痛不可以俛仰

皆高者好高舉措

下

髃骬小合腋張合脇兎唇下縱耳後陷皆下者
短舉者脇者肺骹者肝者脾下下者腎好出人
心下心下肺下下肝下脾下則下腎下下
下則藏則居賁則迫胃下加於則腰尻
外易傷迫肺善脇下空大腸下痛不可
於寒易脇下痛脇下空加於大以俛仰
恐以言則易受腸則藏爲狐疝
邪苦受邪

堅

髃骬長好肩背胸脇好唇堅者耳堅者皆堅者
者則心厚者肺者肝堅脾堅脾腎堅腎無病
堅心堅肺堅肝堅則堅則藏堅則不
則藏安則不病藏安難安難傷病腰背
守固欬少氣傷痛

脆

髃骬弱肩背薄脇骨弱唇大而耳薄不皆脆者
小以薄者肺脆者肝脆不堅者堅者腎不離於
者心脆肺脆則脆則脾脆脾脆腎脆病
心脆則苦病消善病消脆則善則善病

善病消癉熱中
癉易傷
癉易傷
病消癉易傷
消癉易傷

端正

髃骬直下不舉者心端正　心端正則和利難傷
肩膺厚者肺端正　肺端正則和利難傷
膺腹如相得者肝端正　肝端正則和利難傷
唇上下好者脾端正　脾端正則和利難傷
耳好前居牙車者腎端正　腎端正則和利難傷
皆端正者和利得人心

偏傾

髃骬倚一方者心偏傾　心偏傾則操持不一無守司也
脇偏疎者肺偏傾　肺偏傾則胸偏痛也
脇骨偏舉者肝偏傾　肝偏傾則脇下痛也
唇偏舉者脾偏傾　脾偏傾則善脹也
耳偏高者腎偏傾　腎偏傾則苦腰尻痛也
皆偏傾者邪心而善盜不可以爲人平反覆言語也

利濟元經卷二終　督校道十一李騰霄分校　濟十三何樾　羣十三陳虔同繕

曰大號碼、曰小號碼、正字者、字之本體、各種算學通用之、官字者、官吏文書之字、算學之題目引用之、籌碼字者、古人籌算之式、太一術專用之、暗碼字者、商家便用之、字算學寄數時暗用之、西國正字者、西字之本體、大號碼者、大字之碼、小號碼者、小字之碼、皆爲西國數學所需、近譯西算、改用中字、而不從西字之例、中人學之、較爲便易、今雖不用其式、亦不可不辨其式、故一一列之於中國數式之下、如左、

正字式

一　二　三　四　五　六　七　八

九　十　百　千　萬

官字式

壹　貳　叁　肆　伍　陸　柒　捌

玖拾伯仟萬

	籌碼字式二條				暗碼字式		西國正字式	
	丨	𝍧	一	亖 又作 亍	丨	文		One
	〢	ǀo	二	-o	〢	ǀo		Two
	〣	ǀoo	三	-oo	〣	ǀoo		Three
	〤	ǀooo	亖	-ooo	X	ǀooo		Four
	〥	ǀoooo	𝍤 又作 ㅎ	-oooo	〥	ǀoooo		Five
	T		丄		丄			Six
	𝍦		亍 又作 亍		亍			Seven
	𝍧		亖 又作 亍		亖			Eight

Nine	Ten	One hundred	One thousand	Ten thousand

西國大號碼式

I	II	III	IV	V	VI	VII	VIII
IX	X	C	M	MD			

西國小號碼式

1	2	3	4	5	6	7	8
9	10	100	1000	10000			

數目表說

數始於一·究於九·終於十·十復於一·等而上之百千萬億之數·皆名爲一·即百千萬億之數·皆終於十·古今此數也·中西亦此

數也、衡度諸等無非此數、如歷數之分、以六十爲十、即以六十爲一、衡數之斤、以十六爲十、即以十六爲一、餘此之數不以十進者、皆可以一與十賅之、中西數表多有不以十進者、賅之以一與十、則何數非十、何數非一、今一一列之於左

數目名表（小數名目與度法寸下同即分釐等二十一名也皆以十析之不再列）

一　二　三　四　五　六　七　八　九　十　百（十十）　千（十百）

萬（十千）　億（萬萬）　兆（萬億）　京（萬兆）　垓（萬京）　秭（萬垓）　穰（萬秭）　溝（萬穰）　澗（萬溝）　正（萬澗）　載（萬正）　極（萬載）

恆河沙（萬極）　阿僧祇（萬恆河沙）　那由他（萬阿僧祇）　不可思議（萬那由他）　無量數（萬不可思議）

右表自億以上、諸書引用多、有不同、有以十進者、有以自乘之數進者、合右表之以萬進者、三數各異、在用者自已分別、不致混亂、無關算法、右表之數、數理精蘊所定、當遵之、

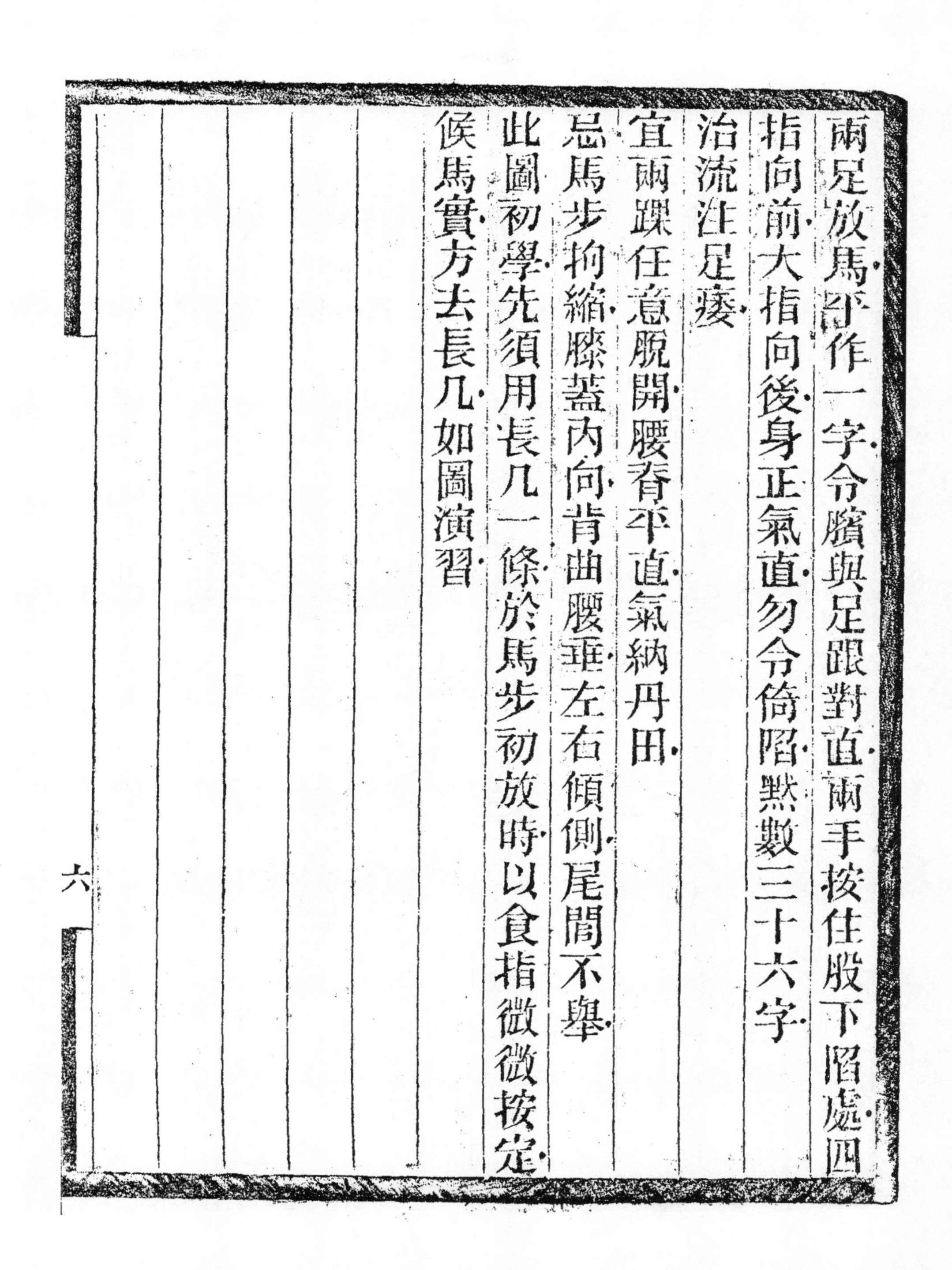

兩足放馬步作一字令臏與足跟對直兩手按住股下陷處四指向前大指向後身正氣直勿令倚陷默數三十六字

治流注足痿

宜兩踝任意脫開腰脊平直氣納丹田

忌馬步拘縮膝蓋內向背曲腰垂左右傾側尾閭不舉

此圖初學先須用長几一條於馬步初放時以食指微微按定候馬實方去長几如圖演習

六

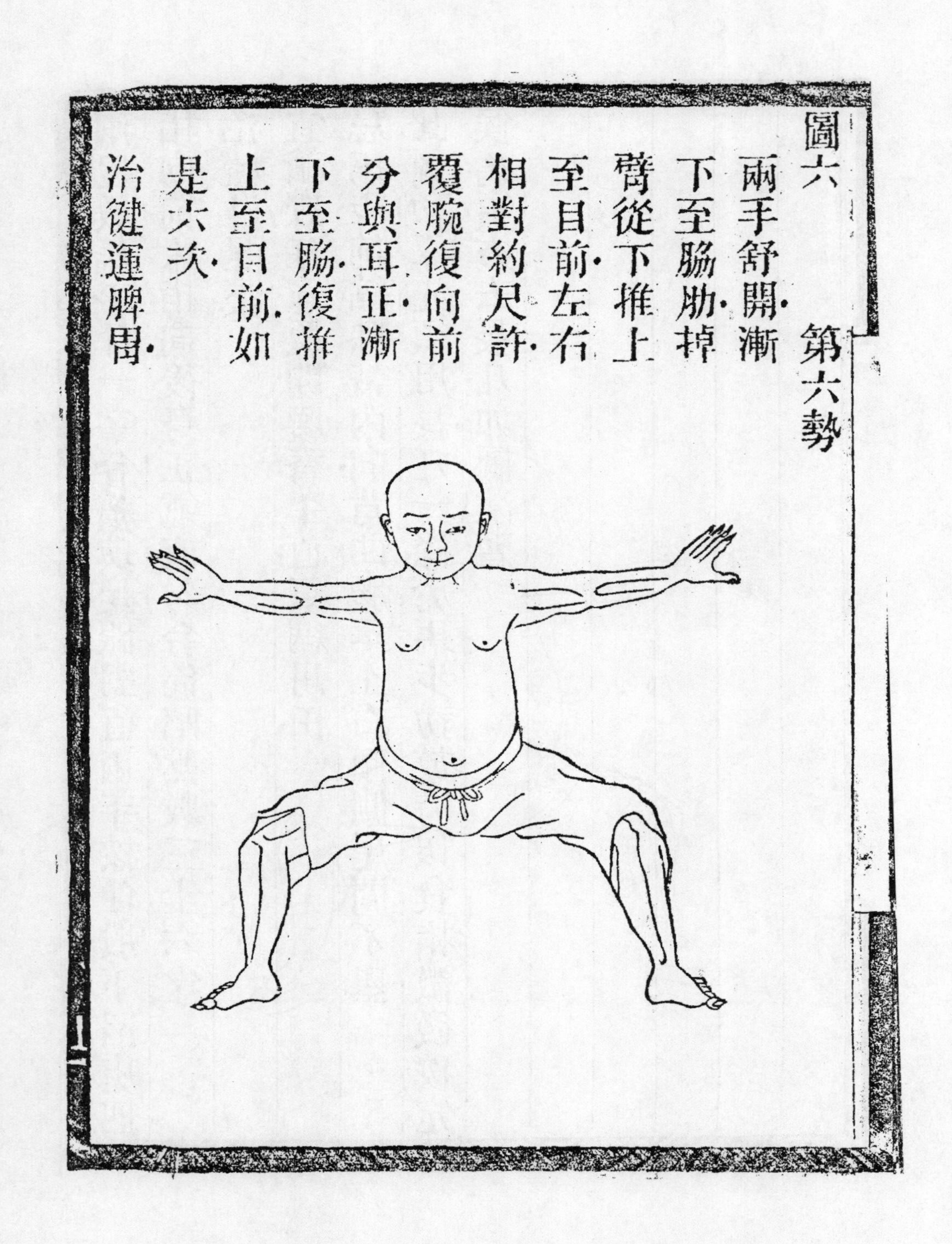
圖六　第六勢
兩手舒開，漸下至脇肋，掉臂從下推上至目前，左右相對約尺許，覆腕復向前分與耳正，漸下至脇，復推上至目前，如是六次，
治健運脾胃，

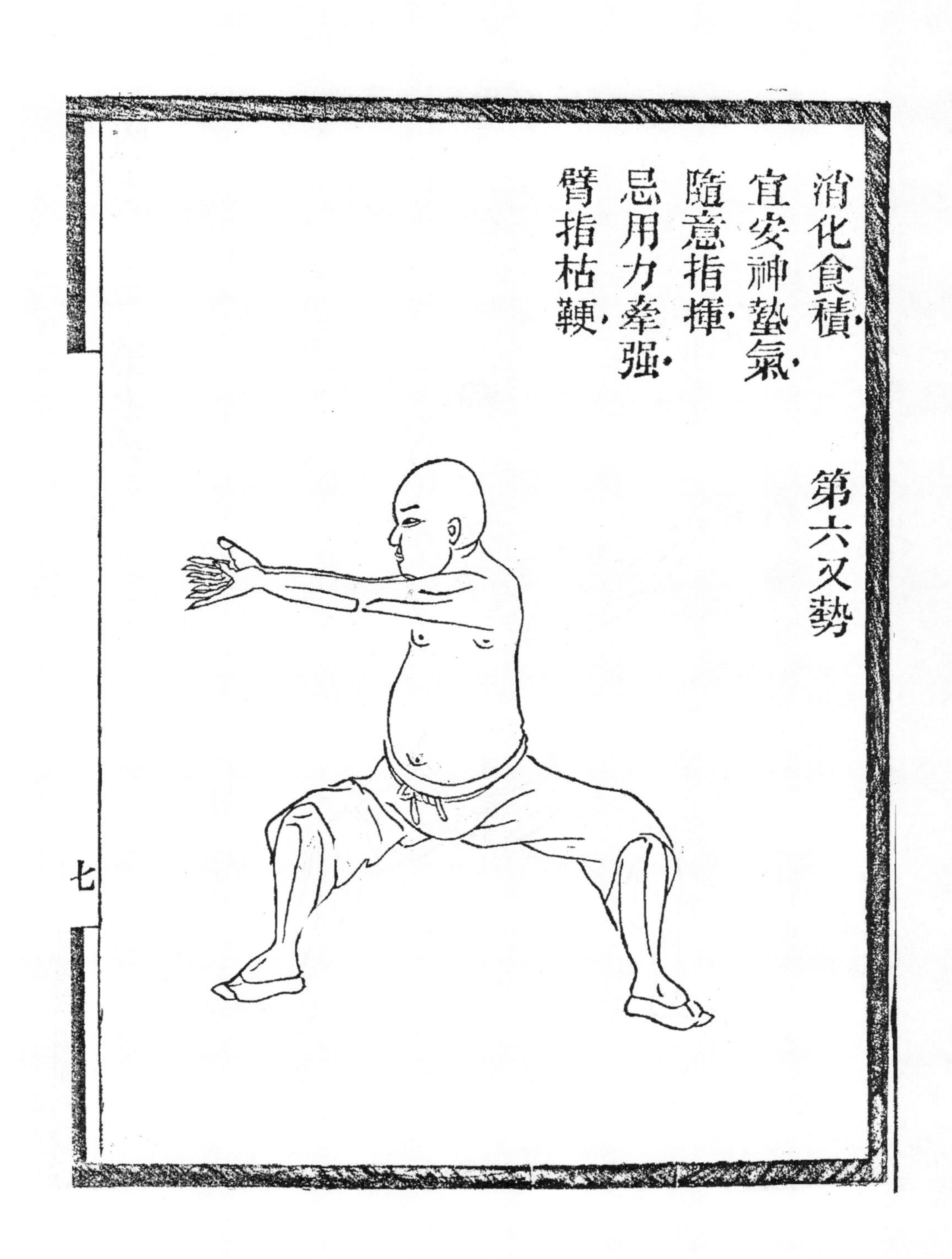
消化食積，
宜安神蟄氣，
隨意指揮，
忌用力牽强，
臂指枯粳，
第六叉勢
七

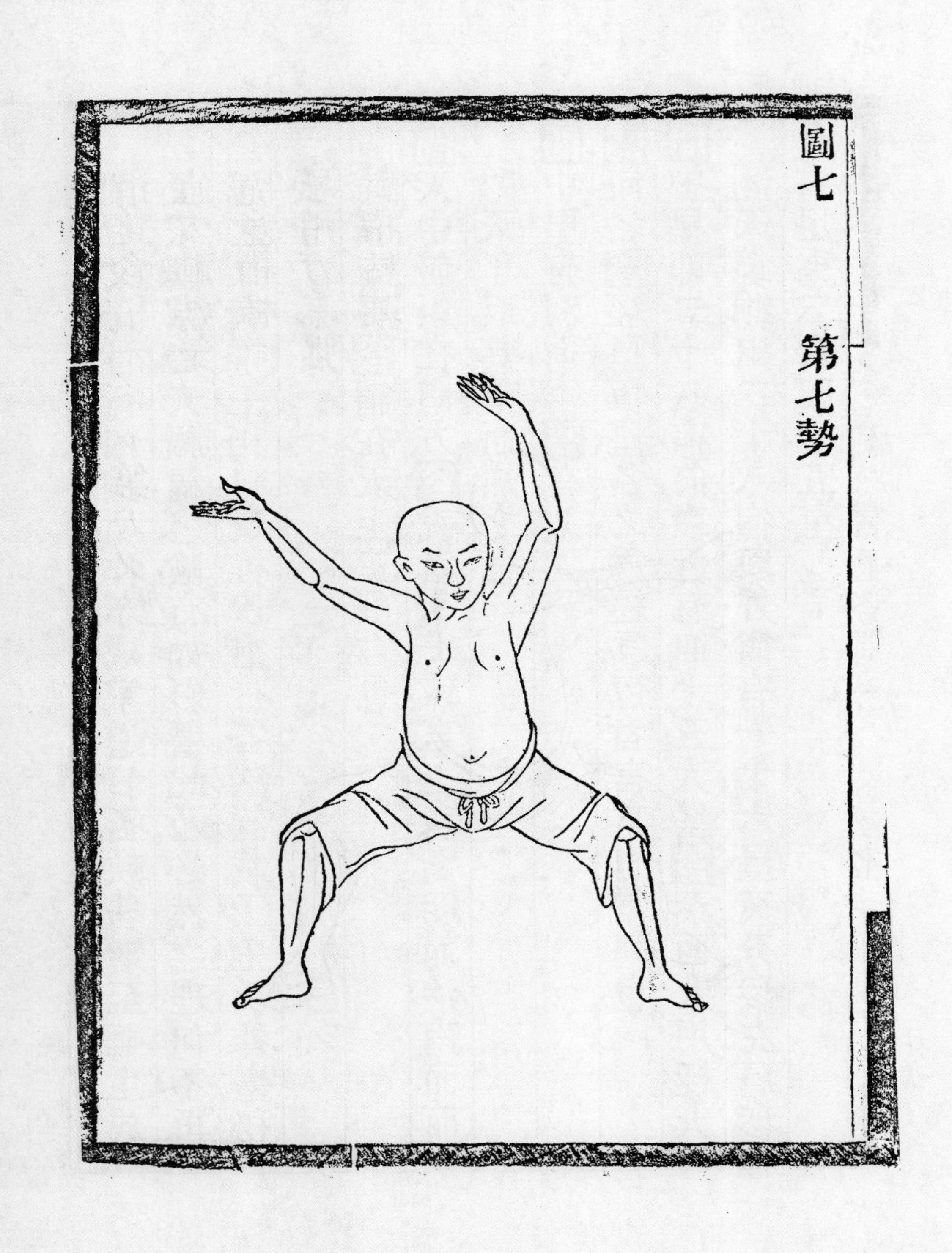
圖七
第七勢

則令父母性行凶險所作不成家道日否殃咎屢至雖生成長家國滅亡夫禍福之險有如影響此乃必然之理何不再思之又有推王相日及推貴宿日各法詳載千金及外臺秘要中

問何謂中星**答**謂在天上正南方也

問天中何以在南方**答**說者不一或言王者嚮明而治南面而臨天下取其望而知之也

問中星有別稱否**答**有

問何名**答**經星恆星名之爲經爲恆者言其有常列也

問中星即二十八宿何以近有四十五大星**答**泰西人用極大測天鏡測出二十八宿以外尚有一十六星又分參左肩參右足爲二合四十五星

問看中星如何用法．答查歷中今日是何節氣昏旦是何時刻．係何星正中檢核星圖所圖星等卽得之矣．

問可舉某日某星爲例否．答可如本年正月初三日欲求中星．先看醫歷是日在立春節內昏是酉正二刻畢星正中然後查看星圖畢星是何星等．俯觀仰察自明．

問學觀中星向有何法．答學堂學徒每日令圖一星懸之壁上．六日之後令其默圖星等不出兩月則四十五大星自能了了矣．

問識一星僅得一星之用否．答否如既識得角宿．則角之次爲亢宿亢宿之次爲氐宿．以次環推．然後求之三垣．則週天諸星歷歷在目矣．

問欲明三垣有何書．答可閱丹元子步天歌．

問四時之節氣有幾答二十有四始立春終大寒

問二十四節氣分幾候答七十有二候每節三候每候五日如東風解凍蟄蟲始振等候詳見醫歷

問歷家何以必須置閏及五年再閏之理答從今年冬至數至後年冬至凡三百六十五日四分日之一日行一周天而十二中氣一帀是爲中數古謂之歲從今年正月朔數至後年正月朔凡三百五十四日有奇日月之會十二終而十二月朔一周是謂朔數古謂之年以中數朔數兩數相較差十餘日三年餘一月故三年一閏五年再閏若不置閏則年餘十一日積三年則以正月爲二月積九年則以春爲夏矣故須置閏而歲序始順

問何謂三正答周正建子商正建丑夏正建寅古人三正並用

以夏正爲順。國朝亦以寅爲正月。正行夏之時也。

問欲粗知歷學之概。當觀何書。答可視醫歷答問天文章。

問天圜而高。有可推算否。答自地以上皆天也。高而無極。無可推算。西人分爲九重。謂第一重宗動天。離地六萬四千七百三十三萬餘里。餘詳見醫歷答問。恐亦祇就目力測量所及。以之入算。非眞天之高度也。

問行星恆星何說。答行星各有軌道。環日球而行。恆星本體雖或自爲轉旋。在人望之。宛似常列一處。端然不動。公羊傳恆星者何。列星也。注恆常也。常以時列見。

問中土言五星七政。西學言行星有八。請問其目并離日近遠之次。答最近曰水星。次曰金星。次曰地球。次曰火星。次曰木

星次曰土星次曰天王星最遠曰海王星

問天王海王二行星從前何以不知答二星離日甚遠乾隆四十六年英國天文士侯失勒維廉始測出天王星其軌道距日五百二十六千二百萬里後法普二國天文士又測得海王星距日八百二十三千八百萬里非用最精之遠鏡不能測出故近日始知有八行星

問日是行星否答否八行星皆繞日而行

問月是行星否答月是地球上行星

問八行星約幾時繞日一周答水星三閱月金星七閱月有半地球星一年火星廿三閱月木星十一年又四閱月土星三十年天王星八十四年海王星一百六十四年

問月約幾時繞地球一周答二十七日又小時四十三分

問行星繞日閱時何以參差不齊。答軌道近則閱時少。軌道遠則閱時多。

問諸行星外圍面積較地球外圍面積大小比例若干。答水星約小地球三分之一。金星約與地球相若。火星約小地球一半。木星約大地球十一倍。土星約大地球九倍。天王星約大地球四倍。海王星約大地球五倍。

問日月全體較地球大小比例若干。答日較地球大一百四十萬倍。月得地球四分之一零。

問何者爲恆星。答如東方角亢氐房心尾箕。北方斗牛女虛危室壁。西方奎婁胃昴畢觜參。南方井鬼柳星張翼軫。二十八宿等是。亦名經星。

問經星僅二十八宿。何以稱四十五恆星。答西人測得二十八宿外、尚有大角、貫索、帝座、織女、河鼓、天津、北落師門、土司空、天囷、五車、天狼、南河、北河、軒轅、五帝座等十五星、亦爲恆星

問 恆星既有四十五座、而角亢及大角等、實止四十三座、外有二星何名、答 參右足、參左肩、

問 欲明恆星度象、有簡覽切用之書否、答 視院定中星圖略、

問 中星圖略、如何用法、答 可查醫歷表本日是何節氣、昏旦是何時刻、南方正中是何星、即是中星、

問 習天文從何入手、答 先明四十五大星、然後按三垣求之、再視天球圖、久久則天星自歷歷可數、

問 寒暑從黃赤道而分何解、答 天體圜圓、北高南下、北極出地三十六度、南極入地三十六度、兩極相去二百八十度、適中之處謂之赤道、中國在赤道北、春分日行赤道、從此漸北、夏

至行赤道北二十三度半．故晝長而暑．夏至以後日漸南．至秋分還行赤道．與春分同．冬至行赤道南二十三度半．故晝短而寒．日之行處．謂之黃道．黃道斜交於赤道．可參觀醫歷地球五帶圖．

問渾天儀何物．答測天文之儀器也．始造於漢洛下閎．今靈臺所用天體儀．較渾儀尤精．

問作步天歌者何人．答隋丹元子．

問何謂三垣．答紫薇垣．太薇垣．天市垣．

問合天星若干．答恆星三百宮三千八十三星．乾隆九年命監臣戴進賢等．據新法測定．以證舊經．名同步天歌者一千三百十九星．增列一千六百十四星．三垣二十八宿外．紀近南極星．中國所不見者．一百五十．

烟酒加捐

湖南釐金局示烟酒二項已經督撫奏請酌加三成奉旨准行所以出示諭知嗣後照常征稅外再加三成幫助軍餉不得有違錄官話七日報

三水開埠

中國廣州三水縣屬江根爲西北兩江之西隘現擬開爲通商口岸設立洋關此處海水雖淺而相去數里即與大海通流故擇此以爲互市之區並聞三水關稅務司由總稅務司赫君派粵海關幫辦韓威禮君署理關務亦歸粵海關監督辦理云錄三月申報

火車發動

津蘆鐵路業經接至京南黃村之畔不日火車即可通行每日早中晚開車三次自京抵天津每人收京制錢二千一百八十文攜帶行李以二百斤爲限過此則按斤加值貨物照洋關例納稅都

中買車票處，在前門內迤東城下，高麗館故址。節三月申報

加稅待議

美國新總統履任後，首先加稅一事。日本西報館電信言，近因美國增加進口稅過重，日本外務卿函商駐美日本公使，請美廷修改稅則。又言英德日本三國聯合拒美加重進口稅則，向美廷爭論，請爲酌奪。未悉美議院再爲商酌增改否。日本又接美電言，美國議院未允，且擬在西四月間頒行加重進口稅則例文，惟尚未定頒行在某日也。節廣州中西報

潤州開礦

中國地大物博，五金之礦，各處皆有。上年曾奉上諭，著各直省大吏採明各礦，如確有可採者，及時採辦，以興地利。鎮江高資各山礦產，業經常鎮道呂礦務總辦鹽巡道胡會同地方官履勘明確，稟准督憲開辦。現在劉峴帥札委胡都戎赴高資螺絲營開採

煤礦。呂觀察復遴委周會同都戎。帶有泰西化學礦師。至螺絲營踏勘礦苗顯露。煤質甚佳。已雇民夫數百名挑挖浮土不日卽可見煤矣。節三月申報

儲才待用

張香帥到鄂之後建造兩湖書院自强武備學堂。現又添設儲才書院。招選聰明子弟凡年在十三歲至十六歲畧通文義者作爲內課。年過廿歲能通算學及時務者作爲外課。請院長分門教習。錄官話七日報

甌郡郵章

浙江溫處海防兵備道甌關監督宗。爲出示曉諭事。照得郵政局寄帶銀洋一事。尙未奉總局核定明文。惟民局收發信包第二條內本有各項小包可交輪船行代寄照舊給與水脚聽民局自便之語。已經甌關稅務司管郵政局那出示各項包裹儘可交輪船

代寄除附知照該物之信件外不得夾帶他項件本道亦接准上海蘇松太道劉印封抄送兼辦上海郵政葛稅務司等函內開銀洋各物及隨銀物之信均可照舊交輪船行代寄查稅務司所謂輪船行即指招商局應由該局飭令本埠招商輪船暨信局人等知悉凡有銀物包裹之信件郵政局不寄者儘可交輪船照舊代寄其無銀物包裹之信件概送交郵政局轉發輪船不得私自接收干咎毋違特示　錄滬報

湖南通電

湖南堅拒新法各國皆深惜之自江建霞太史標視學湘中竭力振興新學比陳右銘中丞實嚴奉　命巡撫是邦益復殷勤勸導令先築造電綫春末夏初即可通信視往年焚燬電桿之禍相懸天壤知轉移風氣惟在大吏之得人耳　錄三月萬國公報

権政撮要

中國沿江沿海各通商口岸設立新關均由稅務司會同關道稽徵稅項每屆春夏之交例將去年各關情形及收稅數目彙刊總冊除呈送總署查考外增印多本分售民間以志商務之盈絀去年總冊尚未刊布西報已志其崖略特照譯之其文曰一千八百九十六年分中國江海各新關共收進出口稅鈔等銀二京二兆五億七萬九千三百六十十六兩零較之前年溢收一兆一億九萬八千兩有奇若使臺南淡水兩口依然無恙約可溢收二兆三億兩左右所有廿五關收數分列於後零數不計牛莊五億六萬六千餘兩　天津八億四萬一千餘兩　燕臺四億二萬六千餘兩　重慶三億一萬四千餘兩　宜昌三億四萬餘兩　沙市一千餘兩　漢口一兆九億一千餘兩　九江九億九萬七千餘兩　蕪湖五億九萬六千餘兩　鎮江八億五萬五千餘兩　上海七兆八億九萬一千餘兩　蘇州三百四十三兩四錢三分三釐

甯波一兆二億五千餘兩．杭州四千餘兩．温州四萬五千餘兩．福州一兆四億五萬七千餘兩．厦門九億三萬六千餘兩．汕頭一兆一億六萬五千餘兩．廣東一兆六億四萬九千餘兩．九龍五億七萬七千餘兩．辣把未詳四億一萬餘兩．瓊州一億二萬一千餘兩．北海一億七萬餘兩．龍州三千餘兩．蒙自九萬五千餘兩．錄萬國公報

興利枉褫

杭州陸茂才等集股創設電鐙公司．稟經各憲批示准行．遂於元宵節在各署試點一次．大放光明．事爲學憲徐季和廷尉致祥所聞．竟將該公司列名諸生．一并褫去衣巾．謂惡其言洋務也．中國今日大興商務．未知廷尉能力遏之否吁．節三月萬國公報

奏事儀注

京師六部九卿翰詹科道各旗衙門凡有陳奏事件先期行知奏

事處隨後按値日班中呈遞如有緊要事件亦可於本衙門不値日時卽行加班呈遞奏事處在乾清門內每日夜間十一點鐘奏事官一員至東華門俟門啟入坐景運門外九卿朝房伺候俟蘇拉由奏事處入朝房傳喚遞事卽將陳奏事件俱呈於奏事官前一一過目檢排妥當俟二點鐘乾清門啟後奏事官方引蘇拉捧摺匣入內轉交太監將摺匣陳列養心殿御案　皇上覽畢均有御筆硃批凡依議者有象牙籤劃於摺上暗記內奏事官捧摺出內右門至軍機處軍機大臣章京閱畢記帳後內奏事官捧入內右門交奏事處奏事官理妥復由蘇拉捧出乾清門喊傳接事奏事官持匣一一宣　旨衆官領摺散出然後帶領　召見官員由乾清門入（錄益聞報）

改館儲材

湖廣總督張香濤制軍擬撙節經費將自強學堂改為儲材館亦

名方言館專習英法俄美四國語言文字凡甄錄入學者均須青年子弟大致如是至其細目究竟若何俟見明文再錄　錄申報

武備開堂

浙省創設陸軍挪立武備學堂廖中丞定於本月初八日爲開練第一日所有武備學生由防軍局派選年壯營勇四十名赴堂學習委候補道丁彥爲學堂總辦向太守人冠爲提調每日操演課程約五點鐘中丞之意擬他日練成勁旅以備推廣各學堂時充當教習之用云　錄新聞報

擬接築滿西鐵路

前俄國欲接築西伯利亞鐵路由俄境亞沙黎至滿州每一英里需銀七萬羅卜若經華境省費一半於是俄廷商於中國而中國允之此路若成不獨助是處土人生計又可濟歐人赴琿春之便且能縮歐亞二洲爲近途開中國大鐵路之風氣也　節廣報

鐵路利溥

英國鐵路上年每里獲利四萬七千二百八十磅，前年每里四萬七千一百三十磅，二十年前每里不過三萬七千八百三十磅。年中進項英國三島鐵路，共收八千五百九十二萬餘磅，經費四千七百八十七萬餘磅，淨餘三千八百零四萬餘磅，以股本計之，每百磅約獲利四五磅。回憶二十年前進項，共六千一百二十五萬磅。英格蘭威勒士兩處鐵路，僅一萬四千餘里。美國鐵路，共十六萬五千里，兩相比較，美路固多，而英路所載之客，以一千八百九十五年計之，較美國多二百萬人。德國鐵路里數較英威兩處加倍，但德路載客僅五萬二千一百萬人，而英路竟載八萬一千七百萬人。觀英國鐵路每里所獲之利，較之德法美為少，而英國商人並無怨言，亦可見民情之大順矣。錄叻報

惟鐵為寶

五金之屬。金銀爲貴。而用之最廣。則莫如鐵。凡中國工藝之興。皆視鐵産多寡。即知國之强弱。近日英國每年産鐵八百萬噸有奇。美國每年所産亦如其數。德國所産約六百萬噸。三國每年共值四百餘兆。其利溥矣　節新聞報

洋稅總結

西歷一千八百八十四年。中國各關所收洋稅。共計一千三百五十一萬一千兩。一千八百八十七年始徵鴉片釐金時。關稅竟增至二千零五十四萬一千兩。一千八百九十一年。徵二千三百五十一萬八千兩。惟一千八百九十六年。即上年。祇二千二百五十七萬九千兩。上年減色之故。因釐金減少所致。中國近日進款。以關稅爲大宗。惟大半入口之稅。而出口之稅。則寥寥無多。因中國貨物皆不知運出外洋。而洋貨則紛至沓來。是中國關稅之豐。仍分取華人之利也。節商務報

購艦述聞

日本之役，北洋海軍諸戰艦僅存一二。去歲　朝廷飭下臣工就英、德二國訂購若干艘，約計明春皆可告成。茲錄其價值噸數於後。計英國阿姆斯脫船廠訂造巡洋艦三艘，每艘重四千三百噸，速力每點鐘行二十四海里，入水英尺十六尺九寸，每艘價值三十三萬六千六百磅。德國波路幹廠訂造巡洋艦三艘，每艦重二千九百五十噸，速力每點鐘行十九海里半，入水英尺十六尺五寸，每艘價值一千四百馬克。又水雷獵艇四艘，噸數、速力、價值均未詳知，并聞旅順船塢亦造魚雷艇若干艘，行見不數年間，海軍頓復舊觀矣。錄廣州中西報

中俄鐵路行程

中俄兩國議從西卑里亞通至中國之鐵路，由中俄兩國公允合力籌欵，以成其事。計鐵路由北京東達滿洲之東，又北至辣地窩

士鐸谷與西鼻里亞之鐵路相接，續至中俄交界之扼要通商口岸，又分路以至砵砑打及遜東之地，皆與西鼻里亞路相連，由路之北開築，逐漸告成，出蘭士鼻歌路省及亞燒利縣皆此路相連，為開通滿洲以北之路，俄官致力於此加派兵勇帶同家眷沿路保護云，錄三月益聞報

東國經緯考

日本四大島，九州四國中土北海道南起北緯三十度五十八分四十五秒，九州佐多岬北止北緯四十五度三十一分二十五秒，北海道宗谷岬西起東經一百二十八度三十八分五秒，九州附近福江島大瀨崎東止東經一百四十五度五十二分，北海道根室港納紗波岬迺南諸島，大島至硫黃島南起北緯二十四度四十六分，硫黃島中心北止北緯三十四度四十七分十五秒，大島北西角千賀崎西起東經一百三十八度四十九分十五秒，三本嶽南巖東止東經約一百四十二度十四分，小笠原羣島中東島州南諸島，自大隅海

（峽至八重山島）南起約北緯二十四度三分（波照間島南）北至北緯三十度五十分（草垣島）西起東經約一百二十二度五十二分二十秒（與羣島西國角）東止東經一百三十一度六分（種子島東角蛭原崎）千島列島南起北緯四十三度四十六分四秒（國後島南西端泊灣北濱）北至北緯約五十度五十五分（阿賴度島）西起東經一百四十五度三十一分四十五秒（國後島伯灣）東止東經約一百五十六度三十五分（占守島東）　按日本全國經緯線，實自東北伸延西南，若準言南北所止，未免眉目不清，茲特參攷海軍測量圖，將經緯分爲四處，以醒閱者之目，其無實測處，則加一約字，以待考，或不至差毫釐謬千里矣。錄商務報

招兵善法

賽士國兵部近定新章，招集工匠，充當兵丁，應招之人，均須官長量材器使，不能聽其自擇，如造船匠漁人築堤工人，均派入舟楫軍，甎瓦匠派入修築營壘軍，電線工人派入電線軍，修路工人派

入鐵路軍作麵包人屠戶木匠鐵匠均派入糧臺供應軍善御者派入車駕軍至投營各匠須先稟明通曉何國語言始行遣派如通法國語言則派往福來布爾希省軍營通德國語言則派往瓦德省軍營現因願充車駕兵者過多故尚須嚴加考試非實在善於馭馬者不得入選願入礮軍之工人分為兩項一項充當礮手一項充當砲車夫按向例養馬之人即可充當馬兵今則必須控縱得法技藝嫻熟方堪入選如某省挑補馬兵不能足額則於鄰省挑補不得濫竽充數所挑馬兵自己無馬者國家給以馬匹所有馬步礮各隊新兵如果武藝出衆通達文字准作為弁目儘先補用惟統計額兵步隊居四分之三馬砲兩隊僅居四分之一故遇有缺出酌量輪補步隊新兵按四缺得三馬礮兩隊按四缺得一以昭平允且所募兵丁均須是賽士民人若原籍非賽士則雖生長於賽士者亦不准其充當云 錄德國軍報

德人開埠

漢口向無德國租界中日平定後德國公使與總署商酌擬在漢口英界之北另開租界一區當經總署允准德國總領事等遂定於今春開辦水師提督特遣白売三枝桅兵船一艘先在長江各口岸游歷然後再至漢口保護 錄三月商務報

抽捐新例

日人以臺民吸食烟土者衆若驟行禁止必有民情決裂之虞不禁則滿地烟雲於風俗大有關係因特議抽捐新法分爲上中下三等吸烟者均須抽捐上等人每月抽洋三元中等人一元五角下等人則月捐一元 錄三月商務報

西藏鐵路

印度北境武丹埠與雷不魯埠之中有一小國名西旣毋向歸英國保護從印度搯魯搯達埠北上築有鐵路通至西旣毋國界若

再從西旣毋國界接至西藏。甚爲便捷。再從西藏東向可直達四川。目下英國決意欲中國開通西藏鐵路。日與總署商榷。商榷旣定。則西藏鐵路。可直出四川。緬甸鐵路。可直出雲南。然俄國滿洲鐵路。業已著手。法國則經營龍州鐵路。開通西江。欲獨得廣東沃野之利。雲南寶山之儲。故英人不得不汲汲於廣西梧州開闢商埠。西藏鐵路二事。不容須臾緩也。錄廣州中西報

英軍受挫

英統領威列前奉命往番那狄路剿叛。斬匪不過五十名。而兵勇受傷染病者六千人。是以拔營回喀萬那駐劄。就醫者萬六千人。

日本鐵路

日本鐵路由官商已經開辦者共數千里。由政府撥款興造者七百里。由商家公司稟請建造者二千五百里。計每里經費銀五萬日元。公司集股已一百六十兆。均節官書局報

西人造紙

西人造紙，或以破布，或以敗繩，不僅取材於草本也。亦不僅供書寫便包裹備揩拭也。且能製之爲片，任人鏤鑿，可以代木。復能模之爲器，供人裝盛，可以代磁。並能揉之使輭，聽人翦裁，可以爲衣。紙之功用，乃有如是大者。節商務報

蘭油正旺

蘭谿素產桕油，向祇華商販運。近有洋人乘輪來杭，專購蘭谿所產桕油，以造洋燭，較勝他處。查製洋燭，不僅用桕油，法以牛油、羊油並植物等油，用大壓力之汽水化之，分成三質。一爲硬質，其油潔白堅凝，可製爲燭。二爲流質，其油色黃而軟，可爲肥皂。三爲甜質，西人稱爲各里司里尼，味甘性潤，用搽皮膚，可愈皺瘃。和於食品，能使不腐，即今市上所售之洋蜜。此蜜加以極濃之硝强水，則成黃火藥，西人稱爲耶乃賣脫，其性甚烈，即今水雷及炸石所用

之藥。此雖無關種植事。然種植家苟能明夫化學。則種之小者可使之巨。土之瘠者可使之肥。不且獲利無窮耶。節商務報

水中起物

西人水中起物。其法以帆布製爲球形。約十尺對徑。內實以橡皮。上下護以銅板。中設一鐵管。管上皆孔。下接白鉛器一具。內藏炭氣。放入水中。即可鼓氣入球。繫於沉船之旁。其浮力自能將船由水底升至水面。近有人用以取石。其石重一萬八百磅。沉於水底。深及三丈。亦以此法起出之。約商務報

水底行舟

意大利博士名闊爾側梯者。創水底舟一具。在海港試驗。闊爾與友乘舟入海。約一下鐘。人舟俱失。水影全無。岸上人大爲驚懼。趕即打撈。始得將舟救起。查水底能行之船。名鑽船。亦名鑽蛟。歐西向有此製。創始於一千八百六十年。美國紐約。船形如梭。兩頭尖

銃包以精鐵底面皆圓上有一管徑約五寸船底有機捩從海中洩氣惟船面之管終必爲人所見後又改用軟管可以伸縮長短隨之管端露水面僅三四尺船首下之兩旁有小鋼輪通機捩於船中行時鋼輪向上倒轉今爾闊之製毋乃類是 節商務報

銅鋼利器

英國海軍部某大臣近因武備日精非利器不能制勝因將各種鋼鐵悉心考究驗得有白銅鋼鐵一種用一百磅重之巨彈連擊六次不過微有凹痕或如雨點並無大傷雖百煉之鋼亦不能及倘兵船中以爲護甲則有恃無恐不憂礮火之强矣 錄商務報

敗絮製絨

聞有日人精格致學能用舊木棉以藥水製成花絨又聞法國有人以藥水浸麻令透另取亂絲頭以藥水攪融成漿再將所浸之麻投諸其中與蠶絲無異組織成綢光滑如西國之緞 節商務報

飛船異製

德國博學士某君新造風船一艘形如卵長華量七丈五尺寬二丈五尺曾於上年仲冬試用一次升至空中六十五英尺來去縱横絶無障礙即逢逆風相阻亦能來往自如船頭裝置機器一具以為進退聞此船之製特為軍務所用現藏工藝館中　錄商務報

飭辦新機

瑞士京城有工藝軍遊擊蕭芬機器司師米德二人思得新法製造地雷名蒲芬師米德該地雷質小而輕易為轉運法須在礮臺前或要隘前相距五十邁當之處埋置地中棋布星羅疏密合度使敵不敢進前現試得此雷甚屬合用通飭各營一律仿照辦理

意國新得一不著火之物名安帖伯立克宜作兵船上板壁器具之用業將此物仿制之磁器獸皮及各種木料呈水師兵官及機匠試驗合式飭令在司具齊機器廠預備一切　參官書局彙報

中俄茶葉

茶爲俄人所最喜食。終日啜飲不置。城鎮各設茶肆。每一玻璃杯茶內多加有糖。售價自一本士半至兩個半本士價之高低。視城鎮之坐落。及茶客之等類而區別之。是故俄之銷茶。年加一年。查俄國於一千八百九十四年。自中國經倭塞薩城進口之茶計十五兆六十萬二千啟羅格郎姆。（每合二千二百四磅）其呈報波羅的海關之茶。斛數亦甚鉅。此數多半運至木斯科。但亦有在波羅的沿海一帶銷售者。其由東邊之西伯利亞依陸運入者。約計二十兆啟羅格郎姆。合價五十兆羅布。凡茶繞倭塞薩。或繞歐洲進口者。皆係茶葉。惟繞中國邊界運入者。類多茶甎。大小不等。此種茶甎價廉而轉運便。爲北方一帶貧民所銷。其所納關稅。亦比茶較少。各零售鋪戶。將茶分包。計重一兩半。重三兩。重六兩。重一磅。不等。每磅售價自八十個戈比克（俄銅錢）至五個羅布不等。上好之茶。尋常售價。少至一羅布五十戈比克。多至二羅布五十戈比克。當可購得。又查俄國歲有出口之茶。均由木斯科城中各大茶鋪裝包運銷。此等茶鋪在歐洲。已遠近馳名。一千八百九十四年。其繞倭疊薩裝赴羅馬尼亞。及布加利亞。及土耳其。及奧斯馬加者。共計三萬啟羅格郎姆。錫蘭之茶進口至俄國者。約始於二年前。惟爲至今猶未多也。錄三月二十一日時務報

航海者言

海洋深淺前人測量。互有參差。今就技藝報登錄。新近航海諸人。探得地球上海洋深淺之數。照錄之。北太平洋八千五百十六邁當。南太平洋八千二百八十一邁當。喀力比海四千二百六十邁當。北冰洋四千八百四十六邁當。地中海四千四百邁當。黑海二千六百十八邁當。北海八百九十八邁當。北大西洋八千三百四十一邁當。南大西洋七千三百七十邁當。印度洋六千二百九十

五邁當南冰洋二千六百二十一邁當中國海四千二百九十三邁當日本海三千邁當波羅的海四百廿七邁當當晴天之日海水清澈水手入水深至二十五邁當見物清楚三十邁當尚可辨白然已在日光不能透到之處矣錄三月初六官書局報

臺灣米價

上年臺灣一地各報旱災又因義民與日本相爭蹂躪既多農工又曠以致今年米糧昂貴上白米每石六千左右惟彰化大熟故客商皆至彰化販米運至臺南一時米價跌至四千四百文油則每觔一百十文錄四月商務報

各國銅數

有西人核計前五年天下出銅之數計日耳曼出一萬三千八百六十三墩英國出二千墩瑞典瑙威出三千四百三十墩日本出二千八百墩澳國出一千五百墩西班牙葡萄牙出四萬三千六

百五十五墩．意大利出一千六百墩．俄國出三千墩．亞日利出六百墩．好望角出五千墩．包利徵出三千二百五十墩．扣那大出三百二十九墩．智利出四萬一千零九十九墩．美利堅出五萬二千零八十墩．委內瑞拉出四千零八十墩．奧削尼亞洲共出一萬二千墩．墨西哥出四百八十九墩．秘魯出三百九十五墩．亞倘帝出二百九十三墩．新安出一千零五十墩．以上共計十九萬三千四百五十四墩．以國之大小計之．出數以智利為最．錄四月商務報

蘇彝士河船數

蘇彝士河公司報．去年西歷十月內．各國商船經過是處者．計英船一百七十七艘．法船三十三艘．俄船四艘．德船二十六艘．奧船七艘．荷蘭船十七艘．意船六艘．西班牙船四艘．土耳其船五艘．哪喊船四艘．葡船二艘．中國船一艘．總共二百七十六艘．載重共有九十六萬五千三百七十三墩．蘇彝士河本地中海至紅海．土腰

一道寬一百八十里。乃阿歐亞三洲之界。向來不通船隻。咸豐五年卽西歷一千八百五十五年。經法人雷瑟伯與開通。而歐人之船始可由地中海直達紅海。又云一月之內。各商船之行經該處者有二百七十餘艘之多。可見是河之開通。有利歐亞商船者。實非淺鮮也。錄博物會報

美日殷富

西歷一千八百八十六年以後。美國於農務商務。竭力講求。自南北交戰後十年中。售出棉花。祇一千三十八兆六十七萬七千九百二十磅。七十二年至八十六年。售至九千八十八兆五十八萬磅。八十六年後十年中。又增至七千兆磅。上年則售出七百餘兆磅。國中礦務。卽就西境之夢退尼高疆而論。在二十年前。每年所出金銀。祇值八兆五萬至九兆。今則每年可得十三兆。其國債本有三千二百三十四兆四十八萬元。今則已還十成之六七。而府

庫中所積之款甚多．欲償還於民．民不肯受．國債之不能淸理．爲此故也．錄法文西報

油廠新開

中國榨製棉花子油．向來皮殼夾雜．出油不多．以故銷行甚隘．茲聞沈子梅．嚴小舫兩觀察．集楊子萱．司馬諸人．擬籌銀十萬兩．作三千股．每股五十兩．在楊樹浦開設大德機器榨油公司．已在美國．揩特威爾機器廠購得機鑪．由該廠洋匠押運來申．一俟該洋匠機器裝配後．卽當動手開工．按中國榨油．祇守成法．今則改用機器．亦創聞也．錄三月商務報

北地通輪

天津東南運河一帶．水淺易淤．大船不能出入．客商來往．每憂陸道積遲．茲有某商人．欲在該處設立小輪公司．在運河來往．取道北河．直達通州保定等處．業已稟請奏准．彼此通行矣．錄商務報

滬錢轉機

滬上錢貴銀賤。兩年有餘。近日銀洋漸形加漲。推原其故。皆由各行家平日以積錢爲務。凡有銀洋盡行兌出。以致錢被窖藏。價乃大貴。近江海關道劉康侯觀察。奉南洋通商大臣劉制軍札諭。在滬南製造局開鑄市錢。每千重四五觔。發市流通。以平錢價。滬市各行店鋪戶八家。以錢既流通。不致銀價再跌。是以前者積錢之家。莫不掬出青蚨。紛紛購藏銀洋。冀異日銀價大漲。可以得利。目前市上錢不患貧。而銀洋則反形寶貴云 約益聞錄

杭關工竣

杭州稅關。在拱辰橋東二馬路口。前因工作方興。故李士理稅務司另借民房居住。刻下關署已一律告竣。遂啟請李稅務司擇吉鶯遷。司事書役等八人一同前往。又據杭州信息。謂杭關絲綢洋貨等稅銀。已有王姓包定。其別項捐稅亦多。此後每歲捐款可得六

十萬兩左右云。節三月商務報

報紙暢銷

目下美國日報共一千一百二十三家。每期售報共二十七兆本。凡報館每期售不及五千本者。尚不列於此數。又加拿大有大報館四十六家。每期出報六十八萬九千三百六十九本。又有雜報三十五家。每期出報七萬八百九十五本。泥水木匠報四十三家。每期售報八萬二千二百六十五本。又酒水報玻罇報共二十六家。每期售報三萬一千三百九十五本。告白報十二家。每期發三萬六千二百六十八本。錄益聞錄

比國商務

比利時國。西一千八百九十五年。進出貨物共值五千五百零十兆佛郎。比國百姓。僅六百二十萬人。而商務如此之鉅。實天下善操會計之國也。節巴黎辯論報

臺境瘟疫

臺境疫症流行斃命者頗多查境內凡患疫症入日本醫院調治者俱去其上下衣服以大白布和藥裹之鮮有活者醫愈始能放出否則欲歸不得故民間畏醫甚於畏疫自新總統到任後另設一醫院廣延日本醫生及臺地醫生又僱多人供役總統日到醫院查看加意體恤以故臺民如獲更生疫症亦日減一日但此症泰西醫士尚未考察明確未知是否瘟疫也節三月初八日官書局彙報

治疫奇醫

法國醫生也善君前在香港考究治疫之法今到印度施醫其法係取馬血製藥開水由糞門射入而治之每馬每月出血四次每次取血五列他共爲二十列他製爲藥水九列他足治百八十人之用也善君現存藥水足治重症二萬人節三月十一日知新報

西醫妙技二則

美國有阿里吉三惰魯樂子斯者。孩提時悞吞一鍼。未及取出。然亦無痛楚。近忽肩膀非常疼痛。醫云。必有外物刺於肉內。於是用也吉斯機器觀之。見肉內有金針一枚。遂用刀劃開拔去。痛遂止。

俄國阿迭子煞福音病院。有一婦人年三十二。因連喪二子。哀痛逾恆。遂覺精神恍惚。釀成癡癲之疾。屢欲自戕。如毒藥及各種危險之物。莫不吞之。然終不死。醫生問故。婦曰。凡妾日用所需。皆藏諸腹中。豈不更覺妥慎。後爲弗氏行剖腹之法。檢其胃中所儲者。有五寸許鑰匙。六寸許銀匙。五寸許鍍金茶匙。八寸許叉子釘二枚。二三寸髮針各二枚。玻璃碎片大小十二個。四寸許鐵一塊。金筆鉛筆針共九枚。鈕扣錫箔小球共四枚。外利用曲針一枚。以上共三十七件。計重九溫司。悉行檢出。再用針縫好。以藥糊之。其疾若失。錄四月初三日商務報無例禁命題明文嗣後鄉會試策問應准考官兼問時務除語涉譏刺標榜仍屏斥不錄外如有精通中外各學而議論恢閎實能自抒所見者即首次場文字稍平亦准酌量取中又學政經古場內已有考試算學之例並令兼試時務策論錄取者予以補廩入泮其省會書院肄業各生有學問淵通材藝卓著者准由山長隨時咨送學政存記此外考選優生及選拔各場亦以通經致用爲主不得仍沿舊習專於詩賦楷法中求材以上各節亦就科舉成法量爲擴充而推行尚無流弊該督撫學政等果能留心培植甄拔眞材風氣既開人才亦當日出矣所有臣等遵議緣由是否有當伏乞　皇上聖鑒訓示遵行爲此謹奏奉　旨依議欽此

議覆開辦京師大學堂摺　工部尚書孫家鼐

奏爲遵籌京師建立學堂大概情形懇　恩撥欵開辦恭摺覆陳仰祈　聖鑒事本年七月十三日准總理各國事務衙門咨開議

覆刑部左侍郎李端棻奏請推廣學校以勵人才摺內京師建立大學堂一節係爲擴充官書局起見請　飭下管理書局大臣察度情形妥籌辦理等因奉　旨依議欽此欽遵咨行到局臣查本年正月總署原奏請立官書局本有建設學舍之說臣奉　命管理書局所奏開辦章程亦擬設立學堂延請教習學堂之議本總署原奏所已言亦卽官書局分內應辦之事刻開辦書局時近半年各處咨取書籍譯印報章草創規模粗有眉目惟苦於經費不足祇能略添儀器訂購鉛機搜求有用圖書採摭各邦郵電俾都人士耳目見聞稍加開拓而已若云作育人才儲異日　國家之大用則非添籌經費分科立學不爲功獨是中國京師建立學堂爲各國通商以來僅有之創舉苟僅援前此官學義學之例師徒授受以經義帖括獵取科名亦復何裨大局卽如總署同文館各省廣方言館之式斤斤於文字言語充其量不過得數十繙譯人

才而止福建之船政學堂江南製造局學堂及南北洋水師武備各學堂皆囿於一材一藝卽稍有成就多不明大體先厭華風故辦理垂數十年欲求一緩急可恃之才而竟不可得所以教之之道固有未盡也此中國舊設之學堂不能倣照辦理也泰西各國近今數十載人才輩出國勢驟興學校徧於國中威力行於海外其都城所設之大學堂規模閎整經費充盈教習以數百計生徒以數萬計其學有分四科者五科者六科者仍廣立中學小學以次遞升暗與中國論秀書升之古制相合遂以爭雄競長凌抗中朝卓犖羣才取之宮中而皆備非僅恃船堅礮利爲也當茲事變日多需才孔亟以蓄艾臥薪之意爲懲前毖後之方亟應參倣各國大學堂章程變通辦理以切時用第各國分科立學規制井然而細繹其用心致力之端終覺道器分形略於體而詳於用故雖勵精圖治日進富强而雜霸規爲未能進爲三代聖王之盛治者

亦其學限之耳況外國學校經費充溢千狐集腋非一日所成驟欲一蹴而幾安得有此財力此外國大學堂之法亦有不能全行倣辦者也臣與在局諸臣悉心籌議深知此事定制之難創始之不易且中國堂堂大國立學京師尤四海觀瞻之所繫一或不慎則徒招譏議無補時艱反不如不辦之爲愈矣刻仍內外函商周咨博訪務求悉臻美善以期仰副 聖明謹先將現在籌辦大概情形臚爲六事縷析爲我 皇上陳之一曰宗旨宜先定也中國五千年來聖神相繼政教昌明決不能如日本之舍己芸人盡棄其學而學西法今中國京師刱立大學堂自應以中學爲主西學爲輔中學爲體西學爲用中學有未備者以西學補之中學有失傳者以西學還之以中學包羅西學不能以西學凌駕中學此是立學宗旨日後分科設教及推廣各省一切均應抱定此意千變萬化語不離宗至辦理章程有必應變通盡利者亦不得拘泥迹

象局守成規致失因時制宜之妙三曰學堂宜造也書局初開爲節省經費起見暫賃民房一切已多不便今學堂將建則講堂齋舍必須爽塏宜人儀器圖書亦必庋藏合度泰西各國使署密邇闕中國勑立學校亦將相率來游若湫隘不堪適貽外人笑柄擬於京師適中之地擇寬曠地或購民房勑建學堂以崇體制先建大學堂一區容大學生百人四圍分建小學堂四所每學容小學生三十人堂之四周仍多留隙地種樹蒔花以備日後擴充建設藏書樓博物院之用三曰學問宜分科也京外同文方言各館西學所教亦有算學格致諸端徒以志趣太卑淺嘗輒止歷年既久成就甚稀不立專門終無心得也今擬分立十科一曰天學科算學附焉二曰地學科礦學附焉三曰道學科各教源流附焉四曰政學科西國政治及律例附焉五曰文學科各國語言文字附焉六曰武學科水師附焉七曰農學科種植水利附焉八曰工學科

製造格致各學附焉九曰商學科輪舟鐵路電報附焉十曰醫學科地產植物各化學附焉總古今包中外該體用貫精粗理索於虛事徵諸實立格以律奇傑分院以庋圖書風會旣開英才自出所謂含宏光大振天綱以賅之也雖草創規模未能開拓而目張綱舉已為萬國所無他日并包六合之機權輿於是矣四曰教習宜訪求也大學內應延聘中西總教習各二人中國教習應取品行純正學問淵深通達中外大勢者雖不通西文可也外國教習須深通西學兼識華文方無扞格如實難其選則擬先聘一人修脯必豐禮敬必備中西教習一律從同此燕昭築黃金臺以待天下賢士之意也四小學堂每堂延中西教習各一人亦須學正品端足為師表者乃膺其選西師所教先以英法方言如能兼習德俄尤便繙譯書籍應俟屆時察酌辦理五曰生徒宜慎選也大學堂學生年以二十五歲為度。以中學西學一律賅通者為上等中學通而略通西學者次之西文通而粗通中學者又次之仍分三班發給薪水頭班月八金二班六金三班四金由同文方言各館調取內外各衙門咨送及舉貢生監曾學西文者自行取結投考惟中西各學均須切實考驗第其優劣分別去留仍須性行溫純身家清白方能入選四小學之學生年以十五歲爲度便於習學語言創辦時額數無多暫由滿漢各官員子弟中報名投考亦須中文粗通識字稍多者方能入選不足再出示招考由鄉鄰具結確係讀書世家乃准與考考取入學自備薪水不出束脩數年後中西各學俱通升入大學堂始給薪水以示鼓勵六曰出身宜推廣也學而不用養士何爲用違其才不如不用中國素重科目不寬予以出身之路終不能鼓舞人才擬參酌中西特闢三途以資激勵一曰立科光緒甲申禮部議覆潘衍桐摺請立算學一科以二十名取中一名然屢屆人數均不滿額擬援此例立時務一科

包算學在內鄉會試由大學堂咨送與考中式名數定額宜寬應俟學堂規模大定之時請　旨辦理一曰派差學生應試不中者由學堂考驗仿西例獎給金牌文憑量其所長咨總署派往中國使館充當繙譯隨員或分佈南北洋海軍陸軍船政製造各局幫辦一切以咨閱歷三曰分教泰西各國有所謂師範學堂者專學爲師大學堂學生如不願應舉爲官者考驗後倣泰西例獎給牌憑任爲教習各省立學之始皆先向京師大學堂咨取充當則師資有自俯仰無憂京外各學堂亦可聯爲一氣矣此六事者準今酌古原始要終實已兼包中外以後詳細辦法或應行推廣一切未盡事宜容當博采羣言隨時奏明請　旨惟是開辦之始籌款爲先泰西各國學校歲需幾與官俸兵餉相等有多至華銀八千餘萬兩者英京大學堂歲支九百萬磅故爾規模閎整俊彥雲興中國總署同文館歲費二十餘萬兩天津醫學堂歲費十萬兩各

奏請疏濬陝省水利疏 光緒二十三年

陝西巡撫魏光燾

竊維陝省地勢南北多山東西均屬平原全賴河渠宣暢藉資蓄洩自同治初年兵燹之後繼以旱荒挑濬失時渠道湮塞小民無力修復遂日甚一日以故山水驟發動輒衝決爲患亢旱偶形則又引溉無從以致頻年災祲迭見光緒二十一年冬間前護撫臣張汝梅體察情形會請於省城設水利總局督飭各屬試辦業經奏明在案臣到任復派員周歷履勘工程較小之處已飭屬隨時分別疏濬其工程較大者或因民地阻止或因費絀停工勢非分派營勇通力合作難期費省而工倍茲查華州華陰兩屬河渠共十四道在華州者爲赤水遇仙石堤太平羅紋構峪六河在華陰者爲方山甕峪仙峪葱峪敷水長澗六河另有西溪晉公二渠分溉該州縣近河各地畝其水皆南發源於山峪北流入渭因年

久失修致各河身日淤日高下流壅滯轉成北高南下之勢每遇大雨沙隨溜下河流湧溢此決彼潰東西數十里積水瀰漫經冬不涸居民田禾淹没商旅阻滯不行困苦情形實堪憫念光緒二十一二等年該州縣水潦成災迭經前撫臣鹿傳霖護撫臣張汝梅並臣隨時賑撫先後奏請蠲緩錢糧在案權有以紓一時之困尤須有以貽久遠之安庶徵額不至久懸而民生可期漸裕現擬將河渠淤塞處所逐段挑濬淺者深之狹者廣之所挑之土即以築隄培路其水衝沙積地畝應一律修復並於下游卑窪各處另開支河俾水性得循就下之常而地方免氾濫之患惟工段既廣且長不能專恃民力應派營勇興修所開支河經過軍民地畝亦應由官估給價值並奏免錢糧此實地方必不可緩之工也又長安縣屬附省三橋地方架石為梁以通車馬夾河兩岸地皆墳起中多低窪計長三十餘里始達於渭頻年積水停淤通衢阻梗現

擬價買民地，添開渠道，擇置壩閘，如鑿池開田以消積淹，此亦水患所亟宜除。又涇陽縣屬之龍洞渠，係鄭白渠故道。國朝雍正五年，發庫款復修，引涇水，並鑿山泉，由該縣以達醴泉、三原、高陵，並及臨潼北境，沾被甚溥。嗣因涇流日下，水低岸高，不能引灌，遂專引瓊珠、節珠二洞山泉以注之，水利甚微。復以年久失修，渠水既淤，泉眼亦塞，其石洞渠底滲漏尤多，下流各屬因不能沾其利，即亦不肯興修。是以近年渠水僅灌涇陽，畧及三原西境，其東境及高陵諸屬百數十里膏腴沃壤，灌溉無資，遇旱輒致歉收，殊非國家軫念民依之意。現勘得泉眼急須開通，並擬多採石料，築堤補漏，察看從前水源，仍可因勢利道，以收全渠之力，此利所亟宜興者。以上三處，均經委員協同紳士勘明，繪具圖說，並由善後水利局司道詳請核辦前來。臣覆加查核，以華州、華陰兩處工程爲最要，已派道員嚴金清率撫標永興四旗步隊前往，會同水利局提調知府汪廷翰督令先行開挖支河其民力所能逮者卽由地方按畝派夫分段飭令疏濬仍責成潼商道文啟督同辦理俾易藏事其三橋與洞等處飭由局責成該地方官實力經營如民力不足再派營勇助修務期堅實寬深能經久遠以除水患而興水利庶於　國家正供小民生計不無裨益惟運辦石料酌給津貼價買民地在在需費臣與司道等再三籌商擬於司庫所儲營田折租項下酌提銀三萬兩先行動用事竣核實報銷至所佔民田容俟估計若干再行籲懇　天恩俯准免其納賦以示體恤此外各項渠道仍飭局隨時察看籌辦除俟前項工程辦理完竣詳細具奏外謹將現辦情形先行恭摺具奏伏乞　皇上聖鑒訓示

謹　奏

知爲寶物以巨價購之。錄三月十五日商務報

各國奇珍

查天下各國所有天寶石。計亞非利加南境有一枚。重四百七十四加拉。爲天下最巨之物。今已爲奥人所得。凡國王加冕。必須此物以榮之。波斯國一枚。重二百八十加拉。俄國一枚。重一百九十五加拉。英國一枚。重一百零二加拉。法國一枚。重一百三十六加拉。加拉。即基洛。或作奇零。一加拉。重七釐六毫。每逢賽會時。各國必將天寶石齎至會中比較。護以鐵欄。守以兵士。蓋國珍無價。宜乎鄭重視之也。錄法文西字報

修短不齊

美國舊金山東北一帶荒漠。人迹罕到。老樹交柯。其中有樹已歷三千餘年。土人名曰施戈。高四百英尺。圍三十英尺。蔭蔽數畝。又有小樹名畢大利。高僅數寸。生長極速。但不及一點鐘即死。亦一

奇也。節商務報

巨船類誌

紐約新造商輪一艘。名曰辨希魯卜也尼亞。此輪專往來德國之漢堡。美國之紐約兩處。船身計長五百八十五尺。闊六十二尺。深四十二尺。上等客可容二百位。中等客亦可容二百位。下等客則可容三千位。統計能載重二萬墩。司搭丁地方現造二商輪名曰弗來特。計長五百二十五尺。寬六十尺。深三十八尺。壓水力一萬八千墩。喫水二十八尺。裝貨可容一萬一千墩。每點鐘行十四英里。船上用電鐙六百五十盞。並發電機二座。餐房煙房浴房。備極精緻。其最上層另駕無數小舟。以防不虞之用。房艙中間自船首至船尾。有往來之闊弄兩道。且可通兩面房艙生氣。其船主及水手約一百七十八。節商務報

陽光各別

中西歷數各有不同以西歷計之每年共有八千七百六十六點鐘惟環球各國年中得與日光對照者或多或寡其數亦自懸殊焉就英國論每年有太陽拱照時候僅得一千八百點鐘匀計每日約得日光三點零五十分鐘西班牙國每年得見日光約三千點鐘意大利二千三百點鐘德國二千七百點鐘數國相較則離明拱照時以英國爲最少矣 錄循環報

嗜好成癖

美國樂斯紫有好古癖圖書彝鼎置滿室中尤愛古式信票即西人所名士擔信上所貼之郵券也樂既好此二十年來積信票甚多同國有名卜鐙者家素豐與樂同好而癖更過之偶聞樂有信票遂請見欲觀樂坦然示之極口稱讚樂笑曰聞君有富藏僕及萬分之一乎卜曰子之物精而且多惜子不肯割愛如肯見貽價值一唯尊命樂以其太凝故索重價紿之因笑曰君欲之當以三

萬五千元交易，盍朋知不値，故戲之以冀其不成也，豈知卜愛極欲狂，立卽允許，但謂某近日多沂中落，恐家中之銀不足此數，請以市屋相抵，樂許之，卽日書券，惟信票甚多，蒭數日之勞，方能交割云。約循環報

臺南油穴

臺南某山有油穴，外僅一孔，大如椒粒，孔中有油作白色，如米泔，終年滴瀝而下，不盈亦不竭，土人取以爇之，然火不易近，有土人欲窮其源，令人循穴開鑿，鑿既深，油果奔騰而下，詎料內有石塊一方，順風而轉，適在此處塞之，其油遂絕，刻爲日人所知，以爲有利可圖，不日卽當開採。錄商務報

俄皇將游歷中國

頃聞俄皇將游歷中國，中國　皇上宜行報禮，或云俄皇加冠之典，中國簡派使臣往賀，故俄國將遣親王來中國答禮也，或云在

蒙古庫倫騎敬亦將至北京・騎敬者・喇嘛教主・蒙古民人所深倚信・俄人注目於蒙古久矣・如庫倫接近之地・俄民居住者百餘人・使用俄國銀銅紙等貨幣・驛路亦有中人能操俄音者・騎敬蓋欲與俄皇會見於北京矣・錄東京日日報

英皇幼時逸事

英女皇后年七八歲時・偶遊市肆・見所列童子戲具・心欲購之・歸請於母后・母后以是日非給銀之期・不之與・既而期至・女皇得貲即直至彼店・傾囊而購・喜形於色・行二三步・忽値一老翁敝衣衰容・諦視女皇・覩其情狀・似欲言而不能者・女皇云・汝欲有所言乎・老人戰慄對云・腹中飢餓・雖不敢乞賞・然囊底則已無一錢也・將抽身而去・女皇眼中垂淚曰・汝且待我於此・遂返至玩具之肆・謂肆主婦云・請將頃所購之戲具・暫還汝主婦・答曰・可・爾殆欲取回原貲乎・乃出予之・女皇得貲・即付老人・老人喜不自勝・久之目送

女皇。獨自語云假令上帝君臨此土。亦不若此女子之高德也。母后聞此。竊謂此女異時應爲皇也。嗚呼。英皇登極已六十年矣其德見於幼時者已如此。節時務報

遊歷南極

前有往尋北極。欲通其路者。今聞英國遊歷會與格致會。擬籌款五萬磅爲遊歷南冰洋之需。或有地可尋。或另闢新徑。擬於明春啟行。以三年爲期。海軍大臣哥士進。欲代該會雇船工。並備辦船上各物。惟不願假以船隻。按北南極皆爲極寒之區。雪山高矗。植物不毛。恐人迹未易遊至也。錄新聞報

體具陰陽

廈門祖婆廟側楊姓。近產一孩。手足共有二十四指。胯間其男女二體。一凸一凹。陰陽相偶。尤可異者。小便晝由陽竅而出。夜則出自陰竅。甫經三日。便能言語。嗣閱十日而夭。噫。胎產之異。有如是

者錄之以質諸博物君子。約新聞報

育魚異聞

美國有漁人在亦勝實加地方網得一小鯨魚。活潑可愛。因不忍置之死地。乃飼以牛乳。教以拖舟捕魚之法。其鯨亦似能體會人意。育之數年後。試之於海。竟無往而不利焉。錄商務報

澎湖新例

澎湖前隸中國時。例定每年進學一名。故該處有五年六秀才之諺。每得一衿。則鄉里交榮。而所居之地。亦得免租查歷年。澎湖全地得秀才四十二名。舉人一名。今歸日本版圖。則秀才舉人悉成廢物。日本志在培植。特設國語學堂。招生徒三十八名。分甲乙二科。盡心教導。甲科生徒日給膳金一角五分。乙科則不給焉。今乙科學生祇有二名。甲科則數孔多。蓋貧苦者利其膳金。故趨之若鶩也。約商務報

美傳孔教

美國希加哥大城有華人王鯖甫發印日報意欲傳揚孔道有才力學問人俱重之錄官話七日報

鵲巢鳩占

高麗使館向在京師前門內東城垣下自高麗爲自主之邦貢使絕迹此館廢而不用遂售於某國西人拆毀一空改造洋屋刻下釆斤魯倒正在興工惟北面一隅正當衝要被臺基廠德源玻璃店購去夫以安置使臣之地而鵲巢鳩占忽改舊觀殊有滄海桑田之感焉錄商務報

大厦干霄

美飭喀郭地方修蓋房屋有高至十九層者地方官恐一朝傾圮貽患無窮特定新章房屋至高不得過十二層尺寸不得過四十邁當玆聞紐約所蓋之厦較飭喀郭房屋尤高約二十五層一百

一十邁當居上數層者係乘機器電車升降每車約容十八。錄彼得堡時報

見聞近錄卷一終

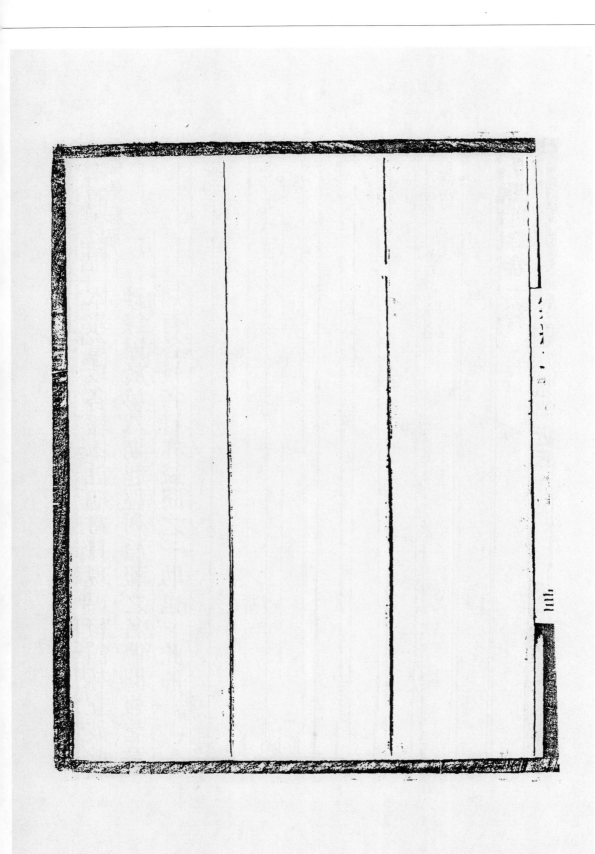

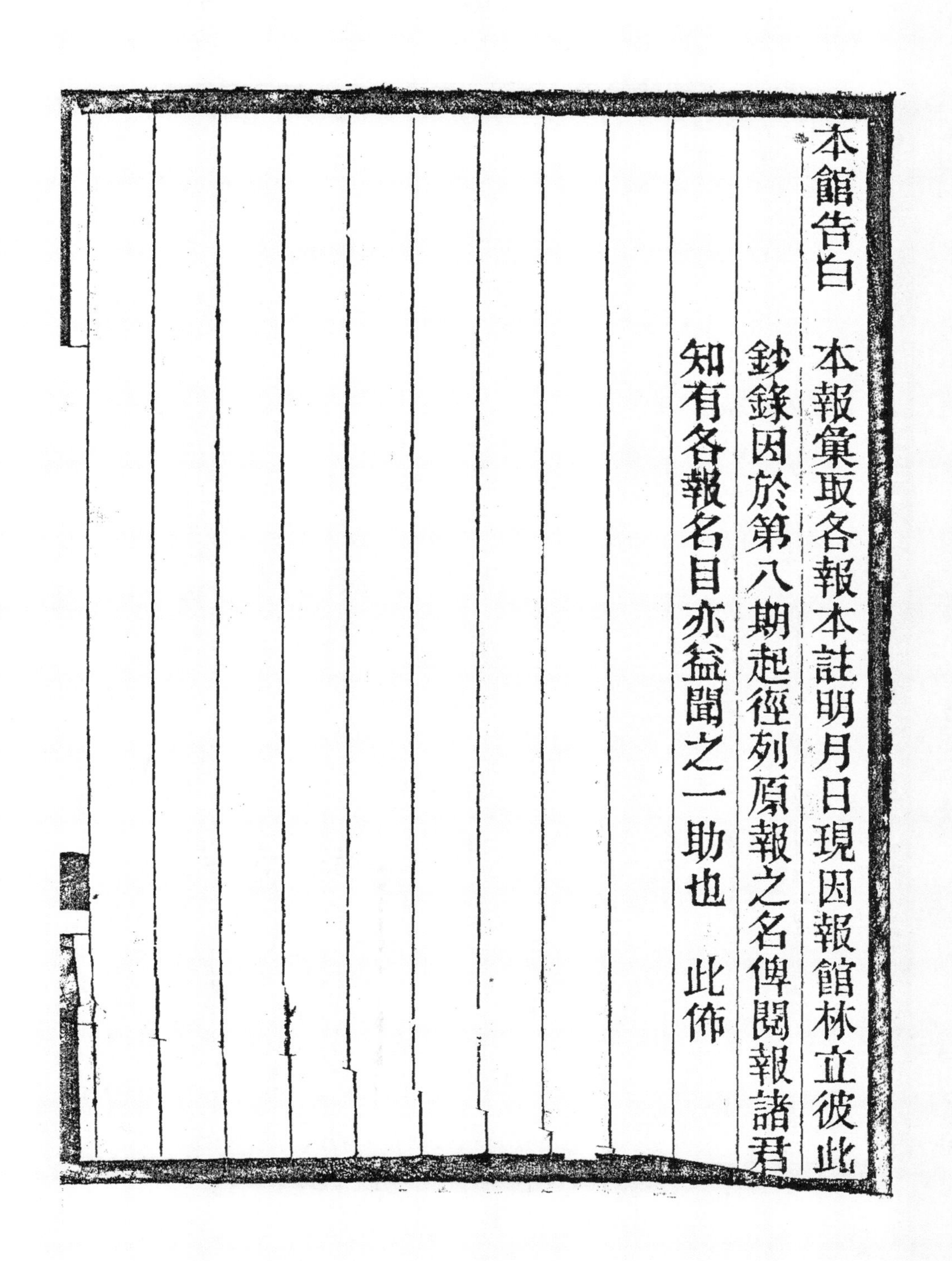

本館告白　本報彙取各報本註明月日現因報館林立彼此鈔錄因於第八期起徑列原報之名俾閱報諸君知有各報名目亦益聞之一助也　此佈

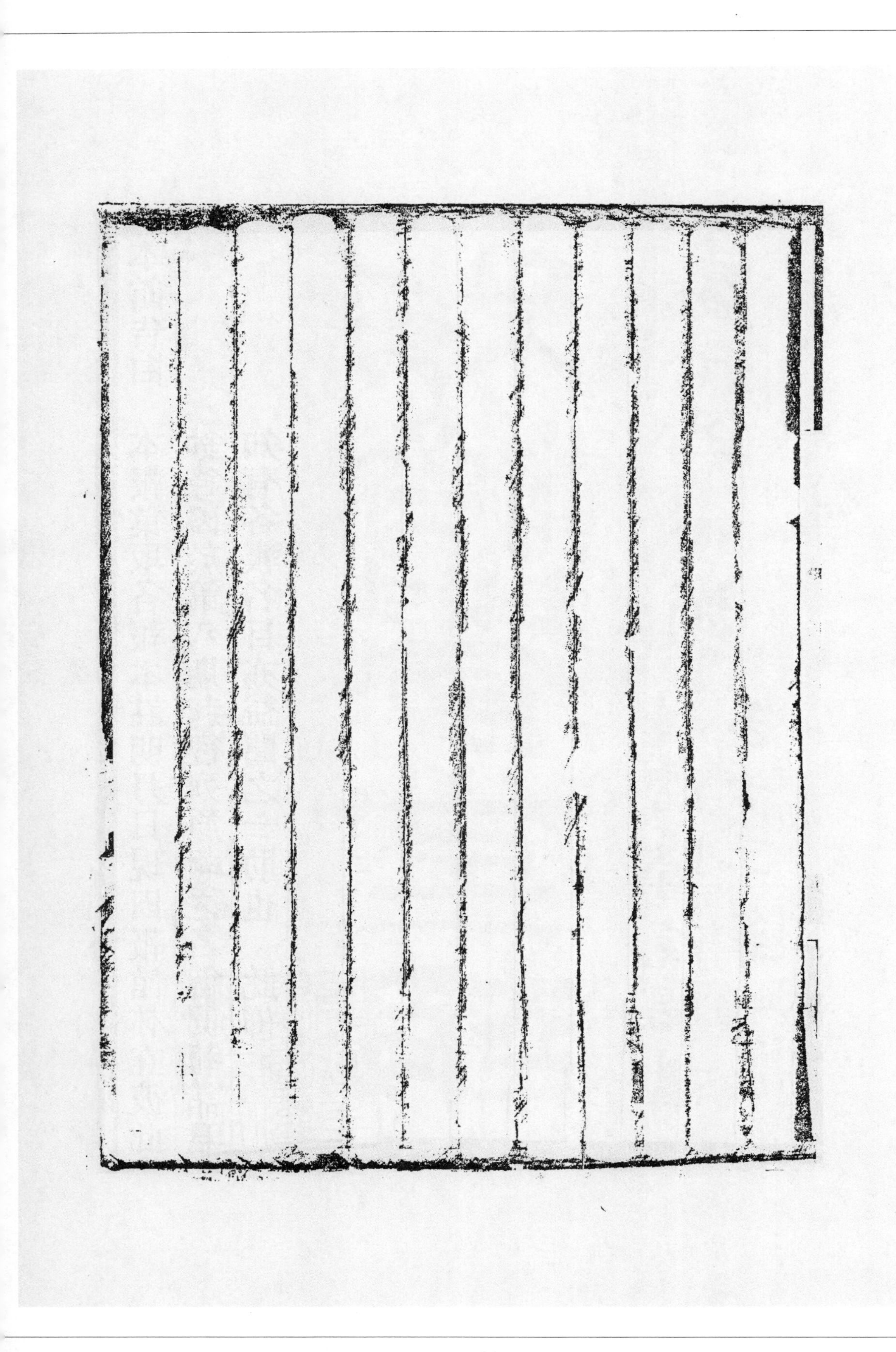

光緒二十三年丁酉　第　冊

利濟學堂報

委和紀　小滿

利濟醫院開講之十三年

全年二十四冊

館在浙江溫州府前大街

定價大銀圓四元

先行付資
不准拆賣

丁酉利濟學堂報第九册目錄

文錄

心戰上　東甌陳虬撰

上醫醫國論　金華蔣瑞騏撰　院次道四十五

論黃八不宜視變法爲無裨因循自誤　樂清陳明撰　院次濟四

書錄

利濟元經　算緯前編　中星圖畧　敎經答問

報錄

時事鑑要　八則

洋務掇聞　十一則

學蔀新錄　四則

農學瑣言　四則

藝事稗乘　六則

商務叢談　九則
利濟外乘　四則
格致巵言　三則
近政備考　鄂督　張會奏鄂省改設鑄錢局摺
經世文傳　陝督　陶勸種樹木諭

續本報分售處所

蘇州閶門外渡僧橋葉家衖信昌成布號汪經畬先生　閶門中市廣東廣芝林藥房　漢口黃坡街簡啟祥漆行　安徽徽州歙縣姚泰和茶行姚吉星先生　南鄉深渡境姚大生堂藥房姚集東先生　嚴州春和衣莊　北利橋源利號吳在波先生　福建東牙巷口程文成墨莊程璧輝先生　上海英界新關後長樂里源與隆茶棧　法界同安里裕大元號孫耿然先生　餘慶里天吉參號　怡春茶棧　棋盤街十萬卷書室

心戰上

東甌陳　虬撰

强耶弱耶亘耶窾耶堅耶瑕耶久耶暫耶生耶死耶大地摶摶以變以離合而爲質結而爲體溢而爲形化而爲氣吸空引虛通變盡利漲力所加速率隨之於是有熱有光有聲有電激機隨化與物大適挾空而飛茫無思議吁亦神矣杪忽之間離遐不至是誠百物之精英哉顧有熱所不能凝光所不能遮聲所不能傳電所不能攝夫孰閡而止之幾疑造物莫能爲力矣異哉此心獨有其靈深者入黃泉高者出蒼天大者含元氣細者入無間我爲窮其速率乃不啻百之千之萬之億之兆之京之垓之而又不識其攝之何質吸之何物引之何機抑何自始而何自終乃爲疇人之家所難言格致之學所未備開天闢地變化萬歧其渾沌氏之竅耶媧皇氏之土耶故綜天下萬物之生而有質者皆弱而窾而瑕而暫而死而心獨不弱而强不窾而亘不瑕而堅不暫而久不死而

生嗚呼五洲環處白人以吸力爭天下攝我以兵朘我以商阬我以機奴我以學我欲從而戰之乃苦於器之不淬利之不完藝術之不精委然薾然惴惴然乃至自窒其通自鐍其聰飲詬含辱甘隨非美黑紅之後而幾於族種之不能容痛矣哉哀莫大於心死以我神明之冑文物之遺詩書禮樂之教而竟不免於今日我亦獨何心哉吾謂中國四萬萬人之衆直一無人心者也伊川被髮有識同悲左衽亂華咨嗟微管生是時者將忍而視其爲奴爲囚爲牧圉爲犬馬而不知所救耶抑亦起而思有所爭也夫髮膚身體孰非父母之遺飲食教誨各有高厚之感而乃以私自域以畏自葸以疑自囿以惰自欺以虛憍無實自棄弱矣窳矣瑕矣暂矣死矣有心而無心矣於此而欲有以强之亘之堅之久之生之其道奚由曰暴秦之坑也焚也坑其身也焚其言也然黔首以愚而心斯坑矣焚矣漢宋明季之錮也禁也錮其黨也禁其學也然清

議以息而心斯錮矣禁矣晉亂於五胡宋亡於成吉思之裔亂其俗也亡其祀也然天下不復識漢官威儀而心斯亂矣亡矣明太祖以毀節義黜才士倡後世毀其名也黜其爭也然薾輭不自振之習浸淫至於今日而不止而心斯毀矣黜矣夫充心之力之所能及雖以包天地亘古今而有餘及其敝也乃致敗其國破其家喪其身而一無所覺嗚呼孰之識知不戁不悚而務溺心於章句斲心於帖括梏心於文法淫心於干戈役心於妻孥遊心於利祿心之不競而邉言戰爲夫人之强也不强於形而强於神國之興也不興於聲而興於實我且願以一行之淚一腔之血一滴之靈一息之魂魄而與歐洲諸大國決勝於區區之天惺惺之地腹有劍乃利也腸有輪乃轉也故善戰者不戰以兵而戰以心

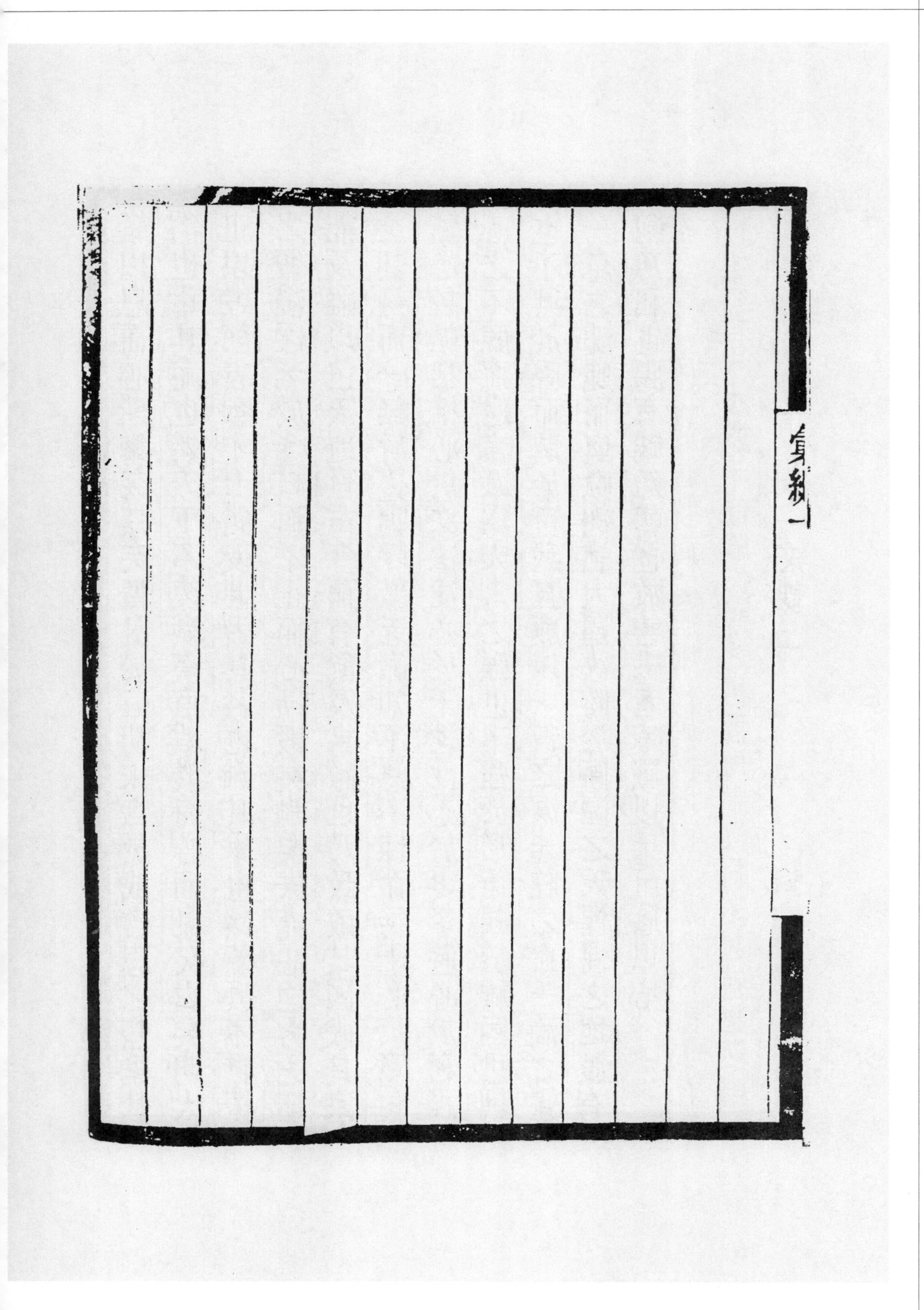

上醫醫國論

金華蔣瑞騏 院次道 四十五

烏虖世界之病夥矣哉曦月蝕其明陰陽戾其和此太虛之病也山岳淪其壤江湖旱其波此坤輿之病也百憂鍼其心萬事鑠其形此眾生之病也若夫天地之理無閎識以燭其妙古今之法無絕學以究其變中外之政無卓論以發其通此為一人之病父不慈子不孝兄不友弟不悌九族不相睦三黨不相合此為一家之病舊法墨守新治弁棄陵夷決裂蠶食強鄰不能保教不能保種此為一國之病然而上下四民之間則猶有可議焉事事宗前而不思善後處處肥己而不顧瘠國此上之病也二十三省之疾苦閡於上聞四百兆姓之音氣左於殊類此下之病也士之病則長於考古而短於通今農之病則昭於中法而闇於西理工之病則勇於舊式而怯於新製商之病則甘於內地而苦於外洋悲夫凡此諸病皆中土數千餘禩以來之積習所謂沉痾不起者也然則

醫之之術當如何定四時之序配五行之氣均寒暑之節調風雨之和此太虛之病可醫也岡阜之險惡鑿之以洩其戾氣則頑岷不生洲海之窐涸浚之以滌其汙流則叢恙咸消此坤輿之病可醫也謫身塵壒使俯仰之間靡傷其神而後可頤其天倪康世水火使建立之業各遂其志而後可培其遠澤此眾生之病可醫也至如好學深思讀先聖之書以芽其智鈎頤探隱究太古之治以闢其量疲精焦思合歐亞之化以通其域如是而一人之病可以醫萬物之生均由一元百世之親曷啟楚越有牟聖慈悲之願則羣生咸當普度而況同體有環球周貫之神則五種咸當覆蔭而況連氣如是而一家之病可以醫食毛踐土隨在君恩尺壤寸埃莫非皇路如國之病在貧則整頓工政充廣商務以富之國之病在弱則振作學校組練師卒以強之設官銀行以拯公私之罄開議政院以通君甿之氣如是而一國之病可以醫若今世上下四

民之病醫之之術蓋去其拘與私其室與陋焉振刷精神而創法立度可以越古恢擴胸臆而砥節首公可以盡職言路宏啟而草書陳奏民隱周知山海為量而仁民愛物率土霑恩為士者博覽六洲之大事深究萬國之近政何者基治何者根亂而士之病除為農者置舊學為稼圖以新法為急策彼曷土贏此曷邦絀而農之病除為工者捐古業若芻狗羨今製如寶錯決其翼國浚其肥家而工之病除為商者勿以彈丸為盈志之鄉須以遼疆為鉅利之藪乃可謝貧乃可召富而商之病除烏虖此真上醫醫國之手也豈僅僅療一邑澤一人之即為醫哉哀哉中國自姬周末葉化敝文勝夏人尚質殷人尚忠二代元風邈不可即何相襲迄今猶坐此病覆轍未易斷絃未更以致近日元氣大傷東敗西侮俯首帖耳授命他人雖有扁鵲望而縮步亦掩面揮涕坐視其斃焉爾

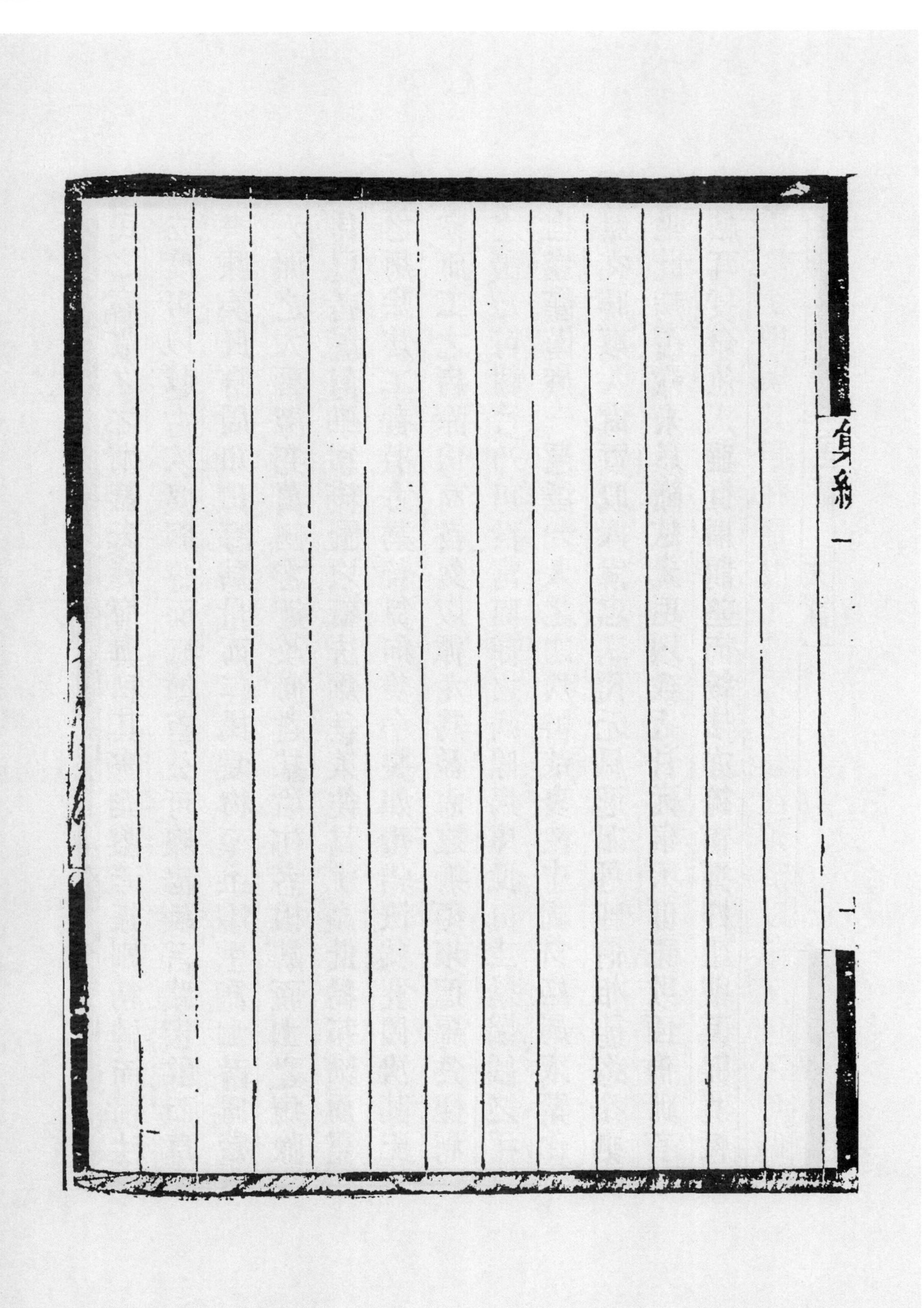

論黃人不宜視變法爲無裨因循自誤

樂清陳　明撰　四院次齋

中國自甲午受創以後韓藩瓜削臺島弁棄喉咽土割川陸軍熸三百兆之巨款貸鄰以償十五萬之蒸氓捐慈以畀福州之船政則法人握其利權湖北之武備則德人爭其統領機器製造爲富國肥民之本而英人赫德欲挈其命矣滿州疆域爲北徼屏障之區而俄人鐵路直當其衝矣孤兎將斃而羣犬復來獨鳥失棲而衆鷹環睒岌岌乎黃裔哉其爲棕人黑人不遠矣於是燭微鏡機之士鑑時局之艱危憫衆生之疾苦發憂杞慮昕夕葛牵咸謂震旦舊邦雖步武西政條師縷法而近日形况危若纍卵徒恣茲更無裨轍覆苟有瓶識咸發斯議入人膏肓牢不可破以致士則不思枕葄實業出爲世用而時文試帖之俗學壽於庠序農則不思鑽核新理興其鉅利而度土擇種之良法熄於畎畝工則不思闢

造奇製散售外洋而窳苦之器充溢於市肆商則不思衍擴利源挽其漏卮而貿易之術讓人以獨雄紳珮之流不思拯國但求康己偶獲一官飽其侵漁歸田購產以畜妻子山林之士不思夢卜捐世頤素誦榛苓之詩以望彼美烏虖國體既挫民氣宜伸振刷精神庶稱其可若舉四萬萬圓顱方趾之倫咸視世事爲無與置時艱於不顧諉爲天心推於國運入變一至其何以脫胥溺之阨乎夫天下之病不患强鄰之交迫而患國氣之不揚不患四民之俱困而患衆志之不壯中國苟及今發其熱力聯其愛忱奚患不能轉危而爲安因禍而爲福曷不舉泰西各國而觀之乎一曰英地球商務近推巨擘而百年以前寖弱特甚加以拿坡倫主政一統銳意躪英幾被吞噬國家元氣遂由是而大傷其當時學校舉國不過三千三百六十三所至一千八百七十年國家撥款以作經費遂多至英金一百萬磅而民智始開其當時刑律則繁苛獨

甚竊人微物皆罹極禍至一千八百三十八年始行删改是年定死罪者僅一百十六名發配終身者僅二百六十六名而民困始蘇而今則墟印度奪緬甸通滇梧矣一曰法昔時賦稅之苛泰西各國法爲罕覯治國之術素主君權凡百政事草茅未更國會之與王曾有若冰炭庶氓之與世族幾同水火況拿坡倫頻年征討螻蟻人命糞土金帛也納之會三厄之役主幽國促有類甬東而今則蒸蒸日上取越南入龍州矣一曰美國舊隸英自華盛頓血戰八年始行闢國而當時受役英人虐酷實極其後南省北省之爭擾而國債積民班官班之齟齬而國勢瀕而今則學校報館隨在紛立舉國之兵僅二萬五千地球富强推爲手屈一指矣一曰日本隆盛之基近時勃起歐西大國亦懷畏忌而當時則幕府專政諸藩力征內訌既起外患又來事勢岌岌不可終日迫睦仁躬游西國歸行新法始起維新之治而今則工藝之精埒於英俄軍

政之善步於法德矣環球各國皆經大創而始勃興況中國天時之懿地利之腴幅幀之閎生齒之夥教化之純人民之秀物產之衍礦藏之富爲地球萬國所莫及刻近時風氣大開見聞益廣學會報館風馳飇舉京師直省又遍設學堂此皆天下將轉之機吾黨期治之幸也轉圜之間即成雄國是在實力辦事運以公心有肥於國雖薪膽而必趨無補於民即涓滴而當避教可以綿種可以保若因循荒怠偷安宵晝吾恐鉅焰一至百室俱焚洪流突來環海均溺茫茫亞土將成暴骨之場師師黃人咸抱飲鴆之痛嘆銅駝之荆棘宮闕愁生返石馬於腥羶刀環夢斷效包胥之哭列邦孰是秦廷賸首陽之歌闔域已燕般土離亂之狀危愁之慘可忍言乎可忍言乎其諸憂時君子宜急祛委心任運之弊而力求及時自强之術乎

利濟元經卷之三目錄

表一
五藏經脈表
表二
六府經絡表
表三
奇經八脈表

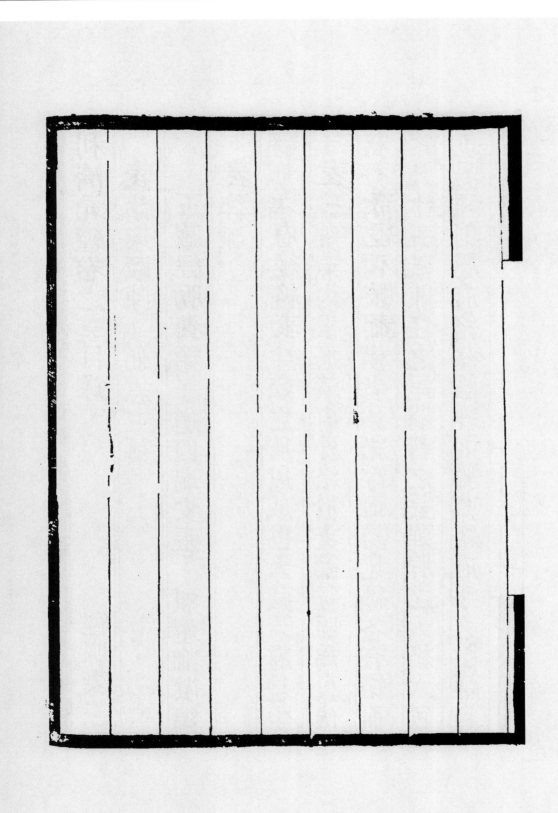

利濟元經卷之三

主講東甌陳　虬志三纂
初傳弟子道四瑞安張　烈燮卿敬編

經脈

經脈者人之所以生病之所以成也六藏六府是生十二經經氣内根於藏府外絡於支節經脈爲裏伏行分肉之内支而横者爲絡浮而易見經各有絡而絡凡十五蓋兼任之尾翳督之長强脾之大絡大包也陽經則屬府絡藏陰經則屬藏絡府手之陰經自

胃走手陰行於裏陽行於外由本經而正合於表裏者爲正由本經而别走於隧道者爲别筋經起於各經分道而行約束百骸而會於宗筋本標根結則十二經之關樞也絡之别則爲孫絡孫絡之脈别經者亦三百六十五脈邪之傷人先入而客於絡脈絡脈滿則注於經脈經脈滿則入舍於府藏此其概也各介賓曾刺取經脈原文分隸於部位之下用心良苦而綱目例置且割截經脈於起止仍多未備特師其意而變其例分五藏六府奇經爲三表而十二經脈

流注及節氣宿度亦姑附焉

五藏經脈表第一　包絡附

	巔	額	面
足厥陰肝經	足厥陰與督脉會於巔	足厥陰上出額角	
手少陰心經		手少陰上絡左角	手少陰之正出於面
足太陰脾經		足太陰上絡左角	
手太陰肺經		手太陰上絡左角	
足少陰腎經		足少陰上絡左角	足少陰之正散於面
手厥陰心包經			

目	鼻	耳
足厥陰連目系		
手少陰繫目系其正合目內眥其別屬目系		手少陰之絡入
		足太陰之絡入
	手太陰上挾鼻孔	手太陰之絡入
足少陰之正繫目系合少陽於外眥其標兩絡命門命門者目也其筋之支者爲目上綱		足少陰之絡入
		手厥陰出耳後

九九合表

	一	二	三	四	五	六	七	八	九	十
一	一	二	三	四	五	六	七	八	九	十
二	二	四	六	八	十	十二	十四	十六	十八	二十
三	三	六	九	十二	十五	十八	二十一	二十四	二十七	三十
四	四	八	十二	十六	二十	二十四	二十八	三十二	三十六	四十
五	五	十	十五	二十	二十五	三十	三十五	四十	四十五	五十
六	六	十二	十八	二十四	三十	三十六	四十二	四十八	五十四	六十
七	七	十四	二十一	二十八	三十五	四十二	四十九	五十六	六十三	七十
八	八	十六	二十四	三十二	四十	四十八	五十六	六十四	七十二	八十
九	九	十八	二十七	三十六	四十五	五十四	六十三	七十二	八十一	九十
十	十	二十	三十	四十	五十	六十	七十	八十	九十	百

表變舊合數歌之式以明九九相生之理也古人作歌便於口誦今改作表便於目檢如求四五檢四行五位知爲二十求七八檢七行八位知爲五十六橫直相當得所求數餘可一例推之習算之初須洞悉表中源流熟檢表中數目入算之時因乘商除皆用此表自小至太法盡是矣

度數表

自忽以下有微纖沙塵埃渺漠模糊逡巡須臾瞬息彈指剎那六德空虛清淨十六名皆以十析者

	度	里	丈	步	尺	寸	分	釐	毫	絲
度	一	二百	三萬六千	七萬二千	三十六萬	三百六十萬	三千六百萬	三億六千萬	三十六億	三百六十億
里	二百	一	一百八十	三百六十	一千八百	一萬八千	一十八萬	一百八十萬	一千八百萬	一億八千萬
丈	三萬六千	一百八十	一	二	十	百	千	萬	十萬	百萬
步	七萬二千	三百六十	二	一	五	五十	五百	五千	五萬	五十萬
尺	三十六萬	一千八百	十	五	一	十	百	千	萬	十萬
寸	三百六十萬	一萬八千	百	五十	十	一	十	百	千	萬
分	三千六百萬	一十八萬	千	五百	百	十	一	十	百	千
釐	三億六千萬	一百八十萬	萬	五千	千	百	十	一	十	百
毫	三十六億	一千八百萬	十萬	五萬	萬	千	百	十	一	十
絲	三百六十億	一億八千萬	百萬	五十萬	十萬	萬	千	百	十	一
忽	三千六百億	一十八億	一千萬	五百萬	百萬	十萬	萬	千	百	十

表自一以上為本身進上位之數自一以下為下位進本身之數加表中第五行第五位一為本身第四位五為五尺成步卽本身進上位也第六位卡為十寸成尺卽下位進本身也餘可一例推之檢下六表亦倣此例

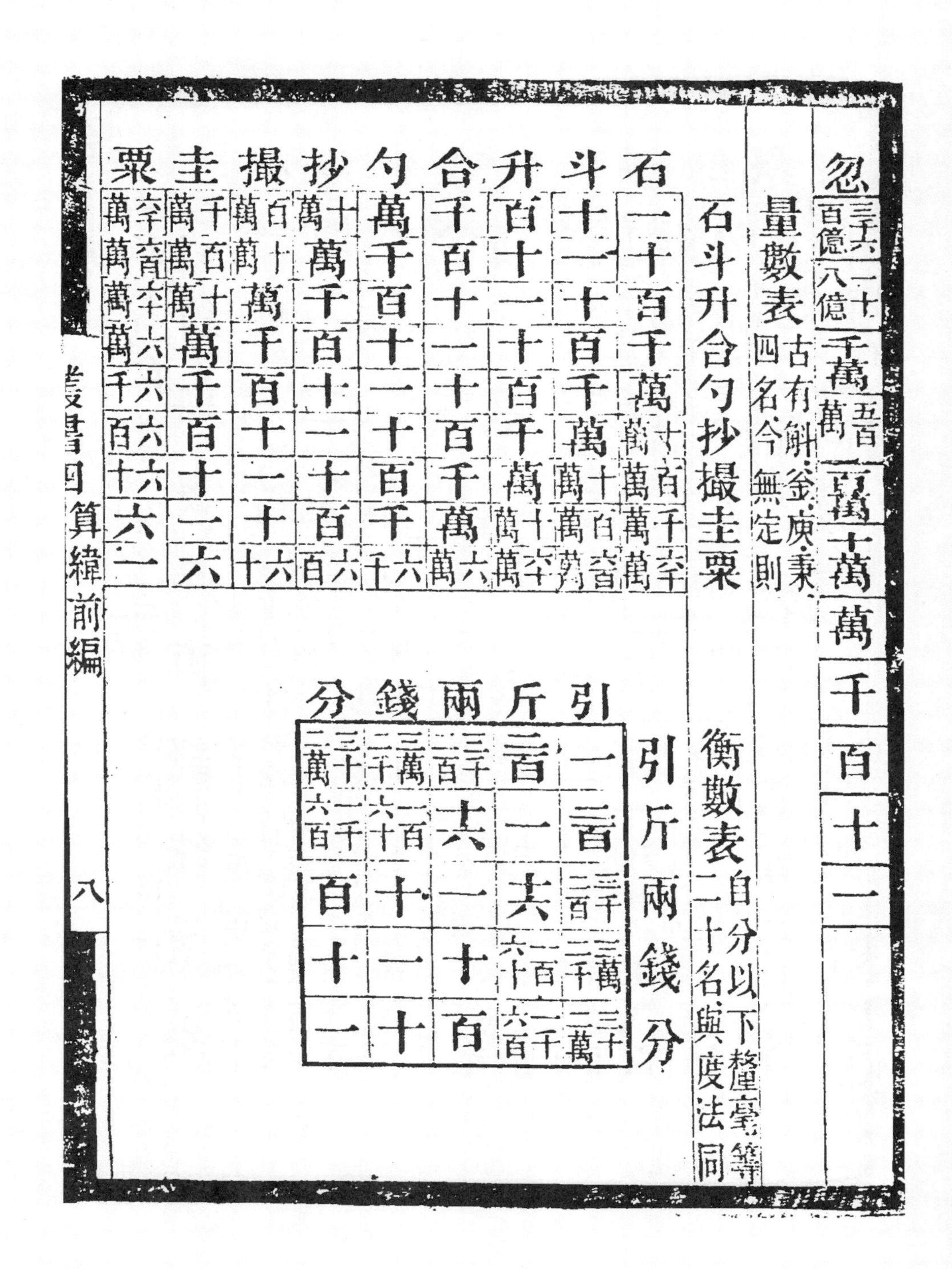

忽	三千六百億	一十八億	千萬	五百萬	百萬	十萬	萬	千	百	十	一

量數表古有斛、釜、庾、秉、四名今無定則

石斗升合勺抄撮圭粟

	石	斗	升	合	勺	抄	撮	圭	粟
石	一	十	百	千	萬	十萬	百萬	千萬	六千萬
斗	十	一	十	百	千	萬	十萬	百萬	六百萬
升	百	十	一	十	百	千	萬	十萬	六十萬
合	千	百	十	一	十	百	千	萬	六萬
勺	萬	千	百	十	一	十	百	千	六千
抄	十萬	萬	千	百	十	一	十	百	六百
撮	百萬	十萬	萬	千	百	十	一	十	六十
圭	千萬	百萬	十萬	萬	千	百	十	一	六
粟	六千萬	六百萬	六十萬	六萬	六千	六百	六十	六	一

衡數表自分以下釐毫等二十名與度法同

引斤兩錢分

	引	斤	兩	錢	分
引	一	二百	三千二百	三萬二千	三十二萬
斤	二百	一	十六	一百六十	一千六百
兩	三千二百	十六	一	十	百
錢	三萬二千	一百六十	十	一	十
分	三十二萬	一千六百	百	十	一

古衡數表

自石以上有二百斤爲引與今法同

名	石	鈞	秤	裹	斤	兩	錙	銖	纍	黍
石	一	四	八	六十	一百二十	一千九百二十	五千七百六十	四萬六千八十	四十六萬八百	四百六十萬八千
鈞	四	一	二	十五	三十	四百八十	一千四百四十	一萬一千五百二十	十一萬五千二百	一百十五萬二千
秤	八	二	一	七半	十五	二百四十	七百二十	五千七百六十	五萬七千六百	五十七萬六千
裹	六十	十五	七半	一	二	三十二	九十六	七百六十八	七千六百八十	七萬六千八百
斤	一百二十	三十	十五	二	一	十六	四十八	三百八十四	三千八百四十	三萬八千四百
兩	一千九百二十	四百八十	二百四十	三十二	十六	一	三	二十四	二百四十	二千四百
錙	五千七百六十	一千四百四十	七百二十	九十六	四十八	三	一	八	八十	八百
銖	四萬六千八十	一萬一千五百二十	五千七百六十	七百六十八	三百八十四	二十四	八	一	十	百
纍	四十六萬八百	十一萬五千二百	五萬七千六百	七千六百八十	三千八百四十	二百四十	八十	十	一	十
黍	四百六十萬八千	一百十五萬二千	五十七萬六千	七萬六千八百	三萬八千四百	二千四百	八百	百	十	一

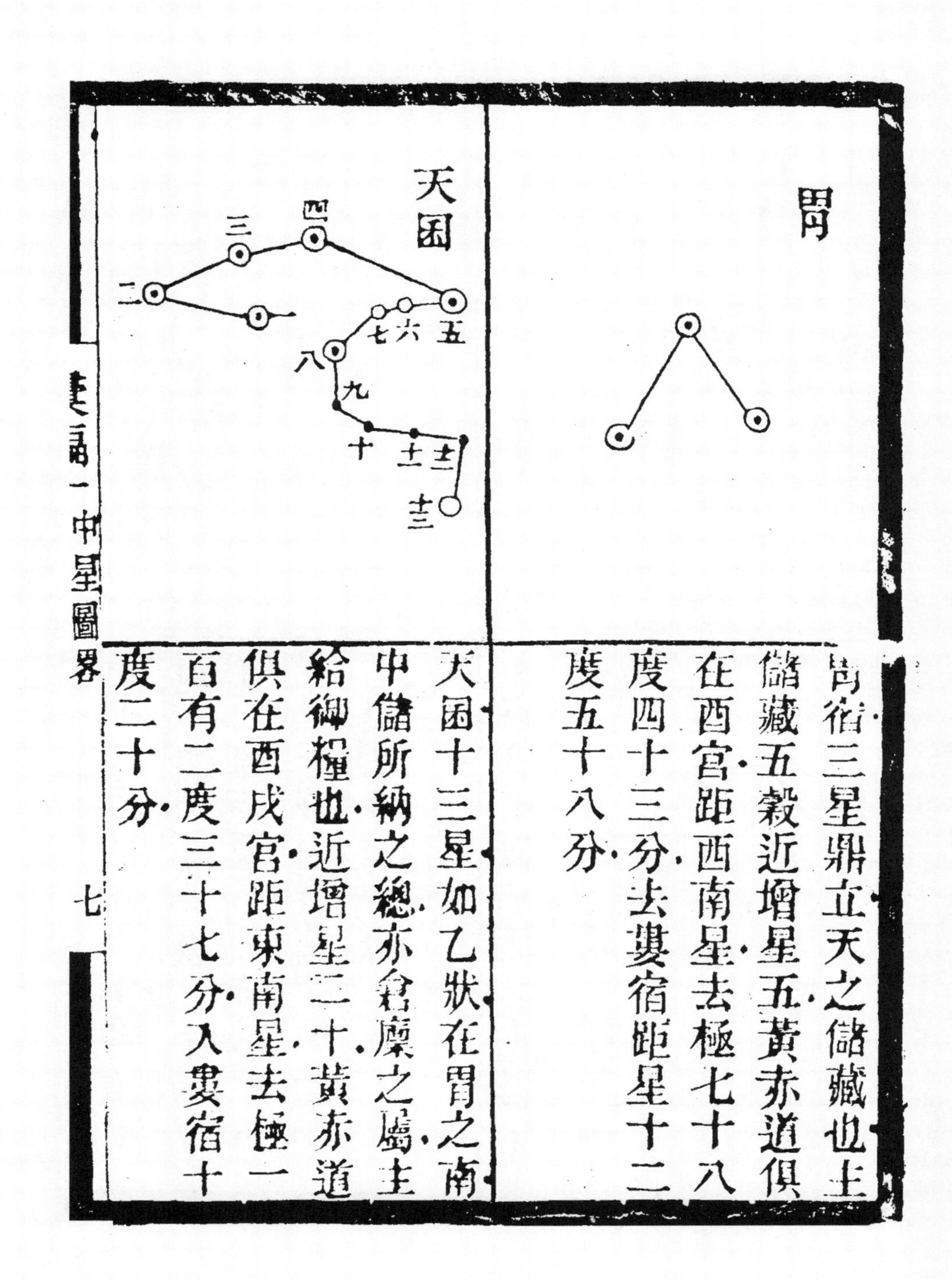

胃宿三星鼎立天之儲藏也主儲藏五穀近增星五黃赤道俱在酉宮距西南星去極七十八度四十三分去婁宿距星十二度五十八分

天囷十三星如乙狀在胃之南中儲所納之總亦倉廩之屬主給御糧也近增星二十黃赤道俱在酉戌宮距東南星去極一百有二度三十七分入婁宿十度二十分

卷一　中星圖畧　七

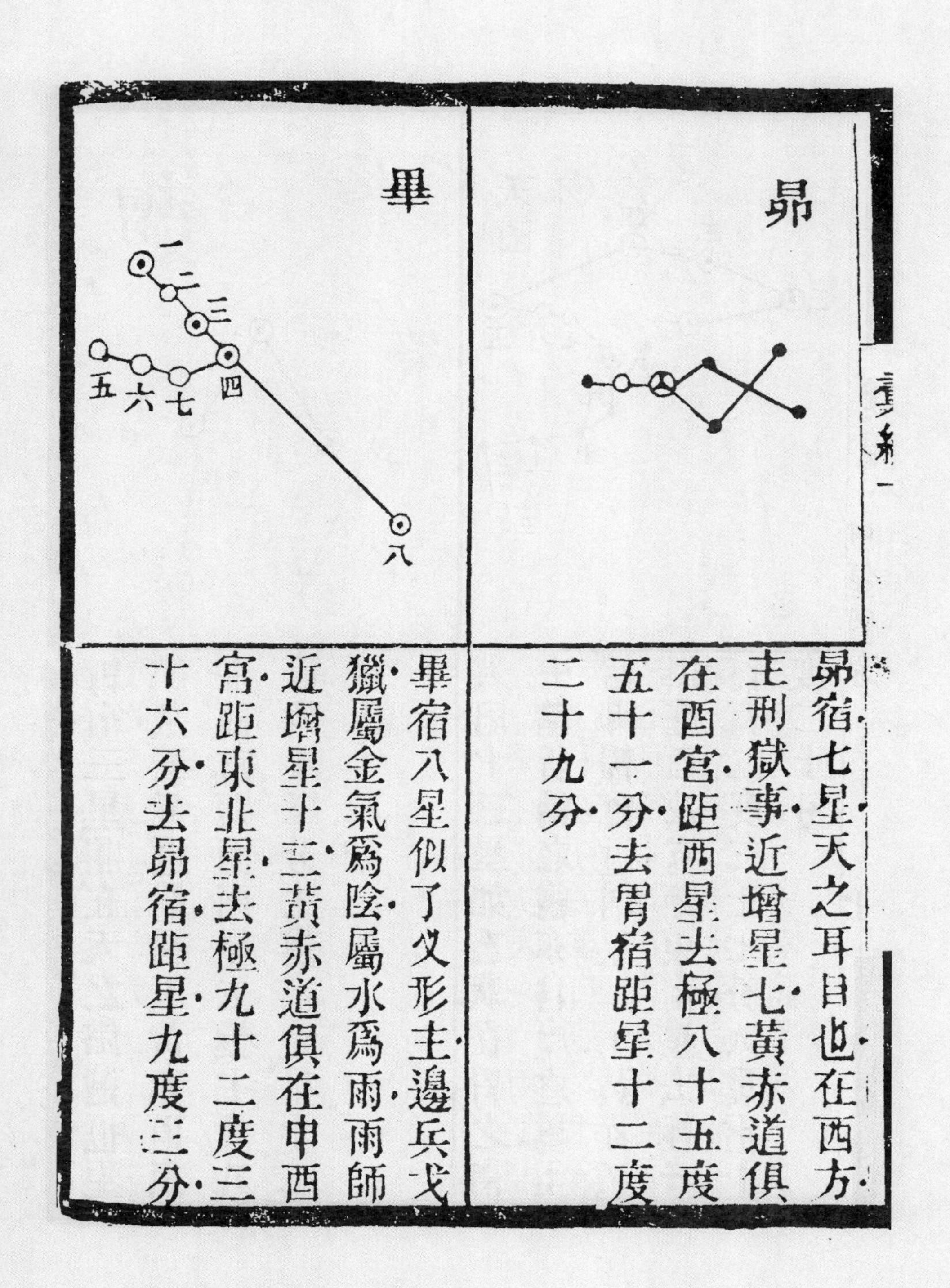

昴宿，七星，天之耳目也，在西方，主刑獄事，近增星七，黃赤道俱在酉宮，距西星去極八十五度五十一分，去胃宿距星十二度二十九分。

畢宿八星似丫叉形，主邊兵弋獵，屬金氣爲陰，屬水爲雨，雨師近增星十三，黃赤道俱在申酉宮，距東北星去極九十二度三十六分，去昴宿距星九度三分。

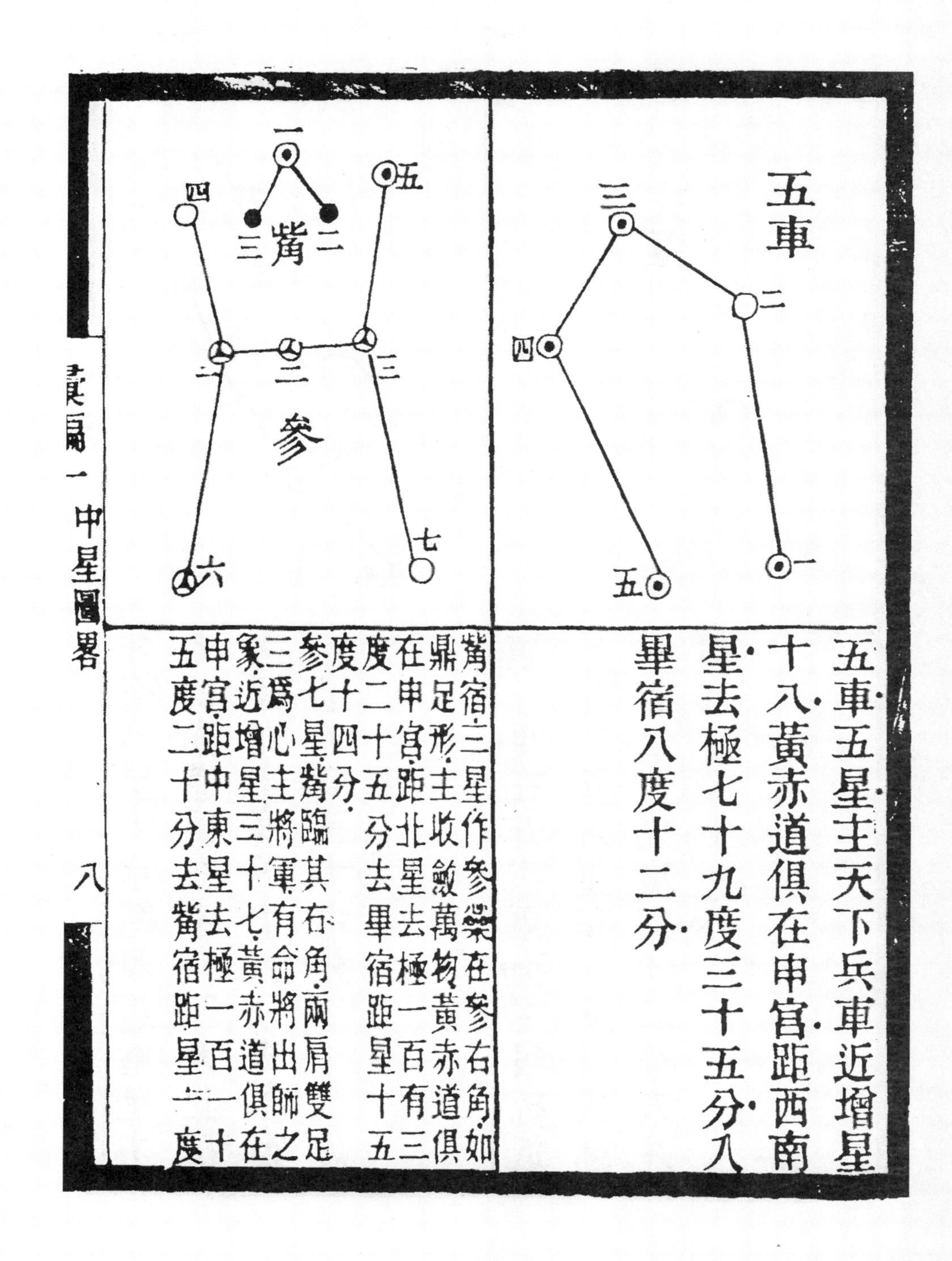

五車五星主天下兵車近增星十八黃赤道俱在申宮距西南星去極七十九度三十五分八畢宿八度十二分

觜宿三星作參參槃在參右角如鼎足形主收斂萬物黃赤道俱在申宮距北星去極一百有三度二十五分去畢宿距星十五度十四分

參七星觜臨其右角兩肩雙足三爲心主將軍有命將出師之象近增星三十七黃赤道俱在申宮距中東星去極一百一十五度二十分去觜宿距星二度

[illegible]編一　中星圖畧　八

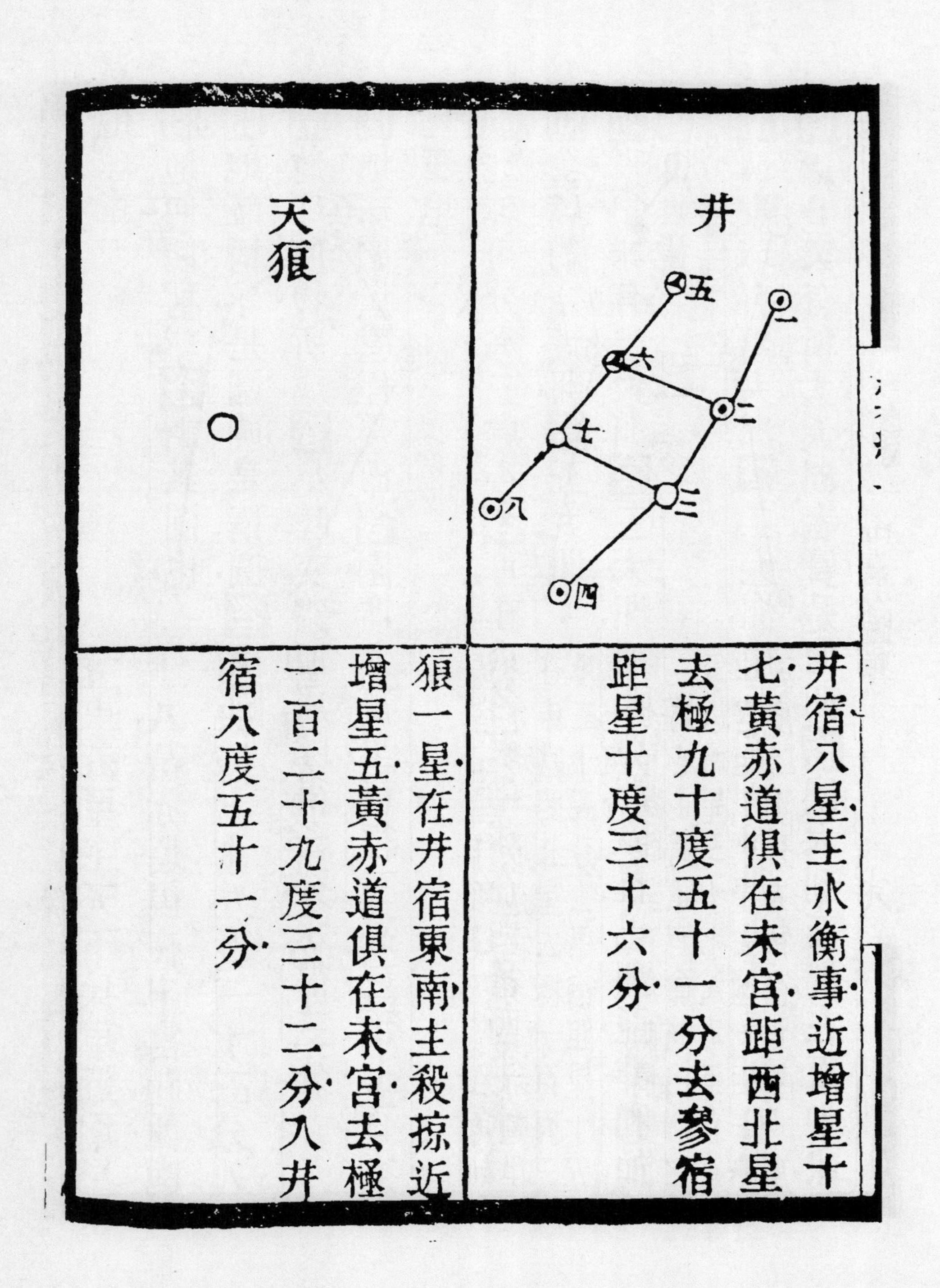

井宿八星主水衡事近增星十七黃赤道俱在未宮距西北星去極九十度五十一分去參宿距星十度三十六分

狼一星在井宿東南主殺掠近增星五黃赤道俱在未宮去極一百二十九度三十二分入井宿八度五十一分

地球章

問地何以稱球。答謂其圓也。

問地既稱球。是圜圓是橢圓。答橢圓。

問地球何物所成。答水陸交錯而成。陸得一分。水得三分。

問地球圍廣直徑幾何。答圍廣九萬里。直徑三萬三千七百零三里。

問地球可分爲二處否。答可。在東名東半球。在西名西半球。

問全球約分幾洲。答五大洲。

問東半球有幾大洲。答三大洲。亞西亞洲。歐羅巴洲。亞非利加洲。

問西半球有幾大洲。答二大洲。南亞美利加洲。北亞美利加洲。

問近日又有稱六大洲者。實是何洲。答澳大利亞洲。在東半球。

近或併南北美利加為一洲。而以澳大利亞足五洲之數。

問五洲有簡易之稱否答有亞細亞曰亞洲。歐羅巴曰歐洲。亞非利加曰非洲。亞美利加曰美洲。澳大利亞曰澳洲。

問亞洲經緯綫起止度數答緯綫自赤道北初度起。至七十八度止。經綫自　京師正綫偏東七十五度起。至偏西九十度半止。

問亞洲全境方里幾何答長一萬七千七百里。廣二萬里。總計五萬八千萬方里。

問亞洲疆界若何答北枕北氷洋。東至太平洋。南接印度洋。西連歐羅巴。阿非利加。

問亞洲近最著名者何國答中國。俄羅斯東境。高麗。日本。南掌。廓爾喀。印度。阿富汗。俾路芝。波斯。呂宋。安南。暹邏等國是。

問歐洲經緯綫起止度數。答緯綫自赤道北三十六度起至七十二度止。經綫自　京師正綫偏西八十四度起至一百二十六度止。

問歐洲全境方里幾何。答長八十里。廣一萬二千里。總計一千四百萬方里。

問歐洲疆界若何。答東連亞細亞裏海。西至大西洋。南界地中海。北枕北冰洋。

問歐洲近最著名者何國。答俄羅斯。瑞顛嗹。日耳曼。普魯士。奧地利。土耳其。希臘。瑞士。意大利亞。荷蘭。比利時。法蘭西。西班牙。葡萄牙。英吉利。按日耳曼本合衆國名。自普魯士勝法。列國尊普爲共主。稱德意志。卽今之德國也。

問非洲經緯綫起止度數。答緯綫自赤道北三十六度半起至

赤道南三十五度止經綫自　京師偏西正綫六十五度起至一百三十五度半止

問非洲全境方里幾何答長一萬七千里廣一萬五千里總計四千萬方里

問非洲境界若何答東距印度洋及紅海西接大西洋南界印度大西二洋北枕地中海

問非洲近最著名者何國答埃及努比阿阿比西尼阿爾及摩洛哥的波里亞然蘇丹撒哈拉等國是

問美洲經緯綫起止度數答緯綫自赤道南五十五度起至赤道北八十二度止經綫自　京師正綫偏東七十八度起至偏西一百五十度止

問美洲全境方里幾何答長三萬一千里廣或一萬里或百里

時事鑑要卷二　　　　　　　彙編二之一

俄請添綫

俄國道勝銀行董事璞科第、現在代辦東省鐵路、前具呈總署請添挂電綫一條、專傳辦理鐵道之電、呈內大意、新訂鐵路合同開工日期、定於今夏、刻下洋匠工師將次入境辦理、勘路購地、抬工運料一切、大約擇適中之齊齊哈爾近處立局、而勘酌事宜、皆須稟承彼得堡總局、擬就齊城至海蘭泡中國原有電路杆上添挂一綫、并於黑龍江中、俄水綫內亦添一綫、專電辦鐵路要事、不收各路商電、亦不干涉他事、請總署早爲覆准、以便於開工之先、一律添挂妥當、不誤要工等語、但不知總署准照否也、約四月滬報

鐵路購地

淞滬鐵路開工一節、茲悉淞滬委員蔡二源太守、特於昨日札飭寶山縣沈大令、傳諭頭圖地堡姚俊協同丈手陸某按西國工師

插標處自淞至滬逐段丈量俾向民間按畝購買云 錄四月滬報

粵西鐵路

粵西龍州建築鐵路與越南諒山接連客臘桂撫史中丞檄委康太守際淸帶同洋工師及測繪諸生前往勘驗計由龍州以達同登路長一百五十餘里勘明豎表繪圖貼說詳細禀覆現將興工建築惟所需路料購自外洋轉運殊多未便業經粵西提督蘇子熙宮保札委候補府經歷吳叅軍徵麒在穗垣坐辦由西江輸運經營創設卽在目前矣 錄循環日報

皖南多礦

皖南山嶺盤薄向多五金煤鐵各礦近年朝廷力求礦政紳富遂悉心尋訪如宣城苗家山等處業經浙江張紳禀准南洋大臣遵章開採使天地間數千年之寶藏一旦發露人間豈非國家方興未艾之休徵歟茲有董二尹者圴於宣城縣某山中獲得礦穴多

處非但煤磈高潔而且中函鐵質因禀請縣主轉詳擬先獨力開採縣主龍明府雖詳而不贊一詞二尹知之爰於前月來蕪徑謀於各上游有志者或不難事竟成乎　節四月新聞報

津河議濬

天津海河上游自白塘口以上節節淤滯以致各輪舟未能駛抵碼頭中外官商苦之前已集議疏濬禀請北洋大臣批示准行王夔帥委吳贊臣觀察會同水利籌賑兩局及司道各員妥籌辦法將海河兩岸及支河修建石閘以時啟閉至白塘口上游酌量裁截大灣二三處觀察奉札後不日卽當詳細勘度確切禀候夔帥入奏　節四月新聞報

裁汰兵勇

兩江督憲劉峴帥前奉　上諭裁汰標防兵勇時僅畧裁一二未能上洽　聖心昨又親奉　嚴旨著將防勇標兵認眞裁汰峴帥

因飭將標兵留五裁五。防勇裁六留四。頃已分飭標防各營統領一體遵照矣。錄四月新聞報

委辦鐵路

俄國在黑龍江等處修理鐵道。近聞由中國派出侍郎許景澄爲總辦。候選道總理各國事務衙門繙譯官塔克什納爲幫辦。已行文知照該國駐京使臣。轉行照會該國矣。錄四月新聞報

裁兵減餉

督標水師五營裁三營。新湘五營南字三營合字五營。淞湫防五營。以上各營每營裁勇二百名。衡字五營裁撤兩營。太湖水師裁撤一營。新兵五營每營裁撤長夫一百三十名。吳淞自强軍兵額不裁。每名月扣火食洋三元。清江漕標各營每營裁兵二百名。除州同以上各營每營設管帶一員。月給薪水九十兩。哨官二員。薪水照舊。節四月新聞報

失事船數

官報。近將海洋十月中失事船隻錄供衆覽計帆船沈沒者一百零五隻。內法船三隻。英國二十四隻。挪威十七隻。美國十六隻。其失事之故。大半由於觸礁。失事而受重傷者三百五十八隻。輪船沈沒者十九隻。內英船十一隻。帆船無失事而受傷者。三百七十三隻。內英國二百四十七隻。挪威二十六隻。德國十六隻。法國十二隻。美國十二隻。其觸礁而傷者一百零九隻。兩船相碰而傷者。九十五隻。因風而傷者。七十六隻。機器損壞而傷者。六十七隻。錄西十二月巴黎辯論日報

擬借商款

日本橫濱城會議院現借六釐息商款。以爲達喀西馬地方開墾經費。此款限自一千八百九十八年起。以二十四年掃數清還。倘日後開墾著有成效。五年內卽可本利歸還。此事聞巳議妥。政府

不日施行。約西十二月日本郵報

調停無術

初三日倫敦來電云。英國外部大臣邀集各國大臣在法京巴黎斯調停土希交戰之事。迄未有成。又云此次土希交戰兵數不多。兩軍祇有千餘人。是以死者亦寥寥。原希兵之所以屢遭挫衄者。因統領不得其人也。約四月滬報

募兵新例

英國陸路提督華而士雷宣言於愛錠浦城衆之前曰。英國目下不募二十一歲以內之人當兵。願自今以後。永以爲例。兵士口糧。務必從豐。發給英兵。每戰必能以一當十。蓋從戎之人能專心營務也。約西十二月巴黎時報

設謀爭利

英人謀慮勝於他國。民人政事商務權利偶失。機械百出。營於安

特味耳鋪及郭木卜耳格兩處船廠工人齊行見之該兩處爲德國船廠工人製造頗精幾欲勝過英人英人恐船利爲德所奪暗使本國傳教士煽惑工人勸其齊行一面酬送教士多錢該教士遊於市肆或爲甘言或作厲語以慫恿之工人惑於其言故安特味耳鋪郭木卜耳格兩處船廠先後糾衆罷工暨與工人一萬五千名同時歇業力爲挾制各國朝廷懲前毖後嚴查奸宄而英人未之知也日前比利時境內亦有此項教士在彼煽惑經官拿獲解回原籍俾有所戒懼云 約正月彼得堡時報

鐵路便捷

西伯利亞鐵路一律皆成由倫敦乘火車達俄國境內祇一日半由聖彼得堡莫斯科煞馬拉至烏拉教斯共九千六百六十八俄里計每點鐘行三十俄里祇十四日可達現在計畫鐵路直徑由聖彼得堡莫斯科達不以阿鐸軋此路可近三百五十七俄里節

循環日報

英俄訂約

土京有言英俄兩國現立約章。土國應用經費。英國一力幫助俄國擔保綏靖土亂。係斯當大報

火礮利用

古巴叛黨能屢次取勝西軍者。以有美國運來之炸藥礮一尊也。查放炸藥礮。不用火藥。而用天氣法。以天氣壓緊。臨時一開機關。炸藥彈出礮門。不致燒熱。礮彈炸開之時。可及周圍一百邁當。據古巴人言。逆首馬稅育與西軍交仗。親放此礮。轟死西兵三十名。營壘礮位傾壞殆盡。次日一萬五千西兵與古巴叛黨復戰。叛兵失利。乃急用炸藥礮開放五門。轟死西兵一百五十人。於是叛逆轉敗爲勝。炸藥礮之利也。約西十二月巴黎辯論日報

臺灣新例

臺灣自割歸日本後居民欲遷出境外不受管轄者定約限二年內准將產業變價然後內渡倘過限不去即視爲日本臣民本年四月初七日爲去就限期經日本臺灣總督定有章程四款第一款臺澎居民意欲退去者不論久居暫住計至明治三十年五月八日爲期均應將籍貫姓名年歲居址以及產業等項詳細開載稟報所管地方官廳如有家眷亦須明晰造報第二款家主年幼及遠遊未還者該管家之人應照前條稟報地方官廳第三款雖爲匪徒曾抗官軍者倘悔前愆實心歸順呈繳兵器仍准退去第四款退去者應帶物件一概蠲免關稅其屆期未退而願留者亦定編籍章程三款一臺灣居民到五月八日即華四月初七日猶未退去臺灣區域者則按約辦理准即編入戶籍視爲日本臣民如預先稟報官憲請屆期願爲日本臣民亦聽一臺灣居民或因經商行旅遠出現不在臺灣者到期如欲爲日本臣民仍照前條

准編入戸籍。但所有在外行旅事迹。由地方官預行查辦。一所有頭主爲日本臣民。則其家族亦爲日本臣民。倘各頭主不爲日本臣民。其家族亦不得入籍。但在定期前。如有稟地方官先期分戸。別立頭主者。即不在此限。又定例華人除在基隆淡水安平打狗四口。任其來往外。其餘沿岸一帶不許隨意登陸。倘領有地方官執照者不在此例。錄四月申報

俄皇近事

俄皇近來終日深居寢室。雖母太后亦不得見其面。如此豈果怠於政歟。抑故示偷安。使人不疑其有大志歟。我不得而測之矣。約四月滬報

總統赴俄

法總統佛耳擬赴俄京答拜。定於四五月間起程。時飭法北海兵艦護送。一切迎迓典禮。俄廷均已備妥。節正月彼得堡時報

船政招考示諭

鎮守福州等處將軍兼理船政大臣裕，爲曉諭事。照得船政招補學生，經先後出示報名在案。茲據監院林祚曾將投考未冠幼童一千六百五十八名，已冠幼童三千零三十八名，駐防幼童一百三十三名，並投考舉貢生員一百二十一名，駐防舉貢生員四十七名，造具冊卷申送前來。除舉貢生員另行示期考試外，其未冠已冠暨駐防各童，定三月初三日起，在八旗奉直會館，排日分幫扃門考選。先考未冠，次已冠，次駐防各童，每日約定二十牌左右。惟會館地方不寬，難容多人，現定每牌五十人，應按牌入考。一牌考竣，再考一牌，各按牌聽點領卷，再候委員照牌帶入考試，不得紛亂。合行示諭，爲此示仰投考各童知悉，務期於早晨六點鐘，隨帶筆硯，齊集依牌站立，聽點入場，毋得參差自誤。其各稟遵毋違。特示。又曉諭事。照得船政此次招補學生，除投考之舉貢生員另行示期考試外所有未冠已冠及駐防各童業經本將軍大臣定期排日分牌在分旗會館局考示諭在案茲將考試條款再行開列示諭爲此示仰投考諸色人等知悉其各稟遵勿違特示計開

一船政前後學堂之設原爲考選質性聰穎身體壯實敦敏向學幼童來學肄業俾資教習製造駕駛等學非如考試各場重在文藝且該幼童等年在幼齡自係初學自不能全以文字見長現係遵照前示已將讀過書籍報明此次考試即局門按名面試將該童等所讀過之書各指數章當面默寫即可驗其資質敏鈍能否力學以憑選擇

一此次報考人數衆多現定每童默書數章字數無多每牌以二刻時候爲限如至二刻不能繳卷即以未完卷論收回不閱

一船政前後堂本爲幼童而設此次舉貢生員年在二十左右能通西學測算者亦准投考原爲搜羅奇才異能已知門徑之士俾得易資研習以儲船政之用若考試文藝自有

該舉貢生員等應考之場非船政考取藝學本義也此次考試報考舉貢生員亦當定期分牌面試或令繙譯英法文一篇或設測算數題令爲答覆擇尤酌取如不能通曉英法語言文字及明白測算等學者卽可毋庸赴考以免考非所取赴試徒勞致旁騖歧學有誤大比正業　一各童應認名次在第幾牌依牌聽點俟點到本牌時按名魚貫而入隨委員帶至考所其牌數在後者毋得爭先擁擠　一減報年歲與貌相遠者概置不錄　一已經剔退之藝童不准入試違者察出一概不錄節三月申報

譯書說

自泰西通道以來歷五十餘年繙譯之書日新月盛或爲兵學或爲律學或爲格致學或爲天算學以及製造家貿易家醫藥家繪畫測量家凡有著述無不譯作華文俾通儒之未習西文者咸得披覽循誦近如京師之同文館上海之廣方言館羊城之博濟醫

局所譯故籍。幾於充棟汗牛。購而讀之。亦甚易易。顧譯書之法。其例有三。一則譯其音。如天文家所譯洴尼拿士星蒙氣之類。史學家所譯國名地名人名之類。化學家所譯碲矽砶碮鋅金鉀之類。醫學家所譯多比迦力與呼的利亞嘖温之類。必華文中無此名目者。始以西國之音寫作華文。一則譯其義。如日月水火木金土山川河海樹木禽魚之類。西國有其名。中國亦有其名。則直用中國之名名之。使但譯西國之名。則未讀西書者。反覺無從摸索矣。一則由譯者命以名。如天文中之天王星海王星。軍械中之開花礮。後膛鎗。醫學中之尿含葡糖。脈管變鉐。肝變油質。脂入肝經。血妄行。人腦氣管炎。血中多白輪。電學中之留聲器。電汽燈。千人震。算學中之三角弧。借根法。代數對數。中國向無其事其物。無可發明。然僅譯以西國之音。閱者恐未能明析。因體察其形質功用而特標一新名。蓋譯書之法。誠不外此三者矣。特是譯書亦必求精於此學者乃易於從事.使未經習熟而率爾操觚.必茫然昧然幾致無從下筆.譬之命名.在口譯之人.即此事此物而講明之.筆受者苟無成竹在胸.則必致罔知適從.而其名必致支離怪誕.噫譯書小事也.而其難已如此.然則講求洋務.非一朝一夕之功也明矣.至於剛愎自用之流.其於譯書也.又往往喜新厭故.如明明俄羅斯也.乃必徵引舊說.而呼之爲烏孫.明明土耳其也.乃必多所辨駁.而改以爲突厥.或且於泰西名人語氣中.援引中國古典.甚或譯述之際.參以己見.名爲夾敘夾議.實則與原文大相徑庭.此則師心自用.非足以語於譯政者也.願今之譯書.亦於此加之意焉.節三月益聞報

法國武備學堂招考新章

法國桑需耳武備大學堂招考學生章程甚詳.因摘譯出數條於左.

一各生所作策論.總以文法平正爲尚.至少須得考語十二

分數．始能進第二場．否則貼出不准再考．文義有見地者爲佳製．至少須得考語五分數．二添考史學論一場．前考測繪地圖須畫弧綫．茲改畫直綫．以就簡易．免考繪畫各樣器皿一條．三繪畫景緻．須分出陰陽向背．方爲合度．諸生考取後．自九十八年起須專習他國語言文字．如阿拉伯語言．日斯巴尼亞語言．意大利語言．俄羅斯語言．各生願學某國文字．均聽其便．每逢考試日期．不准攜帶字典進場．以期拔取眞才．錄西十二月德國三日軍報

爲國儲材

金陵儲材學堂．總辦楊誠之觀察．在滬招考儲材生．三月初一日開試．十七日試畢．與試者一百七十八人．四月初十日出示．計取正取十六名．副取二十名．備取二十名．其在正副取者．俟學堂落成．出示傳到肄業．其列在備取者．暫不傳到．俟正副各生試習三月後．有裁汰者再行傳補．節四月滬報

杭州蠶訊

育蠶之家。向於清明節及土王用事日。將蠶子命婦女納諸懷中。至七日。則子已蠕蠕。然後刷置木盤。飼以桑芽。今年清明日天朗氣清。凡育蠶者均於是日爲始。詎料至十三日風雨大作。陡增幾許春寒。以致新出之蠶。不勝其冷。因而殭死。桑樹之芽。亦爲寒勒。老於蠶事者。言今年蠶市不甚美也。節四月商務報

飼蠶新法

英駐美領事。稟報外部大臣。稱是年春間美國各處。和煦較早。桑未茁葉。而蠶已出。婦女倉皇無計。飼以各種樹葉。蠶皆不食。最後飼以嫩麻葉。蠶頗飽餐。且長大較易。爰另置蠶數筐。專飼以麻。成繭與他繭亦無異。惟繅出之絲。較食桑者稍細云。節四月商務報

廣蠶桑說

按此書言種桑法十九條育蠶法六十六條茲惟錄其育法之要者

一留種。 留種先宜擇蠶。蓋蠶無病。種方無病。法於大眠後。擇蠶

之健者。日飼以蘖頭葉。老則另搭一山。溫以微火。使速成繭。拗繭時。辨其雌雄。分作兩筐。置之透風靜室中間。勿動。約半月而蛾出。蛾中有拳翅禿眉焦尾赤肚者。宜揀去。候其出多。併在一處。聽其配合。滿四箇時辰。卽分之。將雌者置於布上。布置於筐中。俾其遺子。一曰醃種。蠶子之布。擇室中通暢處。以竿懸之。收其溼氣。過六七日。其色由黃而黑。用陳石灰末。以絹篩灑於布上。再將布摺好。懸諸靜室。臘月十二。取蠶布輕輕撲去石灰。用鹽（炒熱候冷）鋪勻。以不露子爲度。旋摺其布。浸冷茶中。至臘月廿四。將布取出展開。承以米篩。用清水輕沃之。去其鹽氣。俟乾。摺好。以棉衣護之。一曰哺子。清明節後。將蠶布取出。晝則置之胸臂。夜則置被絮間。俾受人暖氣。如是六七日。蠶子卽出。出齊於巳午時。在室中無風處。鋪紙於桌上。使兩人執布之四角。以尺餘細竹片在布背輕輕細撲。令所出之蠶自落紙上。旋用雞毛攏聚之。盛以竹器。其未出者仍做前行一法先勻鋪細切之葉於紙上以布覆之蠶聞葉香自離布就葉此尤妙　一曰布葉　飼初出蠶須將桑葉切極細鋪極勻天氣晴和可布葉五六次如遇陰寒須用棉被將盛蠶之器包裹俾受暖氣蓋蠶寒不甚食則易受傷桑渣蠶砂不宜厚積須易他器易器之法俟葉將食盡用絹篩篩細糠灰於蠶上再布以葉則蠶皆脫灰而上以筯箝之置之他器如有未上再布葉一次所遺無幾矣　一曰提眠　易器兩三日後有色微白嘴上隱隱有尖角而不食葉者此初眠蠶也提法亦篩糠灰上布以葉則未眠之蠶皆脫灰而上其終不眠者謂之青頭揀棄之可也蠶之眠者隔一日視之其色微黃其嘴微闊則起矣然不宜急於布葉必視灰下無一眠者方可布葉二三眠皆准此惟蠶漸大食葉漸多渣與砂尤易厚須一日一易器三眠之後食葉較速宜晝夜上葉食盡即上如是四日則大眠矣大眠狀同初二三眠而所用之

法則逈不同法以整張大葉勻鋪其上其眠者伏葉下不動未眠者必上葉就食連鋪數次則未眠與眠者已隔數層後將桑葉捲起則未眠者盡在桑葉間矣大眠起後復以柘葉飼兩三次其絲乃靭而有光自大眠後至蠶老約食葉五十餘次能多數次尤好蓋此時多食一口葉則上山多吐一口絲故飼蠶者惟恐其食之少也

一曰搭山　宜於有窗靜室中打掃潔淨地面鋪以亂草上搭山六七層樓房尤佳山以糯稻草爲之其法先用四齒鐵耙將草葉之散亂者抓去以繩鬆鬆縛之而截齊其兩端長尺五六寸圍五寸許以手扭之使下如覆盌而上若仰盂次第排之然後將蠶之老者捉之上山挫老蠶法以整張桑葉薄薄鋪之可於葉上詳細揀取葉盡再鋪至五六次可以盡數上山矣上山不宜太遲遲則繭薄亦不宜太早早則停山亦須擇天氣晴和時則成繭速而絲易繅若遇陰寒可備鑪火如上山一二日有在山頂昂頭

上向未得著絲之處者可以竹枝勻鋪山上俾之作繭俗謂之青山但必俟成簇者已至十分之九乃可用此法若早用之則蠶無不擠上青山矣　一曰落繭　落繭之法先上者先落惟取帚時須視其帚之中有無腐黑之蠶如有須以帚向下先摘其腐黑者免致污及他繭繭落後須置於涼室中以晒籚攤之而剝去其繖以待繅亦有防其出蛾以火焙之者惟覺其絲究不若未經火之光潤倘實在繅不及又不得不用此法　又繭內有名繇繭蛆繭映頭繭凹赤繭穿頭繭草凹繭尿緒繭同宮繭如此等類皆不宜雜置好繭中　又污穢等繭以清水浸之日易水兩三次俟繅絲功畢擣去其污用桑枝灰和煮而以手剝之復以清水漂淨承以小竿抽之爲絲可織爲綢即市上之棉綢也　一曰繅絲　繅絲首重繅車善繅絲者以雙錢眼繅之一日可得絲半觔繭過百觔始須添設繅車若以單錢眼則一日止繅得一觔繭過八十觔便

須添設繅車車後須設火倉與車上著絲處鍼對雙錢眼則須設雙火倉蓋絲從水中抽出便從火倉上經過相離約二寸許故能隨繅隨乾否則彼此膠黏掉絲時費手矣水亦宜取溪澗極清之水炭亦宜用無烟而不炸者 錄四月商務報

臺利可惜

日本撫有臺灣政令更改所定稅則尤爲井井有條所有土產祇准在淡水打狗基隆安平四埠出口并於臺南一帶荒漠之地招民開墾廣植煙草蔗枝近日山筍上市每觔祇十四五文每逢春季淡水河內出魚甚多有一種鮮魚夜間在水內作聲漁人循聲捕之百不失一此魚味肥美現下每觔在三四十文之間其餘土產亦多上月間淡水出口之貨約值二十七萬元其中有猿猴二十三頭小鹿十二頭均從鳳鼻鯤身兩處捕獲其鹿味甚佳西人多喜啫之 錄四月商務報

巡船試行

今日英國新造二等鐵甲巡船。在岱溫海口入水試行。船身長九十六邁當。寬二十邁當。載重五千七百五十噸。馬力一萬匹。每點鐘行十九海里。船上所配炮位。多係快礮。另有馬葛希毋礮五尊。哈乞開斯礮三尊。每面有暗魚雷門各一。由此門可以施放十八寸魚雷。船價一百三十萬磅。次日在色爾納斯海口。又有巡船曾羅斯爾皮納入水試行。近日所造巡船八隻。均係仿照丕勒魯斯船式試行者。卽第二隻也。載重二千一百五十噸。船上共配大礮八尊。每點鐘行二十海里。　錄德國歌崙報

電機製紙

美國尼厄架喇瀑布之側。有造紙公司。以電氣運動造紙機器二副。五閱月之久。頗能如願。所出之紙。闊九十寸。長一百零二寸。以一百五十匹馬力。足供二機之用。以電運機而造紙。力勻而捷。俾

管機者能任意厚薄而匀每分鐘成紙三百五十尺每日成二十五墩約三月知新報

玻璃造像

玻璃一物可以造成各色奇巧家用雜物以故遍銷各國爲數甚多刻聞西人又思得一法將玻璃造做神像云可永久不壞且雨淋日炙均無所損兼能光彩照人是亦別出心裁也錄四月商務報

無烟火藥

英人麥士委路禮地好照像於二三十年前居於法國照像藥多自製一日偶見罇內有哥羅典渣取而焚之火色甚異與棉花火藥不同因思此物之奇乃試取不能化之棉藥和濃哥羅典乾而焚之果得其驗遂製少許切成小粒置小鎗長鎗中欲試之以其無烟恐難確悉其焚否故加黑藥少許俾易見其形次第燃之果

發響如黑藥推彈之力愈猛彈子擊入厚紙更深於紅毛藥所發之彈且用藥不及常藥之多然斯時未想及其能爲無烟火藥也已試演一月之久適普法開戰即將其事報知法廷法皇召見大喜命往見獵波鴨付將軍取藥少許置於砧上以小錘擊之遇錘之處即炸餘藥四散並無烟焰今日法廷所用無烟火藥實即麥士委路禮地考驗之藥也　節西二月倫頓朝郵報

玻磚建亭

士達架地方博物會中有一亭用空心玻璃磚建之此磚名科路千呢亞吹成者蓋創此磚爲法人名科路千呢亞也造法以黑酒罇之料爲之以管吹成膽樣又以模限之可成各種形式而長方之磚則長八寸闊五寸厚四寸也造牆時則以紅毛坭使之膠結而轉曲之處有特式之磚彼此以鐵線聯之復以石灰合之罅間須稍留空以便其磚因寒暑而漲縮此磚有數益一濕氣不能侵

入二。微光傳入。不致外人窺示。三磚中有氣。能令屋內寒暑。不甚驟變。四花樣顏色。可隨意而成。五不畏雷電破裂。每磚值約二仙令。比較常磚。雖貴八倍。亦極其賤矣。錄西四月美國無師工藝報

電製輪舟

美國孖士超舌士省民。致書某報館云。某省人新造電機輪船一款。創造家以爲非常輕捷。較勝於汽機輪船。故試造一船。長二百英尺。有槳輪十四副。六在船前。八在船後。俱分置左右。一點鐘能行四十里海程。洋船仿此式而造。則能於三日半駛過大西洋。若巡船仿效其式。則每小時能行三十五海里。每副槳輪自爲機器一副。發電力之活汽機。比槳輪不相切。祇以銅線引電。與之相通而已。此等活電機。每分鐘曾轉八百次。而當用之際。每分鍾常能動六百五十次。以至八百次。至所需之火耗。則比汽機之所需減其半。而船亦能載貨搭客也。節二月倫敦工藝格致報

譯西報論商務

中國稅關每年印成水路商務冊觀其所載知安南東京商務與他處殊異也中國稅關一立於廣西龍州一立於雲南蒙自龍州爲達諒山之地蒙自由紅河達老撾龍州一路商務未甚興旺在一千八百九十三年時出入貨可値十七萬九千佛郎次年可値一兆二十萬佛郎至一千八百九十五年只三十六萬五千佛郎此處商務所以減色者因夏日龍州河水常涸致阻往來故也若非將諒山鐵路連入中國境東京改訂稅則則此處商務將來未見大興法國所立之稅華人畏其太重故彼等願經其本國舊路不願經此捷成之路至雲南一面商務日勝一千八百九十五年各商貨可値十兆佛郎較諸上期計每百佛郎加增三十之數由是觀之以東京地里言亦可知中國南省之要路而明整頓商務之道矣一則必須改輕稅則勿使士人畏而不前一則迅速濬紅

河以入雲南最近之路。今法國費若干金。修諒山鐵路。而於紅河工程用款如是之少。殊爲可惜。諒山鐵路固爲用兵而設。爲保護東京之用。然雲南人衆物博。工藝極富。以商務論。其地又較廣東省爲緊要也。說見海防法字報。錄四月商務報

公司獲利

本埠巴勒洋行中西各國水險公司。備存資本共洋二百五十萬元。今已將一千八百九十六年總帳彙結。計一進是年除轉保別公司外。實收水險費洋一百七十八萬六千七百九十九元二角。一付是年賠款洋六十四萬零七百十八元八角。一付費用共洋八萬八千八百四十八元四角。一付各口代理費用共洋二萬七千四百四十元零六角。除支各款之外。計盈餘洋一百零二萬九千七百九十一元四角。亦可見該公司獲利之厚矣。錄四月滬報

各國銀價

三月十二號長崎新報比較近日各國銀行價值表自四月一號起至六月三十日止今照錄如左

英吉利一鎊　値日銀九圓四毫一仙一

美利堅一拖多剌　値日銀一圓九毫三仙四

德國一孖古　値日銀四毫六仙

法國一佛郎　値日銀三毫七仙三

意大利一利剌　値日銀三毫七仙三

瑞士國一佛郎　値日銀三毫七仙三

白義耳一佛郎　値日銀三毫七仙三

瑞典國一古郎　値日銀五毫七仙八

丹墨國一古郎　値日銀五毫一仙八

那威國一古郎　値日銀五毫一仙八

西班牙一必先打　值日銀三毫七仙三

荷蘭國一而路多　值日銀七毫七仙八

葡萄牙一未路利　值日銀二圓零零八仙九

俄羅斯一路悲　值日銀一圓零零六仙

澳大利一古囉尼　值日銀三毫九仙二

印度一路邊　值日銀六毫零一

土耳其一披亞士多　值日銀八仙五

按日本銀圓毫子重皆與中國同　錄知新報

洋貨滯銷

日本地方所到各國洋貨現在屯積於橫濱各貨倉中者山積塒崇無人過問其勢極難銷售推原其故因日本之貨可敵外洋國中之人皆用國中之貨以致洋貨日益滯銷洋商無可如何擬再造運赴他邦以求三倍之利未知能如願以償否　錄橫濱貿易新

略誌茶信

九江各茶棧近日運到毛茶不少昨經議定開盤通山茶每價三十兩三十一二兩不等甯州茶每價五十兩左右河口茶每價五十四兩上下似較昔年稍勝一籌節四月滬報

徽茶志略

皖省所產除五穀之外向推茶葉爲大宗茶之色香味三者亦各地有所長蓋皖南諸山叢雜多石故產茶細膩而以色香勝皖北諸山凊疏多土故產茶濃厚而以味勝向來產茶之地南以婺源縣北以六安州爲最多蓋婺源茶係行銷洋莊引額最廣六安茶販售北五省通行最遠是以名馳中外爲皖中生意首屈一指若夫茶之最著名者則爲甯國府屬如甯城縣之敬亭茶綠雪茶甯國茶雅山茶涇縣白雲茶旌德縣凫山茶太平縣雲霧茶皆載在

郡志並見名人吟詠每年共產三萬餘引而六縣之茶尤推太平爲冠蓋太邑深居萬山之中在黃山之陰層巒疊嶂得清氣含育故所產之茶嫩蕊細牙居多其色尤推小河內仙女灘之茶爲天下無上上品其葉細若鳳眼有一葉一托二葉二托三托之分雖各省之最著名者不能比也該山所產無多每觔非實洋蚨二三翼不可得他若別山之茶自魁尖起推而至於貢尖天尖地尖人尖和尖在穀雨前摘者爲頭茶穀雨後爲二茶每屆天未黎明採茶女子卽呼姊挈姨入山乘露而採若朝暾一上卽須挈伴而歸至若粗茶則在立夏前後採摘但須午前入山卽可搜葉尋枝非若尖茶之須半夜而起其名自香片起種類繁多不可勝紀今屆春陰過久輕寒薄暖茶樹尙不致先時怒發故尖茶最爲合宜今年茶市當稱豐歲往歲尖茶每石自本洋百餘元推而遞減至三四十元不等粗茶每石自本洋七八元推而遞加至二十餘元觀

此天時大抵市價與往昔相似云　錄四月商務報

日本糖價

二十年來日本消流糖斤爲數甚巨入口糖數值價千餘萬元商務冊所刊自一千八百六十八年至九十一年暢銷外來糖數值銀九千八百八十餘萬元查六十八年入口糖值價九十一萬餘元八十年增至三百六十餘萬元九十一年增至八百四十九萬餘元按日本每年所産糖斤日盛一日八十四年值一百七十餘萬元九十年增至六百萬元　約西十二月日本郵報

棉花生理

英邇來棉花市場漸形冷淡銀號每百兩納四兩息者今則減至三兩南亞美利加洲之巴西國市場尚屬暢旺棉價并無漲落亞斐利加洲之埃及國市場冷淡如常從前棉價每磅售英銅錢一篇尼十六分之一者今則跌至八分之一按每磅重十二兩一篇

尼核中國制錢四十文．錄西正月富國報

法國酒政

法國一千八百九十六年．葡萄酒出產頗豐．共得四十四兆六十五萬六千一百五十三愛克多黎脫．除一千八百九十三年有五十兆愛克多黎脫．爲十年中最盛之年、外．上年其次也．乾葡萄酒上年有八十八萬八千愛克多黎脫．較上三年少產二十餘萬愛克多黎脫．蘋菓酒上年產八兆七萬四千三百九十二愛克多黎脫．另有運入法境之西班牙酒．上年十閱月中共四兆六十三萬六千六百六十一愛克多黎脫．意大利酒九千九百二十三愛克多黎脫．葡萄牙酒一百六十愛克多黎脫．阿耳及里阿酒二兆二十六萬九千五百十七愛克多黎脫．吐尼士酒七萬九千六百四十三愛克多黎脫．　按每愛克多黎脫．約合中國十斗．錄西正月巴黎時報

西醫論舌

中西醫學，各有短長。惟自口入胃，由大小腸而至肛門，中土醫書無其名，西人謂之養生路。欲知養生路之情形，可辨舌如何便知大畧。蓋舌係一塊堅硬肉筋所成，其中有多絲，且以生津液胞膜包之，並浸於口液之內，故舌能顯明肉筋條並腦線器具之情形，並運行血洪與生津液器具之情狀，其特能顯明養生路津液情形者，因舌之胞膜與養生路相接也。無病者之舌，形色各不相同，有常清潔者，有稍生苔層者，有鮮紅色者，有淡白色者，或爲緊而堅，或爲鬆而軟，並有牙印，或當伸出之時，闊而軟弱，或收束緊而成尖鋒。在早起食物以前，即無病之人亦有白苔一層，如在臥時口不閉緊，則醒覺後舌必稍乾。病者舌色俱異，約而言之，在惹厭之時，舌小而尖，在乏力之時，舌闊而軟，在單絕並停呼吸時，舌之熱度減少，在霍亂吐瀉時，舌之熱度極少，並其呼吸亦稀，血足者色必鮮紅。血枯及久病者色必淡白。惟發痧之時。其舌極紅而痛。在各種重病內。大半舌皆有苔發熱病第一層時傷風喉核生炎。舌上俱有一層白蜜色之苔發熱病第二層舌有厚紫色或黑色之苔。血不清潔。生津不爽。並大便惡臭之時舌有一層厚黑乾苔。牙有黑垢。舌有紫色。乾苔。蔫厭之病將退。舌卽漸變濕黃。胆病舌有胆汁色之苔身虛洩血病舌有濕苔。好飮酒其舌上常有裂紋。然則舌體雖微。其關係甚大。約四月滬報

孟買疫耗

孟買所患核症。自蔓延以來至西本月十五號止查染是症者共一萬一千三百三十三人。不治者共九千四百九十三人。法醫生也仙能以疫蟲製藥治疫症遞者應聘而往。初到之第一日醫十七人。愈者十五人。死者二人。第二日醫十七人。愈者十一人。死者六人。第三日醫十二人。愈者半死者亦半。第四日醫三人。一愈而

二七第五日醫一人不治計共醫五十八人愈者三十三人死者十七人據也仙云須視症之淺深以定能否醫治嗣因藥不敷用乃辭聘而回錄中外新報

禾蟲愈疾

夏雨之後禾下之土蒸鬱而生蟲或由稻根腐爛所化稻根色黃故蟲亦色黃大者如箸其長至丈節斷而出斷處輒復生口日生復斷生而未斷則色青熟而將斷則色黃而紅早稻以夏至而熟則蟲亦熟晚稻以霜降而熟則蟲亦熟其熟之時多以初一二日十五六日乘大潮節斷而出浮游潮田上漁人布密網取之禾蟲大來水爲之熱每有多至盈網而不能起者蟲得鹽醋則白漿自出濾而蒸之爲膏甘美益人蓋得稻之精華故也且能愈腳氣疾佛山富文潘某富家子也久沾腳氣之症屢醫不痊去冬聞友人言以禾蟲爲饌可愈告之今夏禾蟲始出市取作饌詢友以烹調

之法據云不用油鹽品料止以水酒入禾蟲內半時之久取出傾汁冲酒飲之並將禾蟲飽食連服三四次自見功效潘如其教初覺味腥頗難入口但爲足計不得不强啖之果覺漸食漸愈今以連服再三脚症如失 節中西報

博濟醫局

西人素重醫學故其國醫局動以萬千計道光中葉西國善士始在羊城開設博濟醫局後更遞次建立分局以廣博濟計其分局一在河南一在連州城一在連州三江一在廣甯一在肇城自開設至今計華人從學西醫已成業者六十四人將成者二十六人女醫已成業者十四人皆能通明西醫其去年所刊徵信錄內開總局診症共三萬二千四百六十名河南分局診症共一萬四千二百八十名連州廣甯肇城各分局診症共三萬七千二十二名另喜加醫生下鄉沿途施診共千四百八十九名 錄四月集成報

煉石成金

瑞典國新出一法，以傾金鉍之礦，有等礦石含金過微，用法難以獲利，若用鉛和鉍共鎔於大鑊之中，令其鎔界以小爲妙，大則受養氣相浸，即有失鉛之弊，且鎔界小，火耗亦小，欲得鎔界小，須多和鉍，但含鉍之金礦，可減用也，鉛鉍既鎔，將含金之礦粉置其內，少刻則金爲鉛所收，而以鐵線篩上鋪煤炭碎濾之，金則隨鉛漏下，礦粉可棄而不用。錄紐約格致報

測驗新説

紐約格致報云，美國有格致家，謂日月方位與地上之風雲雨雪大有關繫，凡一切陰晴寒暑，皆與相應，故可以朔望兩弦之交刻而推測其後數日之天時，此説頗似有理，蓋日月既能吸水成潮，自能吸氣成風，惟必隨地而變，不然同經度之地，朔望兩弦之交

刻必同。若云天氣陰晴寒暑。亦必同。斷無此理也。茲姑論其推算之法。以資占驗家之考究焉。法云。凡春分至秋分之間。如遇朔望兩弦交刻。與子正丑正之間。其後數日。天氣必晴和。若交刻於丑正至寅正之間。則必暑寒而有小急雨。若在寅正與卯正之間。必多雨。若在卯正與辰正之間。必有風雨。若在辰正與巳正之間。必陰晴紛更不定。若在巳正與午正之間。必多短急之雨。若在午正與未正之間。必多淫雨。若在未正與申正之間。必陰晴紛更不定。若在申正與酉正之間。必晴。若在酉正與戌正之間。而風又自西北而來。則必晴。若在戌正與亥正之間。而風又爲南或爲西南。則必陰雨。若在亥正與子正之間。必晴。凡秋分至春分之間。如遇朔望交刻子正與丑正之間。而又無西南風。天氣必寒。若在丑正與寅正之間。必多雨雪。若在寅正與卯正之間。必雨。若在卯正與辰正之間。必有大雨。若在辰正與巳正之間。有西風。則寒雨。有東風則雪．若在巳正與午正之間．則寒而有猛風．若在午正與未正之間．或風或雪．若在未正與申正之間．則晴而暖．若在申正與酉正之間．必晴．若在酉正與戌正之間．又有東北風．或北風．必晴而冷．若在戌正與亥正之間．又有南風．或西南風．必雨雪．若在亥正與子正之間．必晴．而落冰霜．

錄知新報

光學植物

近有人考求光學之理．言太陽之光．原爲紅黃藍三色合成．以三角分之．則各得其色．此三色可相配而得各雜色．與人物之生長．化學之離合．大有關繫．其紅光帶熱．有補養之力．藍光帶寒．有化分之力．黃光明亮．有顯揚之力．映像之片見其光．銀藥即時分化．惟遇紅黃二光則無害．眼染熱疾．忌見紅光．故戴綠眼鏡．綠爲黃藍之並色也．人身虛弱．宜穿紅內衫．而植物之發生．全藉紅光而畏藍光．夫植物賴光而生．人皆知之．惟全賴紅光而畏藍光．則前人未之知也.近有法國博士名琴美羅付藍馬倫者.在沼委市埠耕稼學舍讀書得新理.極其大用.用藍盆四具.同置於一處.每花盆種花樹一枝.熱度常相同.水土各無異.惟所受之光不同.一盆爲紅光.一盆爲綠光.一盆爲白光.一盆爲藍光.其取光之法.用有色之玻璃.接漏日光也.自下種以至兩月.其受紅光者.高至一尺六寸.受綠光者僅五寸.受太陽之全光者高四寸.而受藍光者祇高一寸.其得紅光者.僅五禮拜.即開花.其枝葉皆青綠.柔嫩可愛.壯大異常.其受藍光者.則無花.而又汚濁可厭.其受紅光者.枝葉極靈動.以手弄之.即自舒而自捲矣.受綠光與藍光者.全無靈動而受白光者.雖稍有靈動.惟極麤硬.枝節太多.兩月之久.雖有花而未開.此人又將其法施於他物.如蛇母子之類.所謂結局亦同.受紅光者.得葉早而大.受藍光者.全無花菓.此法一傳.人爭試驗.將見植物之世界.別現新景矣.錄美紐約格致報

省同文方言各館水師武備各學堂歲費十餘萬兩數萬兩不等大約草率狹隘日久因循卒未聞成就一人足以上濟　國家之急固緣辦理之未善亦苦於經費之不敷耳今京師創立大學堂款太多則籌措維艱款太少則開銷不足思維再四朝夕旁皇伏念學堂一事屢經臣工條奏　明旨飭行良以時局多艱亡羊補牢非有人才不能自立今設學堂於輦轂之地耳目近接稽察易周臣等仍當慎選眞才力求核實以上副　聖主寤寐求賢之至意內外諸臣受　恩深重以人事君之素志具有同心豈惜此區區致撓盛舉應請　旨飭下戶部飛飭南北洋大臣無論何款按月各撥銀五千兩解交戶部作爲京師學堂專款自奉　旨之日爲始由臣飭派局員按月領取俾得從容布置刻期一載當可告成此款比之秦西固屬泰山之毫末即較之各省學堂同文各館亦尚係酌中之數得半之閒而不敢斤斤於體制所存率請多撥

者實以無徵不信創始維艱俟他日成效已彰人才漸出續行奏請添撥款項廣置生徒以漸推行於各省庶循名責實愼始圖終海宇傾風賢才輩出師師濟濟爲國干城內治外交永不必借材異地此則 皇上之洪福臣等之素心抑亦 宗廟社稷之神靈所默爲呵護者已有所籌議學堂大概情形及請撥款開辦緣由謹繕摺上陳伏乞 皇上聖鑒訓示謹 奏

會奏鄂省改設鑄錢局摺

湖北總督張之洞
湖北巡撫譚繼洵

近年以來制錢缺乏市價日增湖北寶武局自光緒十三年奏明鼓鑄一年以後旋卽停止錢無來源又兼鄰右各省錢價俱貴紛紛禁錢出境彼此不能流通以致商民益形艱困查湖北爲長江中權南北綰轂之地商賈走集利在流通斷不能如他省之閉關嚴禁自顧一隅且丁漕釐課等項官民需錢爲最多非廣鑄制錢不能濟用亟應開局鼓鑄用資補救並可輔助銀元屢經多方考

驗查核舊案、並用土法試鑄、錢式既屬粗劣、虧折又復甚鉅、合計舊案、動支内銷外銷各款、虧折約係二成、且銅鉛之價、當年洋銅每百斤値銀十二兩零、洋白鉛每百斤僅銀五兩數錢、前年冬閒可鑄錢之洋銅、長至二十兩數錢、目前長至二十一兩以外、白鉛價長至七兩内外、若用土法、虧賠必過三成、萬難舉辦、大率土法銅色又較低、銅劑又較少、而人工太費、斷不能如機器所鑄之工精用省、且土錢積弊、樣錢式尚可觀、實在流行民間者、不免麤惡是以先行籌款、購運銅鉛、咨解廣東錢局附鑄、援照上年六月戸部議覆兩江督臣劉坤一奏請每錢一文重七分奉　旨允准成案、鄂省附鑄之錢、亦以每文七分爲率、鑄成分批解鄂、惟粤局附鑄者不止一省、每日所出之錢、勻攤分解、鄂省所得無多、仍不足以濟民用、且自滬購運銅鉛赴粤、鑄錢裝運回鄂、往返運費不免折耗、自不若湖北購機自鑄、較有相宜、雖目前機廠所費較多第此後一勞永逸源源鼓鑄銀元銅錢子母相權輕重相濟其益無窮臣等督同司道詳加籌畫撙節變通之法因查臣繼洵前於兼護督臣任內會　奏明由外籌款購備製造後膛抬槍劈山礮機器現因機器尚未全備添購所需尚鉅此項槍礮擬暫緩造可作鑄錢之用其應添配各件擬令槍礮廠鐵廠先行墊款代造精大者始向外洋購買零星者向上海洋廠就近添購庶幾費不鉅而事可集飭據熟諳機器之員估計應用各項機器應配鑪座料件並即在武昌省城鐵政局西偏餘地舊日寶武局基地建造鑄銅錢局所有需用機器各項飭委湖北候補知縣張清千總黃福華前赴上海詳細訪查考核茲據張清黃福華稟稱在滬逐件講求英德造錢機器均不及美國新城之速現在茂生洋行向美國漢立克納蒲廠購定舂餅機壓字機翦牀搖光篩及供此各項之馬力汽機刻字鋼模以上各件價值連運保費共銀三萬二千三

百六十餘兩、限六箇月到鄂、又需用大小車牀抽水機、鎔銅罐、由上海洋廠製造、價銀一千七百兩、此外尚需銷鑪及供輾片等項之馬力汽機、及各廠車軸架輪皮帶等件、即在前次購存製造後膛抬槍劈山礮機器內移用、至壓銅模機、銀元局尚有存者、其輾銅片之熱輾冷烘牀鐵水櫃鑄銅生鐵櫓架等項、由鎗礮廠墊款製造、其儲水池並水管各鑪鐵料、由鐵廠代造、暫時尚可不需現款、應俟錢局造成以後、從容算明籌還、此項配造機器、每日可出錢四百串、覆核價值、與江南四川等省所購者、比較尚屬相宜、當經飭付定銀、向外洋趕造、又估計修造廠屋鑪應機墩煙窗一切等項工料、約需銀一萬六千餘兩、合計購機造廠價值工費等項、除其中機器有就存件移用、及由槍礮廠鐵廠墊款代造、暫可不計外、約共需現銀五萬餘兩、查從前寶武局停鑄成本監道庫當存有銀一萬五千九百六十餘兩、錢五千四百八十四串零、銀錢并計約合銀二萬餘兩。又查光緒十二年鑄錢成案。其鑄錢工本係奏明借撥海防餉項及土藥稅銀。茲酌照成案。於釐金項下借撥銀三萬兩。以爲添補購機運廠之需。由官局傾鎔項下。分爲五年籌還。現在一面購機。一面造廠。其鑄錢式樣。即查照戶部議定每文七分奏案辦理。至粵局鑄錢銅鉛成本。係銀元局所籌。粵錢現已陸續運到。即發銀元局行銷。以之專收本局所造之銀元。民間見銀元可收現錢。自然樂於行用。銷出銀兩。即以購運銅鉛鑄造。轆轤用轉。足以接濟不窮。無須另籌鑄本。查購辦鑄錢全分機器。多則八九萬金。少亦五六萬金。茲經多方湊集。分向外洋及滬廠鄂廠購造。所省已多。至機器製造。較之土法鼓鑄。可少攤人工之費。銅鉛成本折耗無多。與先局用一切均查照舊案。仍由外籌補。不動正款。而其輕重精粗。始終一律。市肆不致淆惑。工役無從偷減。官用民用。一歸大同。開鑄以後。可與銀元相輔而行。於商務

勸種樹木諭

陝甘總督 陶 模

勸諭各屬廣種樹木預弭災祲而興地利事照得周禮重虞衡之職孟子論斧斤以時自古體國經野樹藝與農功並重近來東洋各大國無不講求林政為致富之一策蓋樹木繁滋有六利焉山岡斜倚坡陀迴環古時層層有樹根支盤互連絡百草天然成籬凝留沙土不隨雨水而下後世山木伐盡泥沙塞川不獨黃流橫隘雖小川如灞滻諸水亦多淤塞潰決故種樹於山可以免沙壓而減水害一利也平原旱地大半荒廢生氣毫無泉源日窒若有密樹則根深柢固能收取水氣互相灌輸由近及遠土脈衝通故種樹於瘠土可以化磽為沃引導泉流二利也炎日薰蒸易成旱暵惟樹葉披拂空中能呼吸上下之氣故塞外沙漠無樹不雨終年樹密之區恆多時雨衡以格致之理種樹於廣野可以接洽霄壤調和雨澤三利也赤地童山陰陽隔閡其民多病而弱惟樹木

之性收穢氣濃陰而地潤澤常滋種樹偏於僻壤荒村可以上迓天和驅疫癘而養民生四利也山峻地寒陰瘴騰起雨變爲雹傷敗嘉禾然雹隨風至勢必斜行凡田連阡陌者每隔數畝商同種樹成一長排可以改風勢而阻冰雹五利也機礮日奇飛空懸炸各國深知城郭無用皆撤毀牆垣掘溝種樹環繞數重以代堅壁叢林高矗混目迷影測準易乖飛丸多阻可以設險而禦彈丸六利也安邑種棗富比列侯襄陽收橘歲易多縑試觀貨殖一篇大率羨稱千樹與其博錙銖於異地何若話桑麻於故鄉以故中外通人纂富國之策首推樹藝去年御史華煇奏稱開利源以種植爲大端有能增種至五萬株以上者官給獎賞有無故伐樹一株者罰種兩株富民錢一千文曾奉　部咨通行在案惟小民昧於遠圖每謂種樹害田因噎廢食甚至不能播穀之荒地亦任其廢棄不思酌量種樹以博無窮之利本督部堂目擊其弊心實傷之除

通飭各廳州縣遵照辦理外應再由本督部堂通行勸諭凡各屬紳耆鄉民講求樹藝有力者種佳果美材無力者種尋常易生之樹凡磽确地宜松柏潮鹻地宜椿栒白楊山坡地宜榆槐棗杏之類各就土性辨其所宜除自有土地外能將無主官荒各地開種各項樹木者准其報明本管地方官立案作爲永業免納糧銀其有主荒地自此勸諭後應勒令本主隨時種植如遲至五年尚未種植者卽以無主論有人取以種樹者聽勿許舊時地主出而阻撓各該地方紳民務須實力講求以興美利毋負本部堂諄諄教戒之至意特諭

丁酉利濟學堂報時事鑑要卷一目錄

欽使過申　停捐近聞　杭報將開
線路告成　鐵路工程　欽差捉蝗
鐵路述聞　開礦示諭　天府正供
改建鐵路　總署易名　擬查人數
湘電開工　東省墾荒　使臣入覲
議開馬路　福州船政局訂請法國造船監督合同
礦務設局　會辦東省鐵路　示定地價
西學開課　鐵路環逼　鄂行鈔票
中國出入款項　鐵路記程　添設東文
小輪盛行　星使出洋　英文時尚
減征恤民　海運撤局　借材異地
蘇州租界詳誌　湖南新政　借端拒使

煙酒加捐　三水開埠　火車發軔

加稅待議　潤州開礦　儲材待用

甌郡郵章　湖南通電　権政撮要

興利杜禠　奏事儀注　改館儲材

武備開堂　擬築滿西鐵路

丁酉利濟學堂報學蔀新錄卷一目錄

擬設書院　敎道須知
武備學堂課程單　儲材試事
學堂添課　武備學堂紀聞
儲材招考　西學競興
藏書卷數　浙興西學
日事推源　武昌質學會章程
學堂招考　杭州求是書院章程
師範學堂紀事　變通算學新章
改試西學　商業學校
高麗學教　甯波中西學堂章程
女立大學　譯書說
船政招考示諭　爲國儲材

法國武備學堂招考新章

彙編　一

光緒二十三年丁酉　第

利濟學堂報

利濟醫院開講
之十三年

委和紀　芑種

全年二十四册

館在浙江溫州府前大街

定價大銀圓四元

先行付資

不准拆賣

丁酉利濟學堂報十册目錄

文錄

心戰中　東甌陳　虬撰

論醫家古三學之原　瑞安胡　鑫撰　院次濟　一

見聞近錄敘　樂清陳　明撰　院次濟　四

書錄

利濟元經　算緯前編　衛生經　教經答問

報錄

時事鑑要　九則

洋務掇聞　十二則

學部新錄　三則

藝事稗乘　七則

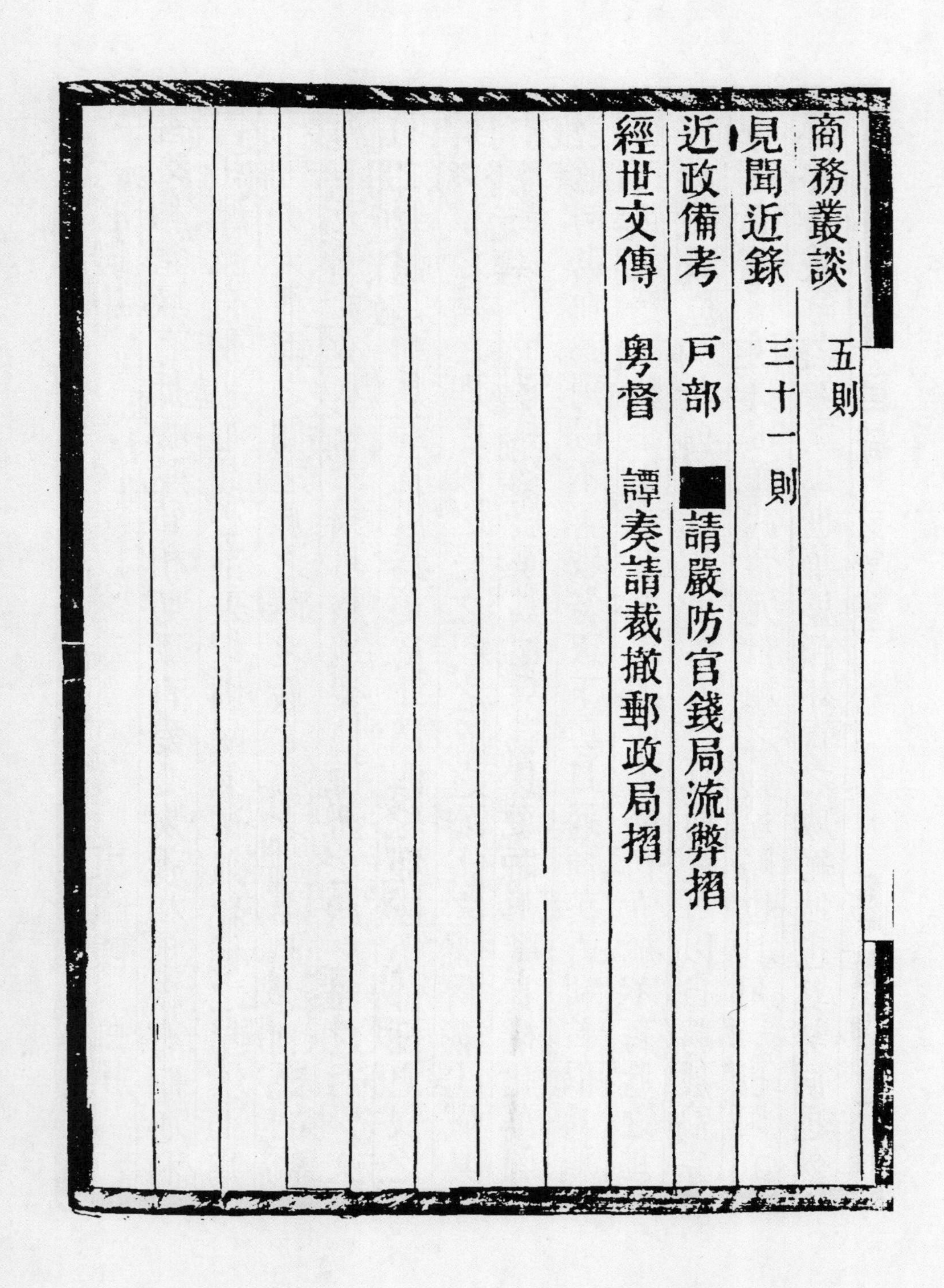

商務叢談　五則

見聞近錄　三十一則

近政備考　戶部　請嚴防官錢局流弊摺

經世文傳　粵督　譚奏請裁撤郵政局摺

心戰中　　東甌陳　虬撰

往來相錯厥有抵心點質相切厥有愛心炭養相倚厥有御心利害相摩厥有動心心哉心哉聚星團星氣浞無紀極之星雲而爲一天祈天而倒之側之厎之離之吸之攝之輪而轉之而爲日爲海王天王金木水火土爲月爲地裂地而洲之島之國之君之文明之野蠻之而爲亞爲歐爲美爲非爲澳緜亞歐美非澳之民之類而羣之獨之理之亂之忌之畏之忍之殘害之而爲戰士戰其才商戰其利工戰其藝農戰其地兵戰其敵而王戰其權此萬國之通例也而我獨以不善戰名天下粵门通商英吉利首倡兵禍法曰踵之蹙國數千里滯非戰之罪敗人必门立於不可勝之地而後可以勝人人必能勝其可勝人之具而後可以自勝殷高宗周宣王之撫四夷也漢武帝元世祖之勤遠略也其用一也阿立山大拿破侖之雄歐土也華盛頓林肯之威絕域也其勢同也然

而治亂殊觀仁暴異制蓋其所以戰之者不類也夫中弱於西儒奪於耶斯豈有他故哉恥其事而不知奪是無戰具悟其非而不知變是無戰謀纊聰旒明於平昔而臨變一無所措是無戰覺痛心疾首於清夜而制事苦其無權是無戰能彼族之侮我甚矣侵我口岸削我壤地虐我羈民拒我使臣外我公法預我政治我懼其橫也重門洞開大盜履其閾主人惴惕以伏且從而加媚焉倒秘篋以出之若懼其不我奪也者吁可慨已抑我亦稍知自厲矣變通舊法薙短師長學堂報章公私遞舉議者謂中國之不終衰矣然而民智猶梏也民俗猶蒙也上下之閡隔猶未通也政教之源流猶未澈也何者積之重者返之艱創之鉅者治之力今以羸尫疲乏之餘而丐醫於十百庸庸之手奇峻品而施乎劑吾知其必不起矣嗚呼棘荊滿地孰施斤斧之功火勢燎原甯乞勺杯之救不然中興以後二三鉅公輒知中法之無用而兢兢於效彼之

長者不可謂不至矣顧以三十年揣摩餉練之兵韓京一役卒盡師熸海軍之設幾同瘤贅豈誠立法之不善哉夫同此識知共此形骸而行軍之令彼嚴而我弛也敵愾之氣彼奮而我怠也賞信罰必之權彼行而我阻也指使臂助之埶彼公而我私也今試以嚴與弛戰奮與怠戰行與阻戰公與私戰勝敗之數無俟再計而決矣然且有舉其弛欒其怠通其阻而破其私者乎君子曰是在我心

利濟文課卷二　彙編一之三

論醫家古三學之原　瑞安胡　鑫撰　院次濟一

胡鑫曰太傣肇質化之始生人之初負陰而抱陽寒暑燥濕風雨四時之化萬物之變莫不爲利莫不爲害故聖人順五氣之徵從九藏之辨以貴其生以畢其數其所謂劑而救補者非節拊毛修去菑違害而已也庖犧之畫爻陶唐之作舞移離補坎宣幽導滯致中和而萬物育焉靈素之學猶爲貴生畢數之根蓋軒轅之治去古澹泊已遠陰漸陽干羣氓泯亂蚩尤煽毒兵連獄結民之不保其生不終其數者漸矣故岐伯俞拊雷公鬼臾區之倫闡九皇三古之傳仰觀俯察而成內經其爲書也謹五行齊七曜調八風正四氣爲貴生者十之七別陰陽順寒暑憫天札終天年爲畢數者十之三夫不畢其數何能貴其生故於畢數之道開三學之原焉三學者何曰祝由曰毒藥曰針灸祝由治之最古者也其原出

河雒九一之始龍章烏迹变錯成形變化奇詭神其用於感應元契之变參之以月日倚之以形聲能移菑於玄楞去害於無垠故黃帝問五疫之至如何不相移易歧伯以天地從來煌煌北斗之義相訓此藏氣法時之術亦祝由之餘也蓋上古之人養生以經世抱德以終年內無萎氣外無泄神循理而動不繫於物故邪不能深入可移精變氣知病之所勝生而卻之是以聖王不治已病治未病也中古之時道衰德降人生百歲疾病老弱恆有以饑寒迫者而穴巢野處披衣褐薦之流始形神不相保有孚於飲食湯液十日不能去八風五痺之病此內賸外拒更非祝由所能已及神農播種之餘知保持性命之學塵猝遇菑禍之憂迺嘗百毒別五辛而作本草以氣類爲從違以延暢爲春秋去苛疾以審其死生故五常政有謂藥以袪之食以隨之苟如此則庶可以畢天數矣是毒藥之治自本草出也至下古之世降年日殞天壽平格茲

言罔劵食之不甯於體聽之不合於道視之不便於性三官交爭憂患勝心虛邪賊風內攻五藏六府外傷空竅肌膚雖有草蘇草荄不能推陳以致新是五死之運去其三而不除其二斯神聖道傷矣軒轅知死生之故幽明之變陰陽之盪有天道性命鬼神所不窮者遂其芟夷誅伐之運取威定亂之治而針灸出矣故靈素兩經爲鑱石針艾灸焫按蹻言者不啻披沙之精履冰之慎娓娓莫有已也夫三學之原聖人爲貴生畢數言也三古之風尚不齊民俗自變內疚外瘼有得之風雨晦明有招之形神氣血故爲治不同同歸於道道之所寄棲於中而形於外神清志平百節皆甯此祝由之治得道之上也四肢節族毛蒸理泄此毒藥之治得道之中也機樞調利百脈順比此針灸之治得道之下也故聖人坐明堂布條教順時宣化以調陰陽之氣以立七情之節以辟百病之菑原道而成大同

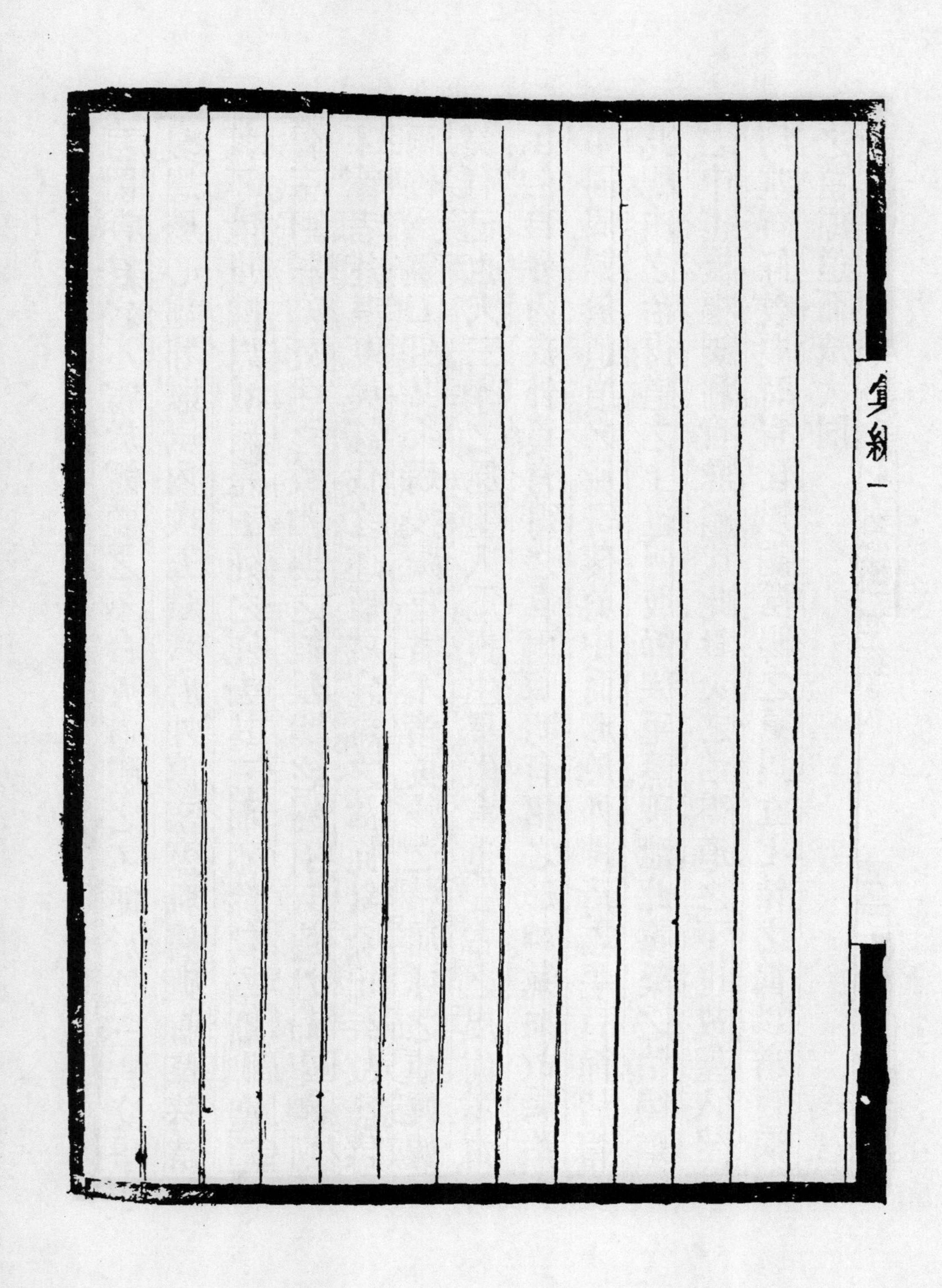

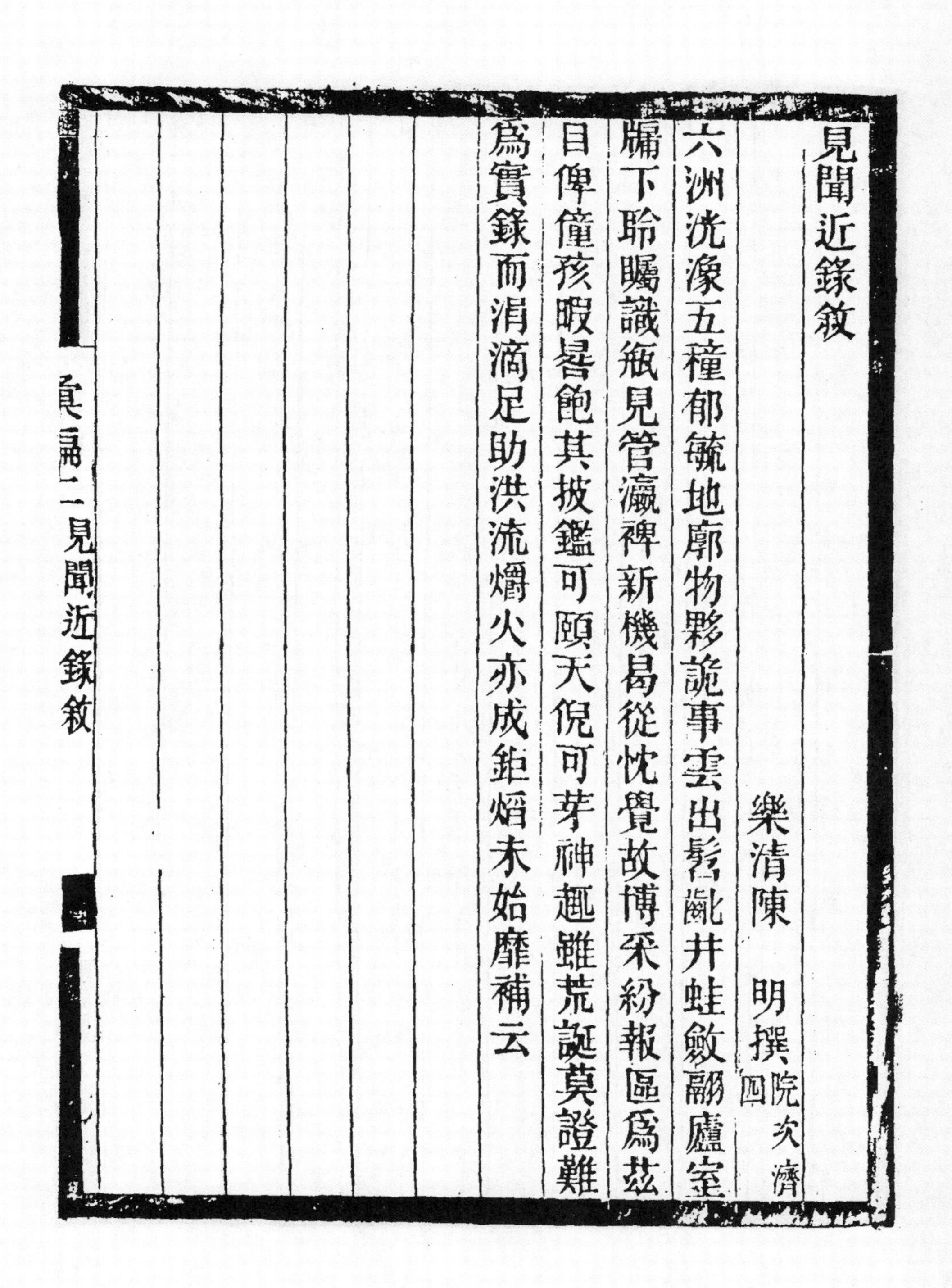

見聞近錄敘

樂清陳　明撰　阮次濟　四

六洲洸瀁五種郁鯍地廓物夥詭事雲出髣髴井蛙斂翮廬室牖下聆矚識瓶見管瀛禆新機曷從恍覺故博采紛報區爲玆目俾僮孩暇晷飽其披鑑可頤天倪可芽神趣雖荒誕莫證難爲實錄而涓滴足助洪流爝火亦成鉅熠未始靡補云

	枕骨	髋
耳中		
耳中		
耳中		
耳中	足少陰之筋結于枕骨與足太陽之筋合	
合少陽完骨之下其正出耳後從耳後入耳中直上出耳上角上走耳前		手厥陰之正出

三

	頰	頤	咽喉
	足厥陰支者從目系下頰裏		足厥陰循喉嚨之後上頏顙
			手少陰之支者從心系上挾咽其正上走喉嚨
			足太陰挾咽合陽明上行結於咽其正上結於
			手太陰循喉嚨之正循咽喉
		足少陰之正出頤頷	足少陰循喉嚨其正上循咽
耳後合少陽完骨之下			手厥陰出循喉嚨出其正循喉嚨

舌	會厭	嗌	
足厥陰絡於舌本			
手少陰之別繫舌本			
足太陰連舌本散舌下貫舌中其別繫舌本貫舌中標在舌下		足太陰脉絡嗌	咽
足少陰貫腎繫舌本其正直者繫舌本其標在舌下兩脉	足少陰絡於横骨終於會厭		

四

唇	頄頞	頸項			肩
足厥陰環唇	足厥陰上入頏顙				
					手太陰之筋結於前髃其正別於肩髃
		足少陰出于頸項其筋挾膂上至項			

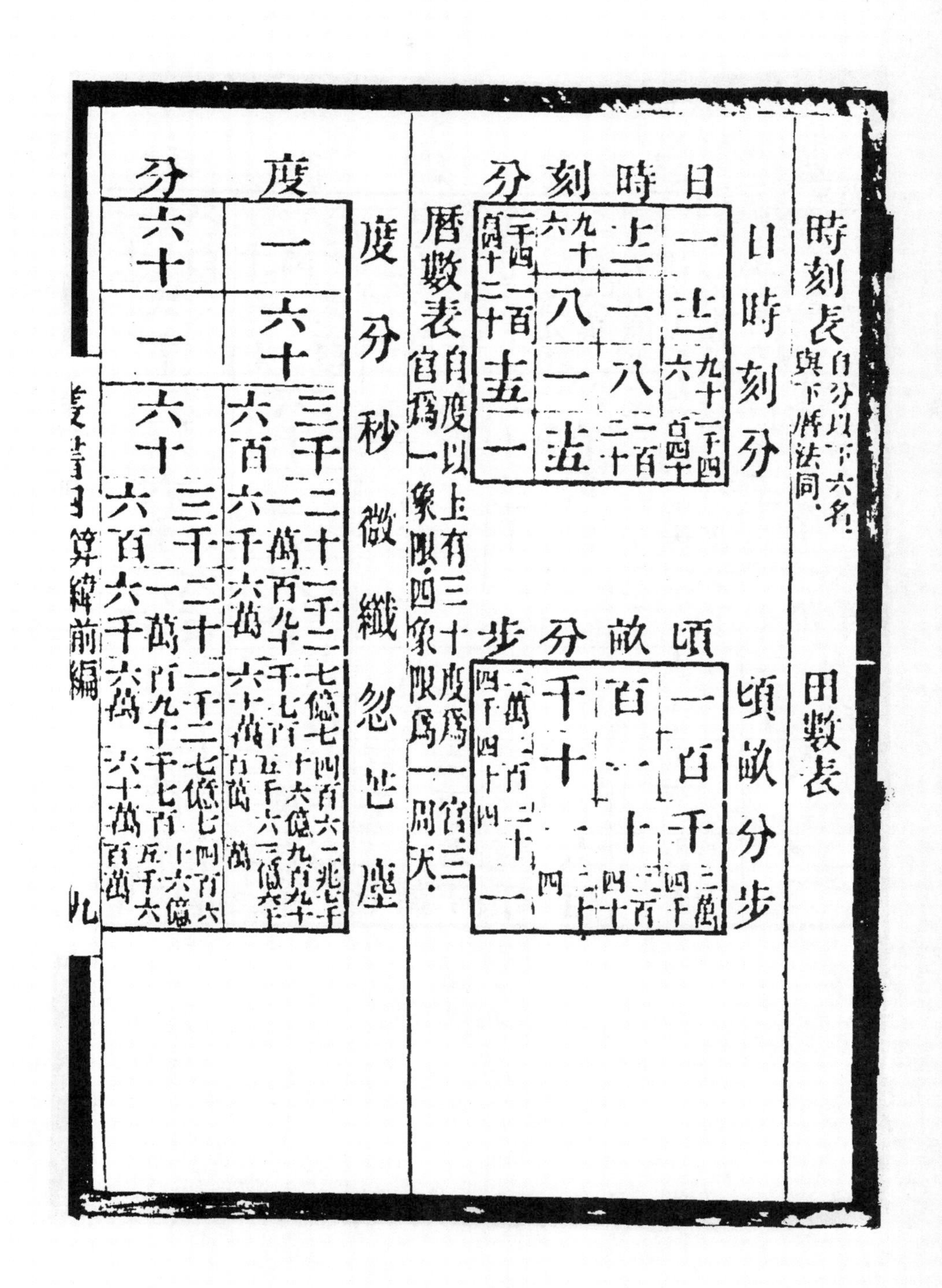

時刻表自分以下六名與下曆法同。

日時刻分

	日	時	刻	分
日	一	十二	九十六	一千四百四十
時	十二	一	八	一百二十
刻	九十六	八	一	十五
分	一千四百四十	一百二十	十五	一

田數表

頃畝分步

	頃	畝	分	步
頃	一	百	千	二萬四千
畝	一百	一	十	二百四十
分	一千	十	一	二十四
步	二萬四千	二百四十	二十四	一

曆數表自度以上有三十度為一宮,三宮為一象限,四象限為一周天。

度分秒微纖忽芒塵

	度	分
度	一	六十
分	六十	一
秒	三千六百	六十
微	二十一萬六千	三千六百
纖	一千二百九十六萬	二十一萬六千
忽	七億七千七百六十萬	一千二百九十六萬
芒	四百六十六億五千六百萬	七億七千七百六十萬
塵	二兆七千九百九十三億六千萬	四百六十六億五千六百萬

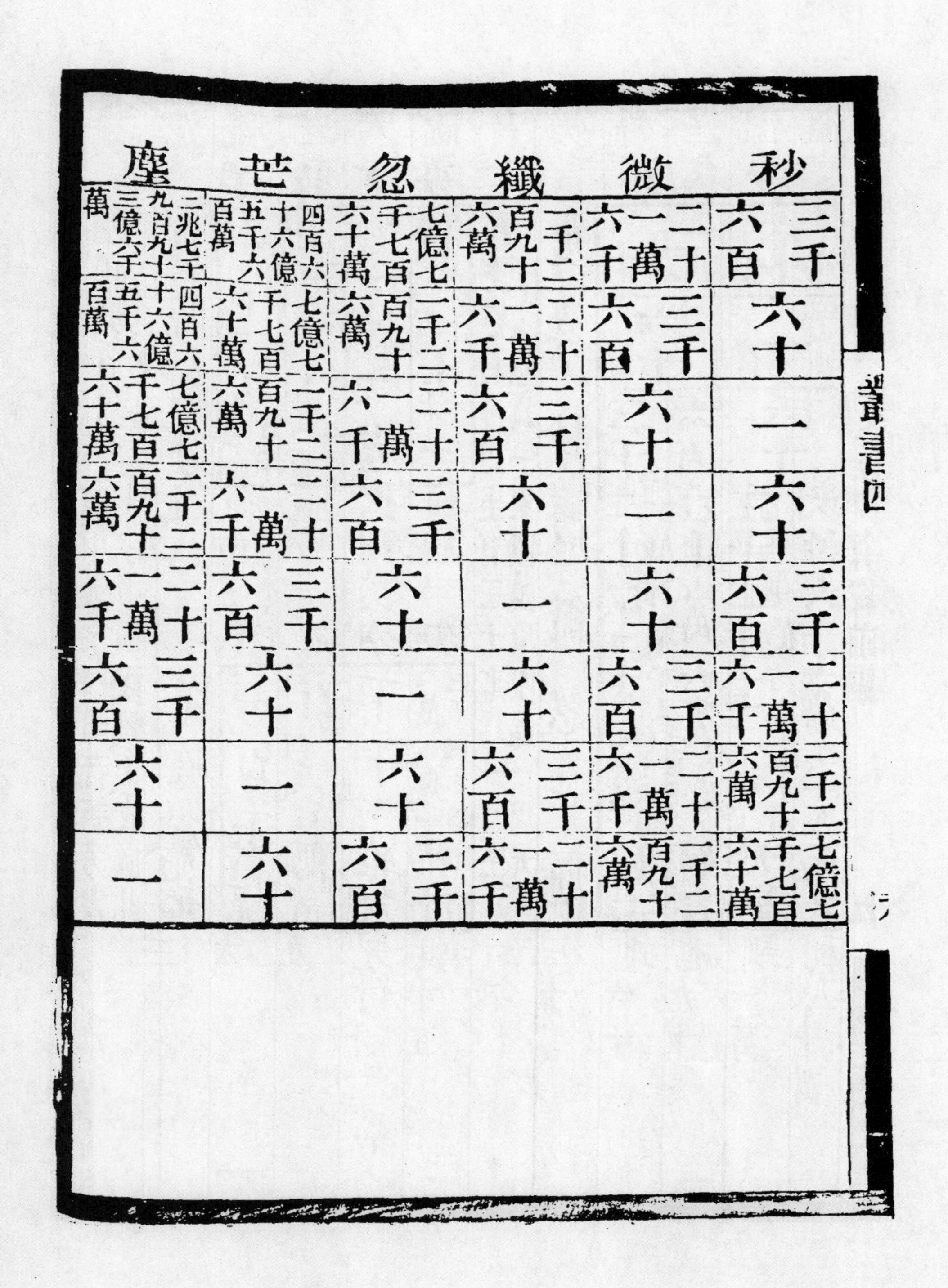

叢書四

秒	微	纖	忽	芒	塵
三千 六百	二十 一萬 六千	一千二 百九十 六萬	七億七 千七百 六十萬	四百六 十六億 五千六 百萬	二兆七千 九百九十 三億六千 萬
六十	三千 六百	二十 一萬 六千	一千二 百九十 六萬	七億七 千七百 六十萬	四百六 十六億 五千六 百萬
一	六十	三千 六百	二十 一萬 六千	一千二 百九十 六萬	七億七 千七百 六十萬
六十	一	六十	三千 六百	二十 一萬 六千	一千二 百九十 六萬
三千 六百	六十	一	六十	三千 六百	二十 一萬 六千
二十 一萬 六千	三千 六百	六十	一	六十	三千 六百
一千二 百九十 六萬	二十 一萬 六千	三千 六百	六十	一	六十
七億七 千七百 六十萬	一千二 百九十 六萬	二十 一萬 六千	三千 六百	六十	一

西國數目名表

表中大字西國音語旁書小字中國數目下表倣此

溫一　土二　施釐三

科四　輝付五　昔士六

些焚七　噎八　奶言九

天十　衣利焚十一　推矮兒付十二

說顛十三　科顛十四　咈付顛十五

昔士顛十六　些焚顛十七　噎顛十八

奶言顛十九　端地二十　說地三十

科地四十　咈付地五十　昔士地六十

些焚地七十　噎地八十　奶言地九十

溫亨杜列一百　溫早騙一千　天早騙一萬

溫亨杜列早騙十萬　米利八百萬　天米利八千萬

溫亭杜列米利八一億　溫早馹米利八十億　天早馹米利八百億

溫亭杜列早馹米利八千億　溫標利八一兆　天標利八十兆

溫亭杜列標利八百兆　溫早馹標利八千兆　天早馹標利八一京

西國度數表計西國每尺十二寸僅當中國八寸又一百四十一分寸之七十二分

福西國一尺也　咈西例一尺爲福二尺以下爲咈　煙除西國一寸也即十二分福之一　鴉又名碼西國三尺也

法晨又名枯西國亥尺　鋪嚕西國十六尺半　咈朗西國六百六十尺　買路西國一里即五千二百八十尺

力西國一萬五千八百四十尺　地隔利西國六十九里又九分里之一

西國量數表計西國每石僅當中國二十三萬四千六百二十五分石之十三萬八千六百三十七分

補蛇嚕西國一石也　壁四分補蛇嚕之一　加倫八分補蛇嚕之一　柏圖嚕十六分補蛇嚕之一

闊三十二分補蛇嚕之一　士推位西國二石也　鏗西國四石也　瓜多西國八石也

劣西國四十石也　拉士西國八十石也

西國大衡表計西國每觔僅當中國十二兩

兩手隨勢轉右斜曳過頭環推至左旁從下伸前高與目平左覆掌左仰掌兩掌相寬二尺許因復轉左推右如前法左右六次

治手臂風痺屈伸不利

宜機神活潑掌心脫空

忌着力捽運鼓氣不貫

八

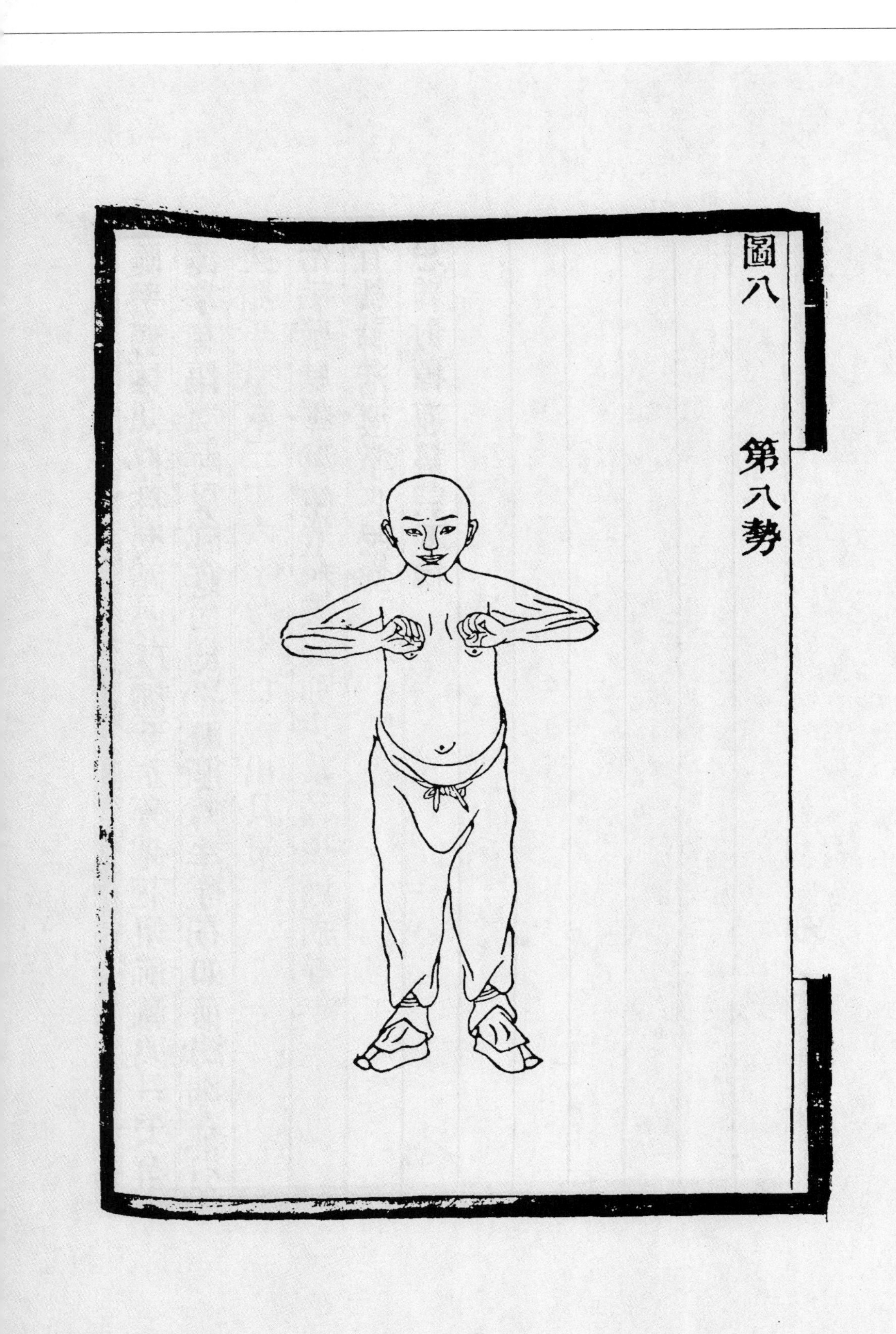
圖八
第八勢

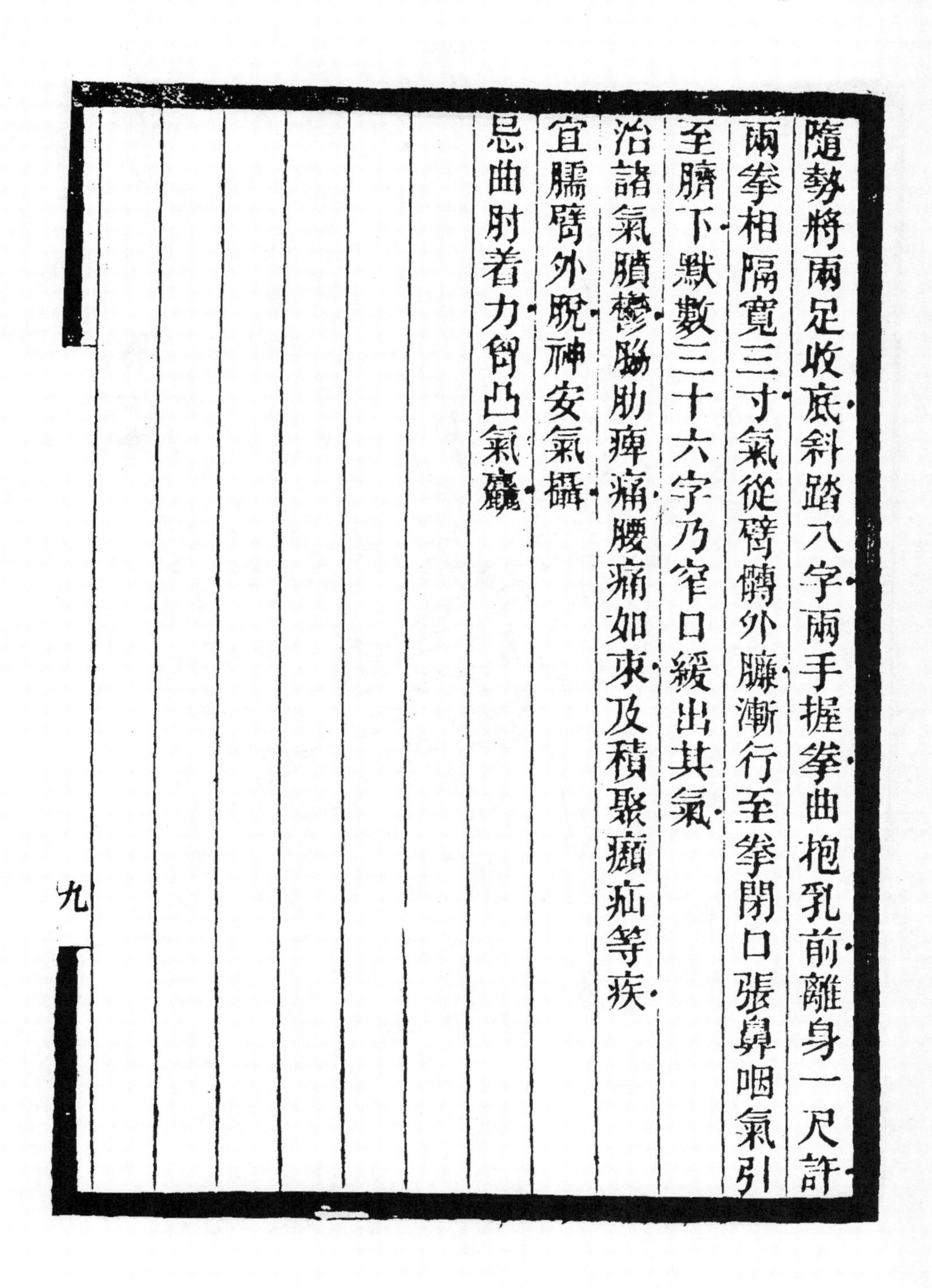

隨勢將兩足收底斜踏八字兩手握拳曲抱乳前離身一尺許兩拳相隔寬三寸氣從臂髆外臁漸行至拳閉口張鼻咽氣引至臍下默數三十六字乃窄口緩出其氣

治諸氣膹鬱脇肋痺痛腰痛如束及積聚癥疝等疾

宜臑臂外脫神安氣攝

忌曲肘着力胷凸氣麤

九

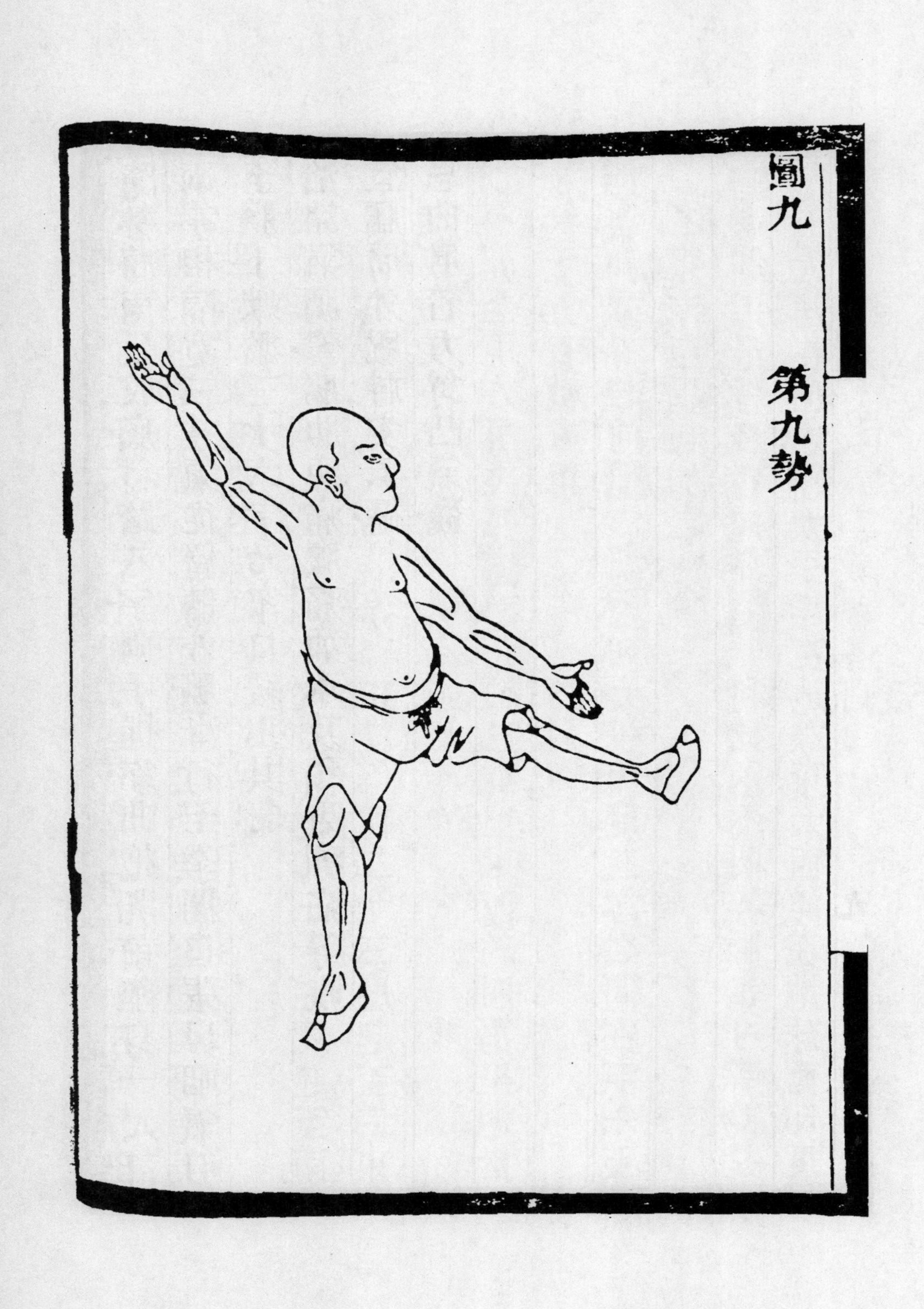
圖九
第九勢

總計北境二千六百三十萬方里．南境二千三十五萬方里．

問　南北美洲近最著名者何國．答　北美洲美利堅．墨西哥．南美洲巴西．秘魯．玻里非．等國是．

問　澳洲經緯綫起止度數．答　緯綫自赤道北三十五度起至南五十六度止．經綫自　京師正綫偏西二十三度起至偏東一百四度止．

問　澳洲全境方里幾何．答　南北約二萬里．東西約四萬里．總計一千五百萬方里．

問　澳洲疆界若何．答　該洲環列太平印度二洋之間．在亞細亞之東南．亞墨利加之西方．

問　澳洲近最著名者何島．答　非利比納．蘇門答臘．爪哇．等島是．

問　五大洋在何處．答　太平洋在地球東．大西洋在地球西．印度

洋在地球中北冰洋近北極南冰洋近南極

問環游地球約幾日可到答從前至速須八十餘日近俄國新造西伯利亞鐵路成時水陸並行約三十二日便可一周

問中國始言九洲者何人其說若何答從前中土不知有五大洲周人鄒衍始言中國居天下八十一分之一九洲外又有九洲有大瀛海環之當時尚疑其說漫衍而今始知非謬

問泰西覓得新洲者何人答意大利人哥倫波於明孝宗弘治十一年第三次出洋尋得亞美利加洲遂爲亘古非常之舉故西歷一千八百九十二三年間美國舉行四百年大會以永哥倫波之名

問地球上祗此五洲否答近日西人專專覓地已屢有人向南北冰洋尋覓矣將來或當再添新洲

問地球將來能大通否。答必通。以力通者用機。以精通者用教。通以機者鑿地脈。已有先吾任之者。通以教者開人智。肩斯文者。與有責焉。

疆域章

問地球五大洲。既聞其略矣。請問中國在地球何境。答在亞細亞洲東南境。

問中國疆域所至。答北界俄羅斯。東界日本等島。南界安南暹邏等島。西界西域諸回部。

問中國幅員幾何。答西人謂得三百餘萬英方里。按每英方里。合中國十一方里。

問中國幾行省。答二十三行省。

問二十三行省何名。答曰盛京。曰直隸。曰江蘇。曰安徽。曰浙江曰江西、曰福建、曰湖北、曰湖南、曰河南、曰山東、曰山西、曰陝西、曰甘肅、曰四川、曰廣東、曰廣西、曰雲南、曰貴州、曰吉林、曰黑龍江、曰新疆、曰臺灣、臺灣今改隸日本、

問 各行省古何地、今何界道里若干、所統屬府廳州縣有幾、可舉其概歟、答 可、

問 盛京、答 盛京古禹貢冀州之域、今在 京師東一千四百七十七里、東西距五千一百里、南北距三千餘里、北界蒙古遊牧、東北界吉林、西界直隸、東南界朝鮮、南界海、其東爲興京奉天府尹、本屬府一、所屬府一、廳四、州四、縣七、

問 直隸、答 直隸古禹貢冀州之域、今在 京師西南三百三十里、東西距一千二百二十八里、南北距一千六百二十八里、東界 盛京、西界山西、西北界內蒙古遊牧、南界山東、西南

暫緩加稅

總理各國事務衙門前因各國欲在我國通商口岸用機器製造土貨議加華商機器所造土貨稅每值百兩抽十兩以作榜樣近兩湖總督張有奏請暫緩加稅之奏總署諸臣因洋商在華製造土貨現尚不多故加稅一節已暫作罷論矣約四月新聞報

賑飢善政

湖廣總督張制軍委員購辦賑米十數萬石除飭招商局承運外復商請英領事官勸諭太古怡和兩公司禁裝他項貨物就三月內將米盡數裝運入川俾飢黎得以果腹太古怡和允之川楚官商莫不感英領事之好義急公不分畛域目下宜昌各棧內尚存賑米六千餘包東湖縣遴派公差封雇長船百餘號縴夫數百人分載入川無間晴雨饗民得以饔飧無缺不復如前之譁騷並聞漢口尚存米萬餘包云約四月申報

鄂中圜法

鄂省善後局用機器鑄錢，逐日所出無多，惟肉好圓勻，金色璀燦，與粵錢不甚懸殊，月下市上早已暢行，外府州縣亦一律通行，洵補救錢荒之善策也。聞張香帥之意，擬將此舉擴充，多派礦師赴內地查勘銅苗，以備將來大興鼓鑄云。錄四月申報

薦賢自代

兩江督憲劉峴帥，前因玉體違和，曾請假一月，後又展假一月，尚未能符勿藥之占，乃於前月下浣專摺入都，懇請開缺，俾回珂里，以資調攝，並奏稱張香濤制軍及德靜山趙展如兩中丞，均足勝兩江之任，籲請聖明於三人中遴選一人，以代厥職云。約四月新聞報

軍械被劫

巨梟施老窩子在朱涇地方戕兵毀船，兩統領奉剿未獲，近又傳

聞黃渡防營前以蘇撫大閱，勇丁選調赴省，營中祗留老弱數十人，豈知施老窩子乘此空隙，又率心腹悍黨百餘人，各持軍械一擁入營，兵弁抵禦不敵，大受瘡痍，刦去後膛洋槍一百四十餘桿、火藥彈子二十餘桶，呼嘯一聲，依舊駕舟而去。統領回營詳禀撫憲，趙展如嚴飭陳雨崑游戎會營限緝云。節四月新聞報

裁撤洋員

現聞長江一帶炮臺各洋教習，忽有裁撤之舉，每人給予兩個月薪水云云。想爲節省經費起見，故有是舉也。錄西報

郵政分局

蘇州郵政局在金閶寶林寺前租定房屋，擬設立郵政分局，欲改建房屋，以房主某僧不肯通融，致日久未能開張。後來彼此議妥，稍經改换，已於本月初三日開局收信矣。約四月新聞報

鐵路塌陷

天津至京鐵路。在黃村以南。忽於前日塌陷一處。車輪不免稍有損壞。搭客受傷者亦屬不少。未知確否。錄四月新聞報

鄂興武備

張孝達尙書署兩江時。用洋操法。練自强軍。嗣回湖北本任。復奏設武備學堂。聘德國兵弁兩人爲教習。該弁屢次爭執。欲得統領所練全軍之權。尙書力拒。謂祗請其來華作教習。非請其來華作統領。而德弁崛强。未就範圍。蓋泰西諸邦。垂涎中國。頗有共逐秦鹿。各乘利便之意。德人蓋見中國商務之權。已爲英握。邊防之權。已爲俄法所握。鐵路銀行之權。亦將爲美國所握。故德人之意。欲藉勢而握中國兵權。今鎗炮既多購自彼中。洋操教習。亦半聘自彼國。此權蓋駸駸乎漸入其手矣。則此兩弁必德廷心腹。而委之使攬吾權者矣。幸尙書明燭敵情。隨事節制。他日庶免尾大不掉之患。然德人挾國勢以相凌。固未易馴伏也。節三月知新報

紅頭嶼礦利

臺灣迤南十數里之海中有一島，名紅頭嶼，每遇天氣清朗，在臺北高處可瞭而見，茲由總督府派人前往探視，島內人口約有千餘，其南有絶好港口，可容大船三四十艘寄椗，雖爲日人足跡未經之地，而適當臺境向南要害之區，且查得中有銀礦一所，倘所產銀色果佳而旺，則誠不竭之財源也。約四月商務報

治臺新章

外國人在臺灣向有審治本國人民之權，日人不以爲然，現聞藩部已擬章程，凡外國人之寓居基隆淡水臺南打狗四處者，與寓居日本無異，所有案件，均歸日官審訊。錄西正月越南海防捷報

列國經費

五洲爭雄，萬國講求戰守，大地干戈之局至此將開，蓋天實爲之也，計與國經費總出項十分之八八，德國十分之四二，法國十分

之二九，意國十分之四一，日本十分之二四。人口一人所負擔之兵費平均，法國一人出五圓九十八仙，德國四圓九十四仙，奧國五圓三十一仙，意國二圓六十三仙，日本僅七十六仙。又養兵丁一人費，法國一兵每年費四百三十一圓，德國三百七十六圓，奧國三百四十二圓，意國三百二十八圓，日本二百四十二圓。（錄官書局彙報）

德員推升

德國水師新定按資推升章程，凡水師兵由十八歲當差至二十一歲，即可升水師把總，再歷三年，即可升水師千總，至三十二歲，即可升守備，三十八歲即可升都司，四十四歲即可升遊擊，以後則不拘資格，由國家酌量擬升。（錄西十二月德國三日軍報）

試演巨礮

厦門港，白石頭地方，添設西式礮臺一座，購克魯伯廠新製二十

八坐後膛大鋼礮二尊重五十餘墩約合八萬餘斤安置該礮臺左右以備鎮守現在大工告成例應試演每礮俱有三十里之遥節四月新聞報

列款請和

倫敦來電云駐土耳其京師之各國欽使聯名陳奏土廷將希臘願和之意一一列款陳明請土廷定奪不知土廷若何允准也錄四月申報

鑿山爲隧

希木鋪鸞山界於瑞士意大利兩國之間山極險峻人不能行現經兩國商定用炸藥轟開一孔飭石匠由兩面鑿透爲隧道意廷復謂隧道南面應自意境開成後即由意兵保護以備不虞意人此舉當不僅爲行人計將來戰事攻守蓋兩行其便也約正月木司寇新聞報

添派緝捕

日本經營臺灣、據各報議論證之、訪事人親見情形、當以多派緝捕爲今日第一要務、蓋緝捕之設、非特防範土匪、且防日本游勇滋生事端、誠以近來駐臺日本游勇及夫役人等騷擾異常、苟非急爲保護、恐致養癰成患、錄西十二月日本郵報

波斯政治

前波斯王那斯耳被弑、或謂爲巴比斯特部人所慫恿、非也、實出於無業游民耳、波斯官場敗壞、任用非人、那斯耳平日不知整頓、惟剝民脂膏、實諸府庫、雖年近七旬、而荒淫無度、彼閭閻之隱憂工商之疾苦、概置弗問、泰西人在波斯境內設立機器、製造土貨、各局廠甚多、所造之貨、較本工匠所造之物速而且賤、本地工匠因之虧本失業者、不知凡幾、又波斯銀價跌落、迄未長高、那斯耳維持圜法、廣鑄銅錢、本足補錢政之不足、乃因歐洲人不欲行用、

譬以二百盧布易銅錢。須用牲畜馱運。殊屬不便。於是庫中放出銅錢時。其價驟高。收買之際。其價頓落。一轉移間。反使商民交困。此民間之結怨所由來也。現波斯王那斯耳之子木則伐耳年三十五歲。繼體以還。果斷英明。勵精圖治。志在中興。夫波斯介於兩大之間。北制於俄。南制於英。木則伐耳不亢不卑。調停盡善。那斯耳私產數百兆。新王皆散諸民間。可謂克幹父蠱矣。節正月彼得堡時報

貸款電音

邇者日本在倫敦借英金四百萬磅。聞中國京師某員。亦向英商議借英金一千六百萬磅。錄四月滬報

面諭議員

二十五號爲耶穌誕辰。日本議院於是日集議。日皇宣言曰。今日余與上下兩議院官紳。行開院之禮。我國與外洋諸國往來日密

修約之事行將完竣至整備邊防乃保全太平之第一要事甚願國家防務日新一日又願臺灣島民早日歸化並須急籌良法保護臺民興修善政俾得安居樂業爾諸大臣其將明治三十年分出入款項與一切緊要章程交議院核議更願官紳等勉力襄贊俾國勢蒸蒸日上焉　錄官書局彙報

美洲大局

美西兩國以古巴一事積忿難平現在美之工廠刻無暇晷西亦在他國訂造新船修理舊艦巴西拉布剌塔智利南美洲之大國也其水師新船亦時聞有造竣者度其情蓋逆料海面必將大起爭戰也查南美洲大國整軍經武厥志有二一則疆界未清屢開釁端一則備歐洲以兵力相脅總之該諸國願自主其地美國時常越俎干預武備之設固不獨保守疆界抵禦歐洲尤在敵美國也　約西十二月巴黎辯論日報

自强學堂招考示

兩湖總督張示爲招考事照得本部堂於光緒十九年十月奏設自强學堂於武昌省城分方言算學格致商務四齋惟方言一齋住堂肄業其餘三齋按月考課歷年循辦在案誠以爾兩湖風氣未開姑以四者開其先路惟是自强之道貴乎周知情僞取人所長若非精曉洋文卽不能自讀西書必無從會通博采茲經本部堂詳加酌核更定自强學堂章程其算學一門中國古法及新譯西書書籍較多可不假道西文業經於上年改歸兩湖書院另行講習其格致商務兩門中國既少專書津滬諸局西人學館譯出諸編不過略舉大概教者學者無從深求現將格致商務兩門停課先行統課方言以爲一切西學之階梯將來格致商務卽可自行誦繹探討查京師同文館分設英文法文德文俄文等館規模

大備。惟一館學生勢不能應中外之求。此外各省堂局教習洋文。多係專習一事。取法一國。查西人學業各國雖大致相同。而專長兼長。實非一致。辦理交涉尤貴因應咸宜。此英法德俄四國語言文字必須分門指授之意也。本部堂意在造就通材。所期遠大。欲使學者皆能自讀西書。自研西法。則可深窺立法之本原。並可曲闡旁通之新義。既不必讀輾轉傳繙之書。致得粗而遺精。亦不至墨守西師一人之法。致所知之有限。將來學成以後。通殊方之學。察鄰國之政。功用甚宏。實基於此。必須資性穎悟。身家清白。先通華文。先通儒書。義理明識。志趣端正。方能與選。今分立英法德俄語言文字四門。每門學生以三十名爲額。四門共一百二十名。英文法文各省傳習較久。目下四學始基。即派華員爲教習。俄文德文通習素罕。分派俄員德員爲教習。輔以華員協同課授。現已委員購地。刻期添造講堂。并學生所住齋舍。合行出示招考學生。至堂內原有英文學生其未通華文者應行汰除統計應行招足一百二十名之額目下誦堂住舍尚未造成先行每門招十五名入堂肄業其餘十五名俟誦堂齋舍造齊再行來堂除該生飯食書籍紙筆等均由學堂備辦外每名每月給膏火銀五元以資安心學習爲此示仰各省舉貢生監職員官紳子弟人等知悉凡有華文精通年在二十四歲以內十五歲以外者無論本省外省悉准報名與考聽候本部堂派員考試錄取覆試挑選入堂學習凡入堂學生不論何項人員均須恪遵規矩聽教習及管學各員約束如不守學規即行斥退斷不寬貸自出示之日起以十五日爲限凡有志與考者迅赴自强學堂報名愼勿觀望自誤并開列簡明章程十二條示後特示

一自强學堂以一百二十名分習英法德俄四國語言文字每門三十名分四堂授課

一學生必年在二十四歲以內十五歲以外口齒較靈志趣漸定者過二十四歲

或不及十五者均不錄取。一學生必須以華文爲根柢。以聖道爲準繩。儒書既通。則指授西文。亦可收事半功倍之效。此次挑取學生非華文清通義理明白根基已立者。斷不收錄。一挑取學生。先考華文一次。照定額加倍挑取。再行面試。并相其器宇端正。口齒靈敏。體質壯實。確無嗜好者。錄取入堂。并於定額之外。備取三四十名。俟入堂三月以後。甄別一次。將不堪造就者剔去。仍照舊額留堂學習。一學生有年齒稍長。或已列膠庠者。必已通曉儒書。每日除西學功課外。儘可自溫舊業。其年齒稍穉。華文較淺之學生。另於該學堂設立華文教習。於西文之暇。課授華書。并作論說。庶幾中外兼通。不致忘本。一學生宜專心致志。習學堂講授諸課。不准在堂兼作時文試帖。亦不准應各書院課試。以致兩歧。一學生凡已入學者。准其請假以應鄉試。其一切歲科小試。概不准請假。一學堂以五年爲畢業。學生留堂以後即爲官學生其未畢業以前。若非實有緊要正事。不得自行請假。若藉端求去。改習卑下之業。甚或不自愛惜。受洋行雇充繙譯。須將其歷年薪水伙食及本身一切用費。繳還責成該學堂。於學生挑選留堂之日。即將其家世考詢明確。并須有同鄉官員誠實可靠之人。出具保結。一教授西文。既忌陸續增收學生。新舊攙雜。不能成班。令教者窘於指授。該堂學生既經挑定以後。即應截止收錄。至已留堂學生。或有因事撤退者。只可任令虛額。不能陸續收補。即使來堂求學者衆。亦只能俟下屆招考新生之時。令其投考。另作新班教授。不得中道收補。攙入舊班。一學生凡在誦堂聽華洋教習約束。凡在齋舍或飯廳。聽提調總稽查并管學約束。如有失規者。在誦堂由教習儆戒。在齋舍由提調儆戒。不率教者斥退。按此示出後。逐日投考者多至三千餘名。錄四月申報

張香帥手示兩湖書院各分教規程

一鄙人於擇課程期限，其大指只在教諸生知讀書之法，備作官之用，並非欲令五年之內造成鴻博經師。一每日上堂名爲接見，分教接見諸生，不名爲聽講。一師以筆談，弟以筆問。一堂上時刻雖擬定兩刻，如師長意倦，即不及兩刻亦可。一如有必須口談者，置繁難者，從簡易者。一用太史公成一家言之法，以示守約，用杜元凱使自得之之法，以省言語，用魯申公疑者闕不傳之法，以息爭端，用漆雕已見大意、諸葛觀其大指之法，以赴期限。錄四月商務報

姚東木觀察京師大學堂條議八則

一東西洋各國都城，皆有大學堂，爲人材總滙之所，每年用費至二三十萬之多，蓋以京師首善，四方之所則傚，萬國之所觀瞻，故規模不可不宏，而教法不可不備。一西國教民養士之法，最爲近古，自八歲以上，無人不學，自十室以外，無地無學，此所謂鄉學

也於其京城及都會之地添建大學堂此所謂國學也專設學部大臣以總理全國之學政故其人材奮起國勢日强今中國一時未能徧設鄉學先設大學堂於京師亦樹之風聲

一美國學堂分古學今學兩門此猶英國議政會之有舊黨新黨也說者謂舊黨能保守成法使堅固不搖新黨則博采新法以補益之途雖分而相爲表裏故能盡美盡善今欲考求西學必先考求中學務使學者融貫中西參合古今方能蔚成國器

一學生本有三等有小學生有中學生有大學生有一定課程小學卒業入中學中學卒業入大學此西國通例也茲擬以年歲爲序分作兩班自十二歲至二十歲以內漢文洋文並教是爲幼班二十歲內外漢文已通早已成名者專教洋文聽其自用漢文功夫是爲頭班此兩班概係學生名目按月給予膏火考課時並有獎賞其年在三十外不能再習洋文而欲攷求西學者准其每日來院就洋教習問業

不發肖火。如能與洋務教習共譯有用之書。啟迪後學者。酌給花紅津貼由衆公議。　一學中諸生。分科習業論文字語言。則有英法俄德四國之殊。論學術。則有天算地輿格致公法各項之別。凡此各學固不可不備於一國。而斷不能求備於一人。故延訂教習。各須專門。方有精詣。毋得惜費兼攝。致有因陋就簡之譏。　一藏書樓須有兩處。一藏中國圖書。一藏洋書洋圖學天文者。須有觀星臺。習格化諸學者。須有陳設器物之所。爲礦學者。須聚各種礦質。考求動物植物者。須有草木園及禽獸苑。又須有玻璃房畜養水族。以上均須布置。方可爲切實之學。學中又須有看報處。購聚中外各報。以拓見聞。又須有印書處。凡有新著。隨時印出。　一武學與文學須分兩院。俟文學辦有成效。再議接辦武學。　一派員總管學務。凡司事丁役一切人等。賞罰黜陟權歸於一。勿任旁人掣肘。庶免叢脞之虞。　錄四月商務報

擬製菱船

德國人蝦域。以船在海上多搖動。皆因船底太圓之故。遂因水與船之理。裝成一船。船底作三角形。與水相吸。遇風浪必少搖動云。錄三月知新報

砲子穿鋼

附近俄京惡治他地方。去年十一月操演大砲。有一砲能容碼子徑八寸。長能容碼子四十五枚。曾發出一碼子。擊穿鋼片十寸。其鋼片已經淬水。其砲碼初入鋼片之行速。每杪二千八百五十尺。此次操演。極爲壯觀。一其碼子飛行之速。二鋼片之堅。三碼子穿鋼板之後。所行之速。每杪七百尺。實爲意料不及。俄人此次試練。可稱極妙矣。節西三月英國商務報

水力製電

西四月美國無師工藝報云。美國卡利寛尼亞省傳李士那埠往

者製電氣以代力．是處煤炭每墩價銀三十七絲零又二分之一．
故其電承本太貴．不能廣用．現地方官允將山槽健河之水力爲
之．該河之源頭．有一處高至一千四百一十一尺．於是設立山槽
建電氣公司．將該河之水．改成合用．去年夏間凡事妥當．而今年
其所生電氣．運來佛李士那．有三十六英里之遙．水力由二處來．
在那崙．一在那崙之南．水圳並貯水池．均在雪界之下．長年不
冰．故源源而來．在源頭處其流之急．每杪時至少亦有五十立方
尺．水輪之動．足有七千四馬力．以木槽自其源頭接至圳內．木槽
迪圳．其長七英里．圳之大．每杪時能載水七十立方尺．水池天然
生成．稍加築閘．即能貯水．又自此貯水池以鐵管接水落山坡而
至壓硃管．管口如鈴形．口徑之大．爲六英尺．外有銅綫篩以阻隔草
木．鐵管分三段．其長四千零二十英尺．上段之徑大二尺．以鋼爲
管．以螺絲接節．伸長一千八百二十尺．上半段以第十二號鋼爲

之下半段厚四分寸之一。中段長四百尺。徑大二十寸。以桿駁節。其下段長一千八百尺。徑大亦二十寸。惟以鎖駁節。節外加套。套外加桿下端之厚。爲八分寸之五。管之駁節。爲最難事。若以此法此易。其管初自上段接起而下。又自下段接起而上。接至中段夾縫之際。但覺其兩端相距日出之前。爲七尺八寸。正午時變爲七尺。因其受太陽之熱而漲長。故擇夜間丑正之時。以管駁之。外加套桿各一層。即放水流落。而後太陽雖出。其熱爲管內之水所銷。無漲縮患。既成後。電力引至傅李士那埠。以通各等機器。將來該埠取光取熱。製造貨物。皆藉此一勞永逸之力。其利豈有窮乎。約四月知新報

輪船新式

美國船與廠新造輪船一艘。極爲新創。長四百六十三英尺。闊四十九英尺二寸。深三十三英尺半。載重六千噸。其船尾直長而船

身形如卵。船尾有樓。船頭有礮臺。以橋接之。船上有桅。能張四帆。建造此船。其機器加三倍壓力汽機二具。各有大盤數副。其徑一爲二十英寸。一爲三十三寸半。一爲五十六寸。其遮心行四十八寸。其汽由雙頭水鑊二箇及單頭水鑊二箇而成。其水鑊能受十三倍空氣壓力而不壞。此船係經架喇士高人吡老安君監製。其幫造者。則爲吧林君及馬花蘭佐治君二人也。已於前二日在吧廸地方承奉打臣公司之命。落水試行矣。節四月知新報

壓力水基

美國加喇汾爾省有一三聯石會壓水基所造之牆心。卽水基之牆用薄鋼蓋面。以大鐵釘夾住此水基之樣。現欲用此法在天達省築造。其法有二。第一法用結實成塊之基。又用薄鋼蓋面。使壓水由下撞上。以收其水力。用紅毛坭加兩重沙。再加四重石碎。其樣又用薄鋼爲面。或用鐵腰帶在中間攔住。此基分開六箇碼

頭兩頭連住曲灣之牆此牆闊二十五英尺邊八尺九寸鐵面厚英尺二寸用單釘夾住釘大徑英尺六分長三寸第二法亦用紅毛坭石粉築雙重碼頭離二十三英尺基心入滿薄鋼鐵爲內包下至邊間用一行紅毛石粉厚十五英尺高二十五英尺其薄鋼鐵面闊八尺十寸長二十七尺在夾盤碼頭用十三英尺零六分以覆其盤用十二行蓋面先第一六行用薄鋼約半分厚第二兩行二分一厚上面四行用半寸徑大鋼釘橫夾住釘長三寸又鐵釘一行釘長二寸三分五或三寸五不等其牆面掃潔用紅毛坭舂實其面其鋼料所用每一百磅用四磅石礦七磅引火之物六磅鹹硝其鋼力二十七千五百磅至三十二千五百磅長力每八寸可抵二十四磅平面力每八寸可抵四十八磅案此凡近水地方欲設機器可收水力而用其價廉可省煤電之費惟鋼料鑄法非究心化學家未能製造得宜也錄四月集成報

製造地球

福報云、聞英國倫敦天文會某博士等、商造一極大地球、舉凡五洲之山川城邑、悉皆標識、纖悉靡遺、直徑八十四尺、周徑約得全地球百五十萬分之二、較之法國前年巴黎博覽會中所供之球、尚大一倍云、錄四月商務報

試驗礮彈穿力

有削飛而脫廠、所製礮彈、力能穿堅、久已馳名、英國國家近令其製造二百箇、以備新式絲礮所用、其彈之穿力、現經試驗、即從二百箇之中、隨意挑撿、裝入絲礮、礮之口門計十寸徑、演放之時、其彈力直透過十八寸鋼面五金和質之甲板、板後託以六寸熟鐵、又八寸厚之堅紅木、最後一層、尚有三寸厚之鐵彈子、洞穿此數層而出、陷入土堆中、此土堆係在甲板之後者、英政府因將此次所製之礮彈、如數收存備用矣、錄五月時務報

米商舞弊

日本長崎向爲聚米之所該處米商惡習每將破玻瓈擣粉攙入米中斤兩既多又減少淨米二升五合近來米價甚昂舞弊之人益覺詭謀百出因於玻璃之外又將碎石研細雜和其中且牛馬所食糠粃亦有以此物相攙者不知日官曾有所聞否也據衛生家言玻璃石屑入腹不化且原質滯重苟墜入膈膜卽有性命之虞雖米粒作飯須用水淘淸然偶不細心便致受害若牛馬一物則口不能言并亦不知擇食幸糖粃性浮硫石性下否則一經果腹性命必不能全日本近來日事講求乃於此事漫無禁止耶　錄四月商務報

印度金鑛

南印度所屬之庫拉縣所出金鑛較前更盛今將歷年總數照列於後　西一千八百九十年得金鑛一萬四千九百三十二英兩

一千八百九十一年十三萬一百三十七兩。一千八百九十二年十六萬三千一百四十兩。一千八百九十三年二十萬七千一百三十五兩。一千八百九十四年二十萬九千七百廿九兩。一千八百九十五年二十四萬九千三百五十五兩。一千八百九十六年三十二萬一千八百七十八兩。錄西正月富國報

東幣規則

日本國議院會易金銀貨幣規則。俟有成議。即可入告政府照議施行。計金貨三則。銀貨三則。銅貨三則。金貨自二十圓至十圓五圓爲止。二十圓直徑九分五釐重四錢四分四釐四毫四。十圓直徑七分重二錢二分二釐二毫二。五圓直徑六分重一錢一分一釐一毫一。以上金色九成。銀貨添鑄自五角至二角一角爲止。五角直徑一寸零二釐重三錢五分九釐四毫二。二角直徑七分四釐重一錢四分三釐七毫七。一角直徑五分

八釐重七分一釐八毫八．以上銀色俱係八成．白銅貨一種．値五分者直徑八分八釐重一錢二分四釐四毫一．紫銅貨二種有一分五釐之別．一分者直徑九分二釐重一錢九分零零八五釐者直徑七分二釐重九分五釐零四．白銅貨內二成五膩結僉七成五．紫銅貨內鈪九成五錫四分鉛一分．按各報論日本改用金錢弊有數端．自有金錢出則銀價必賤一也．以金折銀借債者必大吃虧二也．國中經費必減三也．物價必落四也．商務農工必有碍五也．稅項必致短少六也．工作之工錢必少七也．貧民百工兵燹之後食用維艱今又行此其何以堪．參申報并日本郵報

擬設錫箔機器

杭城業錫箔者有九千餘八．批發客莊五十餘家．日出箔貨約有七千金．年來因洋價日賤錢價日昂．所收客款均係洋碼．給發司

匠工資。均論錢串。由是虧折而倒閉者時有所聞。頃有武林門之某箔坊主人。擬創設機器摩箔廠一所。工既省捷。所出之貨又勻淨堅結。成本頗輕。惟恐觸工匠衆怒。未敢遽辦。杭垣風氣日開。如榨油縫衣造輾等項。無不仿效西法機器從事。今箔業中如能創設機器。亦盛舉也。約三月新聞報

照錄赫稅司所擬杭州蘇州洋關試辦章程

一凡商船一過大運河東岸之長公橋。即爲進杭州口之界限。二凡商船進口。新關派役管押。三杭州口泊船准起下貨物之所。暫時從兩旁有紅色旂竿之處起。至拱辰橋之北面爲界限。凡商船停泊後。如未稟准新關。不准移泊他處。四凡商船進口。須在二十四點鐘以內。將該船牌呈交領事官。如該國無領事官。則呈交新關。五凡進口貨單。必須船主畫押。單內詳細開載該船艙內所有一切貨物。何字號何貨若干件各等情。倘有不符之處。

惟該船主承當按照條約議罰如有更改之處自呈關之時起以二十四點鐘爲限　六凡起下貨物或壓載之物及別物均須日間不得在日出以前及日落以後禮拜日及給假日非領有新關專單不得起下　七凡商船欲起貨者自備報單一英文一漢文詳細開載某字號某貨件數斤兩及估價數目等情新關發給起貨單將該貨起上新關碼頭以便查驗征稅俟查驗後卽發給驗單以憑該商持赴銀號照單完稅掣取號收持回新關發給放行單方准將貨起去惟洋藥於發給起貨單之後必須直運新關洋藥棧房聽候查驗及並征稅釐　八凡商船下貨出口自備報單一英文一漢文詳細載明字號件數斤兩估價等情須照進口一式將該貨送至新關碼頭查驗俟查驗後發給驗單完稅掣取號收持回新關發給准單方准照單下貨　九凡商人領單下貨之後若欲將原貨退回須將所退回者帶赴新關碼頭查驗方准起

去。十無論起下貨物。或轉載貨物。未領新關准單者。亦可充公。十一凡商船進口。如在四十八點鐘以前。何時起下貨物。卽何時照納船鈔。如過四十八點鐘之定時。無論起下貨物與否。卽應納鈔。十二凡商船於未請紅單出口之先。必須將出口單詳細載明該船所裝各貨呈關。如有假漏。該船主亦可議罰。候新關查明進出口貨單均無錯誤。各項稅鈔均已完淸。卽發給紅單。該船方能出口。十三凡商船必須泊在新關指定之處。如欲移泊。必須稟准新關方可。所有船隻須靠船邊列成一排。留出中間船路。十四凡商船載有爆烈之物。或引火之物進口。須泊在長公橋之北邊五十碼以外。如未稟准新關。不得停泊他處。十五凡各商船主。不准將壓載之物或灰抛入水內。十六凡在口內停泊之船。不准施放鎗炮。十七凡浮樁若未奉新關之單照。均不准其安放。十八凡在本口水面河邊。若未奉新關特發之准單。均不准動土工作．　十九以上各條．如有違者．按照條約罰辦．　新關每日由早十點鐘起至四點鐘止辦理公事．禮拜日及給假日停辦．　凡有干於關上公事信函．須寫新關稅務司收啟字樣．以上

杭州洋關章程　一凡洋船起卸貨物界限．現暫定在盤門外相王墓對岸起．迤東至密渡橋止．　二凡起下貨物．均須日間．以早六點鐘起至晚六點鐘止．至遇封關之日．非特請專單．概不准行．如未領有准單．私行起下．或所載之貨．與總單不符．經關查出．均罰入官．三凡洋船抵口後．應將船牌等件．交本國領事官照例報關．如無本國領事．託別國領事代報．或逕自赴新關呈驗．亦可．該船由領事報關後．該商應將艙口單總單等件．以及貨主漢英文各報單．註明貨色件數斤兩價值等情．一併呈關．請領起貨准單．該貨先運至本關碼頭．候驗．由關驗明貨單相符．發給驗單．令該商赴銀號照數納稅．掣取號收繳關．方准放行．　四凡出口貨物．須先運

至本關碼頭並將該貨用漢英文開具清單.註明貨色件數斤兩價值各等情.呈關驗明發給驗單.令該商赴銀號照數納稅.掣取號收繳關.請領下貨准單.方准到船下貨.再出口貨物如因船載已滿.復行退回者.須仍將貨運至北關碼頭.驗明發給退貨者.方准起回上棧. 五凡船隻起下貨物已畢.各項稅鈔均經完清.應由各船商將所下之貨.詳細開單.呈關核對無訛.發給細單.方准開行出口. 六凡洋船釐稅完清.開行往滬.沿途經過黃渡及北卡等處.如今新關所發之牌照交出.應即呈驗.即予放行.其由滬至蘇者.亦當一體遵照.而沿途一路.概不准起下貨物. 七凡本關除例應封關停辦公事之日不計外.每日十點鐘開關.至四點鐘閉關.凡請各項單照.均須稟本關稅務司查閱.以上章程暫行試辦.倘日後有與本關稅務未便之處.隨時核議.增改以歸妥善.

以上蘇州洋關章程　錄四月商務報

臺民起事

本月初七日臺民改隸日本之後，除臺北府外各處民人紛紛起事。夜間擁至大稻埕，與日兵互相攻擊，至清晨始退去。至大稻埕土著民人，則皆帖然就範矣。約四月新聞報

英國木船

有某英人近論木作戰船，亦能經久，且堪攻擊。惟駕駛不如鐵甲之速，然木船所需糧水，隨地可得。鐵甲必藉煤而行，無煤則一無所用。況鐵甲時有損壞，礙難運行。木船雖有損傷，亦易修補。我國競尚鐵甲，苟遇勞師持久，無處取煤，必有束手待斃者，不若用木船相輔之為愈也。錄西十一月倫敦郵報

窮探北極

地球南北處號為冰洋，地方寒冷，歷古以來，未有能履其地者。四

年前有英人念臣者。偕一友人往探北極。逾年而返言初時乘舟北上。約距北極六百西里之遙。一片冰洋。浩無涯涘。船阻不能進。遂舍舟登陸。惟遍地冰塊。步履艱辛。亦有居民異常雄壯。所豢牲畜。絕無牛馬。盡是盧令之類。蓋用以駕車也每車須犬數頭爲之牽拽。每日祇行數里。於是兩人遂雇犬車進發。又以其地雨水甚多。阻滯行蹤。歷數閱月。未及半路。而糧食告竭。無奈返車。每日烹犬代糧。苦莫能狀。嗣後遂遇一英人。係故舊之交。亦往探北極者。分其餘糧。方免枵腹。回至原路。覓道返船。始行回國。述其事於人。英廷特旨頒給賞物。且欲詢以途次所見景象。念臣以倉卒之間。不能殫述。須俟編輯成書。然後呈覽目下此書尚未刊就。然欲購者。已拭目俟之矣。節四月申報

遊士述要三則

法國犽安納於九十四年。遊歷天山南北新疆西藏等處。自言遊

歷情形。曰新疆自古爲中國藩屬。自回教傳入境。百年內謀叛者六次。七十八年。中國夷爲行省。規模大定。一切政治。較之回民自治。已極美備。然仍未能盡善也。　新疆物產饒多。錢財富足。金銀諸鑛。間亦有之。惜未經開墾。其軍營行伍。操演技藝。布置陣式。多不如法。官吏亦不能人人奉公。惟百姓猶憶昔日回主暴虐。感戴不已。苟無外人從中煽惑。可無患衅起於內地也。　西藏地大於法國者二倍。中國設官二十一員。兵丁千人。一千七百五十一年。削去俗人之大權。以政治教務歸達賴喇嘛一人經理。並派一辦事大臣襄助。所辦邊防。一切專意在閉關謝客。至今西藏未通外國。不與俄英往來。印度人往來西藏人不之禁。節西十二月巴黎辯論日報

演放氣球

球師士邊沙。泰西某國人。其球周圍約有二丈。先以煤火燒三四

點鐘。放氣入球。膨脝滿漲。卽有飛騰之勢。球師命勇士十數人。用力挽住其繩。使不卽上。俄而煙氣充足。繩脫球升。球下懸有一傘。球師隨之而上。右手執帽。作與人揖別狀。計一分鐘久。卽升至二千餘尺。是日北風頗大。吹往河南一邊。球師恐吹離太遠。將繩一紐。卽有白煙放出。球卽漸下。球師手持傘乘風落於海中杉板船上。載囘原處。其球則落在河南沈塘村人家屋上。毀壞屋瓦。賠洋銀二十元。將球贖囘。選日再演。當球升至高處時。人小如雞。幾不能辨。見者稱異。獲利洋銀約在五百元之左云。節四月申報

閔俗雜誌

西蒙古霍順地方。幅員遼闊。榛蕪窮荒。所居者半爲閔更特人。該部前在東蒙古游牧。一千七百六十年間。始遷來科布多數十年來。生齒繁密。遂成一大部落。閔更特人爲喇嘛者。終身不准娶妻。間有一二用侍婢者。此等僧家。行止最卑。嗜好最深。婦女及歲

無論出嫁爲尼。均須翦髮衣僧衣。以示一律。閔更特人癖酒。年至十五者。無論男女。皆使學飲。霍順地方酒價甚昂。無力沽買者。大半自行釀造。夏令酒熟時。朝夕痛飲。滋事者時有所聞。閔更特人無巨富。以牲畜多寡爲貧富。有馬二三百匹。羊六七百隻。駝六七十頭。即爲富戶。近來連年荒旱。野無靑草。難於放牧。兼以瘟疫盛行。牲畜時有倒斃者。生計維艱。非復昔時景況已。節正月考查東方情形報

印度奇災

日本東京日日新聞云。印度當二十五年前。曾罹大災。此次鐵路轉輸。通商各埠中。尙不致米糧告匱。而窮鄉僻壤之不便飛輓者。慘遭饑饉。其情形與前次略同。月下。印度總督每七日必將情形報知英政府。略爲核計災民中窮而無告。槁餓垂斃者。已有一百三十三萬二千名口。遂加賑撫。每日須盧布銀十萬枚。恐日後春

作難施．秋收無望．倘須增至三百萬盧布．倫敦好善之士．集資補助於西歷正月二十號集得英金十一萬二千磅．有工於繪事者．繪成饑餓情形．令人見而酸鼻．不知何日上蒼悔禍．得以弭此巨災也．節三月官書局彙報

疫癘爲災

印度孟買十七號電云．上禮拜孟城患瘟疫而死者一千三百餘人．逃亡避疫者尤多．詳查孟城戶口冊籍．百姓避疫遷外者．有二十萬人．英國派駐印度屯兵染病者．每千約五六百名．物故者每千約四百六十名．參西十二月巴黎辨論日報并新聞報

宦官杖斃

京師訪事友人函云．內廷傳言．三月十七日．皇太后因事震怒．將御前帶班太監李姓．即外間稱爲倉李者．棍責五十．復交愼刑司立刻杖斃．至因何觸犯慈顏．雖傳說不一．究未得其詳．

價不敢貿貿然登諸楮墨也。錄四月滬報

特國弊政

特蘭斯法耳民主國近頒新令。凡男女二十歲以上。八十歲以下。未完婚者。均應交納鰥夫稅。由五十歲至七十五歲。每月每名徵四十盧布。由七十五歲至八十歲。祇徵數戈比。喪妻者限三年不交稅。婦女青年守寡。未行再醮者。亦一律交稅。惟年逾三十者。加恩寬免。以示體恤。錄正月彼得堡時報

印度備荒錢穀

英人謂印度饑饉薦臻。宜謀匡救之法。修造鐵路。加廣鐵軌。以工代賑。使貧民得以糊口。所捐錢穀。轉解災區。英於印度。頗自覺盡心矣。乃據印度土著云。昔年印度備荒倉穀盈餘。庫銀充牣。雖天災流行。倘無一夫失所。至入英版圖後。政煩賦重。民不聊生。富歲尚難謀溫飽。況凶年乎。查印度界於熱帶之間。粟易紅朽。印度人

因之掘大膛井將餘穀放於其內以免生蟲霉壞嗣後以稅重債多迭將積穀出賣數年來英商販買印度二麥者日見加增名爲該處年豐實皆係年前之積穀也節正月彼得堡時報

義民奏捷

近有臺地義民在他狸霧一帶地方先用間諜偵探一切翼日復令多人扮爲劇盜沿途劫搶被日本兵悉數拿獲該義民哀懇投降並請日兵四百入山收繳軍裝日兵允之詎進山後四路火起伏軍齊出將日兵圍殺百餘名之多乘勝沖至南府城東港地方殺卻駐守日兵多名而回錄四月新聞報

辨士陳情

波斯尼亞改歸奧地利後該處士著皆塞爾比人奧官遇事欺辱民不堪命教士闡道不准提塞爾比三字否則免其職抄其產任講席者不准以塞爾比史典訓生徒否則拿獲交官封閉學館教

堂所讀之書有不註寫奥皇之名者一概焚燒並將教堂錢款查抄將幼童驅入官學堂種種苛政波人因派辯士數名向奥后伸理云 約正月考查東方情形報

扶桑旅況

中外新報云日本神戸自去歲中國領事到任以後凡華民抵埠中國領事並不代華民申報兵庫縣廳錄冊由是新到華民日官無冊可稽視爲無籍之民遂不能一體保護近訪悉華民苦況由縣廳稟詳外務省奉到回文言以後凡華民到港者中國領事官不爲之理準該華民直到縣廳自行投報錄冊日官即一視同仁概加保護 錄四月商務報

金山產珠

舊金山數十里外水深處可數丈淺者祇數尺皆爲產珠之區土人往往有蚌水國以求得珠者每至春秋日暖之際每日采珠者

恆有千餘人。破明月之胎。發長川之媚。光明粒粒。宛入寶山。予取予求。所獲無算。上年珠價竟得二百零四萬七千元。錄四月商務報

遊士遇害

奧國遊歷人員。八月間行至澳洲索羅蒙島。有水師官名阿爾莽者遇害。茲據遊歷人回述其詳。謂阿爾莽被土人捉去。以錘猛擊其腦。曳倒於地。刃破其腹。羣聚而飲其血。同人無如之何。錄西十二月巴黎時報

華傭苦況

英屬澳洲維多利亞。近因華傭太多。議下逐客之令。苟非英籍。槪不准在該處爲傭。一時食力華人。無以自主。遂有狡黠者倡議保全之法。邀集同類二百人。前赴地方官衙門。願入英籍。地方官見人數太多。且又不習英語。故一時未能照准云。甚矣華人之見欺

於西人也西人在華必令華人保護而華人出洋則又如此凌侮英人向稱公義如此作爲殊失上邦政體也節四月商務報

叛徒逞凶

希臘屬拍特拉司城有某鞋匠歇業貧窘效叛徒羅沙佛樂故態著書布散極言叛徒謀亂之功日前不知何故於白晝將某富翁在市廛刺害以一手執血刃一手執火鎗徐步而行被官兵拿獲仍昂首而言曰犯法者我我之身豈眞我之身乎言畢由袖探得炸彈一枚納入口中登時轟裂骨肉齊飛錄正月彼得堡時報

煤礦沈沒

埃爾蘭島恰斯脫爾鎮有一生煤礦倏忽沈入地中化爲大湖廣闊五里淹斃十餘人牲畜無數並淹沒住屋一所當煤礦未沈之先地中轟轟然作雷鳴彷彿地震查該鎮高出海面三百五十邁當大湖數處水如泥漿並有一石礦深可六邁當按生煤一日圖

耳勃草木未成煤之别名也採之可炊產於湖澤中者居多節西十二月巴黎時報

威懾西人

駐日本德公使乘車過市揮鞭傷及日本某書生之面各報皆謂膽大妄爲非將該公使撤回不可又謂外部已行查此案原委矣中東定約之際日本有某幼生在途撞遇美使之車敢唾美使之面東人知曲在己祗以童子無知等語解釋美使亦無如何東京學校各少年仇遇外國人民固結莫解履其地者皆謂是言之不謬也節考查東方情形報

風雪爲災

西正月初二日杜司空來電云該處連日大雪近又狂風電綫全遭毁壞縱横錯亂共有二百條之多毁於暴風者半毁於積雪者半又有衝要地方數處其德律風鐵線被風吹倒其綫結成棼絲

一團萬難分離。尤可異者電線德律風鐵線。折斷交纏於地相感生火。是以電氣車不能由此行走恐將電車所儲電氣相引致有不測之險。約西正月德國歌崙報

瀛嶼款絀

日本庫款支絀已極。市井蕭條閭閻匱乏。溯一千八百八十七年。日本國計頗有起色。一歲之內。約餘百兆銀圓自中東一役其時境內加稅供濟軍需及平定後。仍復照常民何以堪況更以鉅萬賠款無故盡落英人之手。此所以雖損下益上而國用終有不足之勢也。節二月考查東方情形報

勉爲忠義

正月一號比利時國廷臣進宮朝賀之際。比王曰。予維爲國之道。首在忠義人知忠義。遇事自勇敢有爲朝無忠義之士猶人無親友船無舵也。願爾諸大臣切記毋忘予觀百年之內世之矢忠義

者。柏靈城攻破。德君潛逃於克尼士白。維也納失守。奧君流亡於白勤士蒲。法皇拿破崙盛衰榮辱。猶在目前。德報法仇。法罹奇慘。然法人忠義性成。不忘仇敵。枕戈嘗膽。勵精圖治。不數年竟復舊業。歷觀前事。可不以忠義共勉哉。約西正月巴黎時報

奧國民數

現據稽查戶口人查得奧國人民。以德人爲最多。每百人。德人居三十六。赤西部人居二十三。波蘭人居十六。意大利人僅百分之二。司雷文人約百分之五。匈加利人共得百分之十七八。至魯丹則爲數無幾矣。録西正月德國歌崙報

互鬬新例

德皇批准武官互鬬之例。凡關係聲名風化之鬬。仍准彼此舉行。惟須先赴榮光堂言明起釁緣由。如確有不得不鬬之勢。榮光堂官員務應設法勸阻。勸之不止。始可聽其一決勝負。以自明焉。録

西正月巴黎時報

掘得佛碑

印度尼珀耳地方總理官、於客冬言准考古人某某、在境內搜採古物、距尼葛里瓦東北四十四里之莫雜珀迭利意地方、有阿索克王古墓、出地約十尺、掘得巨碑一具、文之大略、爲阿索克王親在魯木彼尼花園叩瞻佛面、年月日期、所載甚明、計其時在耶穌降生前二百三十九年也、或曰釋迦佛即生於是處、揆之於理、亦或然歟、錄正月木司寇新聞報

流毒愈甚

鴉片之害、書不勝書、而年復一年、出數愈多、流毒愈甚、茲倫敦新報言英國議院計算自一千八百九十一年十月至一千八百九十二年十月、一年之中、英屬售出鴉片、得一百零一兆七十三萬二千一百十二磅、故教會中目擊傷心、欲思挽救、惜議院不肯遵

從也。錄四月商務報

窮民難訴

日本足尾礦穴。前由古河氏稟請開採。此地多產銅質。近聞礦穴噴出毒氣。附近農民。感毒受害者甚衆。農商務大臣。已委大員查察。而農民迫不及待。遂糾千餘人。至東京赴訴。途經琦玉縣下南琦玉郡綾瀨村大字蓮田驛。警察署員見之。防有變故。飭巡捕數十名彈壓。止其勿往。不從。巡捕按劍斫傷三人。以示威。農民亦不動。警察署員出而勸諭。安置若輩在大字巖規法林寺。細察農民動靜。寸鐵不持。又不類洋習服色。形狀古樸。似非謀爲不軌者。各人已有飢色。此處巖規鈴木佐吉大河內五郎兵衛二人者義士也。平日慷慨好施。遂率同志二十五人飯之。千餘人幸不飢餒。義士遂勸其三五人分行。不必糾衆同往。衆感鈴木大河內一飯之惠。無不樂從。次早分隊往東京。各農民建一大纛。上書願足尾銅山停止開礦數字，沿途行時，喃喃誦佛，乞靈普度，馳入東京，具呈訴詞，其詞云，足尾銅礦毒氣發洩，附近居民受害甚慘，伏乞停採，被害民等泣血稟訴，持此帖在衆議院門外，待各員出，然後呈遞，巡捕呵之曰，事不合例，應將此訴詞沒入公署，農民不聽，不得已求見農商務大臣夏本君，言其慘狀，已俯如所請，即將停止開採，並由國家撥款補卹礦商，各農民始散去，然因此斃命者已數人矣。節三月知新報

地球報紙總數

據東北林罷文報紙所論，有留心時務人，查悉地球以上，每年共出新報紙一萬二千兆本，以意會之，將其鋪開，能蓋一萬零四百五十英方里，又需七十八萬一千二百四十一噸紙以印之，若以每秒時候而成一本，則需三百三十三年始竣工，若正豎而堆壘之，能自海面而起，高過最高之山，若重壘而起，竟高至五百英里。

又使每日每人各閲新報紙五分鐘之久，則週年天下之人共費時候十萬年之久也。錄紐約格致報

記語新器

創造電腦燈之美國人名旻打臣新創一器，接附於德律風，或附於電線機，可將其所傳之言語登記無訛云。錄西三月倫敦工務報

西郵遴女新例

中外新報云，英國書信館，寫字之職，多以女子充當。館中庋架各物，身材短少者，偪䙝於登取，現各書信館新定一例，凡女子十五歲不及五英尺，十六歲不及五尺一寸，十八歲不及五尺二寸，皆不雇用。如身足尺度，復須醫生察驗，身體精神皆能健足，乃得入選。此例擬由西五月試行，想該處女子聞之，必預爲運鍊精神，使肢體壯强，以冀不爲擯棄矣。錄四月商務報

民生均有裨益云云奉　硃批著照所請戶部知道欽此

戶部

請嚴防官錢局流弊摺

奏爲遵　旨議奏恭摺仰祈聖鑒事光緒二十二年八月初三日軍機大臣面奉　諭旨御史蔣式芬奏各省官錢局流弊宜防請飭嚴定刑章一摺著戶部議奏欽此欽遵由軍機處鈔交到部據原奏內稱恭閱邸鈔各省奏設官錢局以裕度支下便商民上資國用誠公私兩益之妙法特恐奉行不善流弊滋多錢局既經官設經理局事必用候補官員吏胥卽可乘機舞弊或以票易錢付不足數或攙雜私錢或遲延不給此猶小焉者也甚至每票一字一號重出兩票重出旣多局中虧累日甚設法才難減成付給此弊之在上者也奸民奸商無弊不作官票暢行商票必滯或倡議不肯使用或僞造私票以假混眞甚有富商大賈多積官票一齊支取官局周轉不及以致失信於民此又弊之在下者也臣以爲

有治人斯有治法然立法果能周密亦可歷久無弊擬請　飭下部臣嚴定刑章侵蝕官款者查抄監追按照贓私逾貫律治罪僞造官票者照僞造印信律治罪庶人知儆懼上下奉公守法矣至每年每省預定出錢票若干貫票文歲久磨滅納舊換新禁索紙墨等費一併　飭部議立章程俾各省一律遵守各等語臣等查官錢局之設原爲利國利民起見然利之所在弊每因之而生該御史思患預防所陳極是惟在各省官局遴派得人嚴定規條遍爲曉諭上下聯之以信出入持之以公始終奉行自可免積壓倒虧之弊現在各省設立官局如湖南之阜南錢店河南之豫泉官局天津之通惠銀號四川之蜀通官錢銀錢號均撥官本開設選派員紳經理奏准各在案此外各省能否仿辦未經奏咨其已開設各省應如何釐定章程必須送部酌核奏准頒行俾商民周知乃足以昭公信而垂久遠惟各省情形不一辦法自不能强同應

請　旨飭下各省督撫按照該御史所陳各節各就地方情形審時度勢其經理局事派委官紳書吏若干員名以票易錢如何給付局中官本若干歲出錢票若干字號如何編立票式如何製造開放俸工役食司庫能否搭支投輸錢糧稅釐民間能否完納歲久票文磨滅如何納舊換新吏民舞弊營私如何查究懲治此外未盡事宜分飭各委派員紳逐一詳定局章由該督撫會同司道酌核奏明報部立案至原奏內稱侵蝕官款者查抄監追按照贓私逾貫律治罪僞造官票者照僞造印信律治罪各節刑部查錢局既經官設誠難保無不肖官吏及奸民奸商乘機舞弊自應先定科條以昭法守茲據御史蔣式芬奏稱侵蝕官款者查抄監追照贓私逾貫律治罪僞造官票者照僞造印信律治罪等因查臣部律載贓至一百二十兩以上絞監候係尋常計贓科罪之條其贓均於定案時著追如力不能完即取結隨案聲稱豁免若盜倉

庫錢糧以贓係官物定罪後仍應勒限監追所以重庫儲也各省官錢局藉以便益商民其所出錢票與民間行使之票無殊遇有侵蝕等案自可照尋常竊盜律計贓科罪惟各局資本均係官款若侵吞入己僅治罪而不追贓恐局本漸次虧折轉非慎重庫儲之道似應參照盜倉庫錢糧例酌予限期分別監追至例載僞造諸衙門印信誆騙財物爲數多者照例擬斬監候爲從杖一百流三千里爲數無多錢不及十千爲首雕刻者杖一百流三千里爲從及知情行用者各減一等等語雖係僞造印信專條而由官總局刷印之錢票其上如蓋用該省藩司等官印信即與商票大有區別有犯僞造等弊自可倣照問擬臣等公同商酌擬請嗣後如有不肖官吏及管事經手人等侵蝕官錢局官款數至一百二十兩以上者擬絞監候俱酌限四箇月勒追全完減爲杖一百流三千里不完再限四箇月勒追全完減爲近邊充軍不完計不完之

奏請裁撤郵政局摺　光緒二十三年

兩廣總督譚鍾麟

竊前准總理衙門咨稱　奏請奉辦郵政局。歸各國稅務司經理。黏抄章程。係總稅務司赫德所定。皆外國之法也。自本年正月開辦後。眾情譁然。商民紛紛赴各衙門具呈求免。詳查章程。每信一函。重一錢五分。取銀二分。原不爲多。然重至二錢六分。則取四分。層累遞加。以至七錢一分。局中稱量。未必悉準。細民不皆攜秤以往。輕重高下。每至齟齬。且以錢折銀。價有參差。商人計較錙銖。爭競喧呶。在所不免。其尤者在於苛罰。商民書信來往。或專人投遞。或信局彙寄。原聽其便。今則一函漏報。罰銀五十兩。而小商之資本竭矣。倘信內帶有物件。罰銀五百兩。則中人十家之產蕩然矣。國家三百五十餘年。從未有此苛政也。蓋罰款不歸公而歸私。故局中人役。專以搜括爲利。客商所帶箱籠。必傾筐倒篋。逐件窮搜。孤客遠行。無違禁之物。雖不受罰。而目擊行李狼籍。不可收拾。

弱者怒於色强者必怒於言粤俗蠻悍動輒細故釀成命案稅務司以一外洋人斂怨於衆萬一事起倉猝地方官實無從保護不但有碍關稅且恐牽動全局不可不深慮也臣亦知時局艱窘貸債莫償凡可以籌措之處當設法湊集以成然爲帑藏計必得數百數千萬始能有濟若郵政局所入亦甚微矣查粤海四關自正月初一日至月底止省關所收信資一千另七元潮州關二百九十餘元北海關一百三十餘元瓊州關一百餘元共一千五百餘元七折合庫平一千零數十兩除補水一成每月尚不及千兩總計一年不過一萬一千餘兩江海繁盛之區以上海漢口廣東爲巨鎮粤海四關所收止此則他關可想矣我　朝政尚寬仁苟利於民無不立沛　恩施發帑百萬不惜今郎取之奚須此涓滴以助滄海合無仰懇　天恩特降　德音將郵政局一體裁撤如主議者以此款必不可少臣請每年籌一萬餘金解部爲

粤東之民免此擾累他省收數臣不得知可否請　旨飭沿江濱海督撫體察情形辦理臣爲俯順輿情免茲煩擾起見謹繕摺具陳伏乞　皇上聖鑒訓示謹　奏

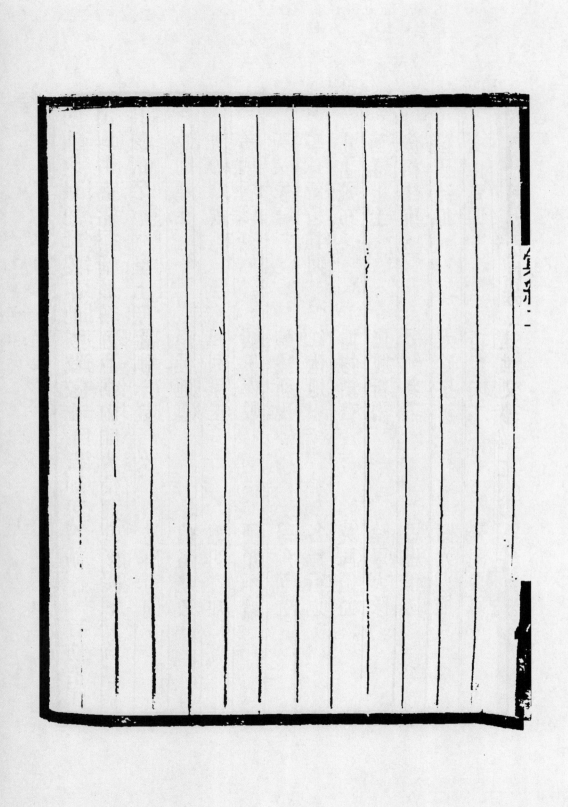

丁酉利濟學堂報見聞近錄卷一目錄

傅相遊踪　礮臺倒塌　停招舉人
美國雨鹽　調劑冷暖　造雨奇聞
女可舉士　南極地震　剪辮新政
妃嬪謀弒　回例餓正　聰明睿知
美國奢侈　國王俸數　種類不齊
天文家言　鯨魚新稅　尋船新光
環球新道日期　江伏地中　名流行述
電書飛布　博物瑣言　英國價值
西洋進士　無雙新譜　陸軍犬隊
伊相往事　援例妄請　思患預防
俄國流犯　太陰星辨　回光返照
火山奇聞　巧奪天工　輦轂要錄

獨遊天下　近事雜鈔　印度敝俗

日本粟貴　遍地如金　俄採華書

高麗售礦　女監用女　勳臣自述

礦工被食　奥后出遊　講求船法

紐馬蘭金穴　王體碩大　怪雨行空

增抽入稅　法京賽會　小島觀風

美總統接任　解鹹篠　各國奇珍

修短不齊　巨船類誌　陽光各別

嗜好成癖　臺南油穴　俄皇將遊歷中國

英皇幼時逸事　遊歷南極　體具陰陽

奇魚異聞　澎湖新餉　美傳孔教

鵲巢鳩占　大厦干霄

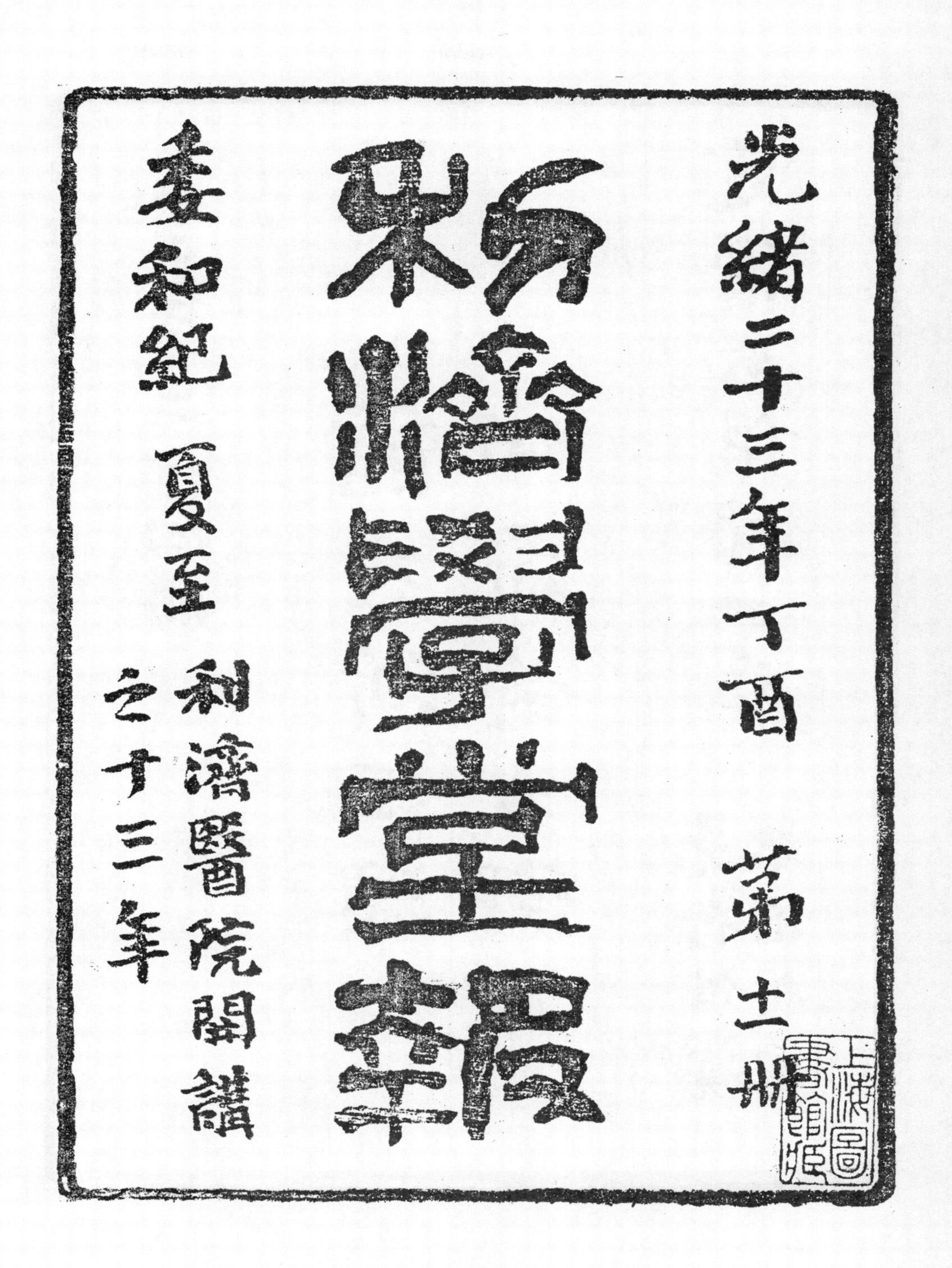
光緒二十三年丁酉　第十一冊
利濟學堂報
利濟醫院開講之十三年
委和紀　夏至

全筆二十四冊

館在浙江溫

州府前大街

定價大銀圓四元

先行付資

不准拆賣

丁酉利濟學堂報第十一冊目錄

文錄

心戰下　東甌陳　虬撰

鍼儒　樂清陳　明撰　院次濟四

論學會宜普尊教宗首舉農務　樂清高炳麟撰　院次道二十六

書錄

利濟元經　蟄廬診錄　算緯前編　中星圖畧

教經答問

報錄

時事鑑要　五則

洋務掇聞　廿四則

學蔀新錄　四則

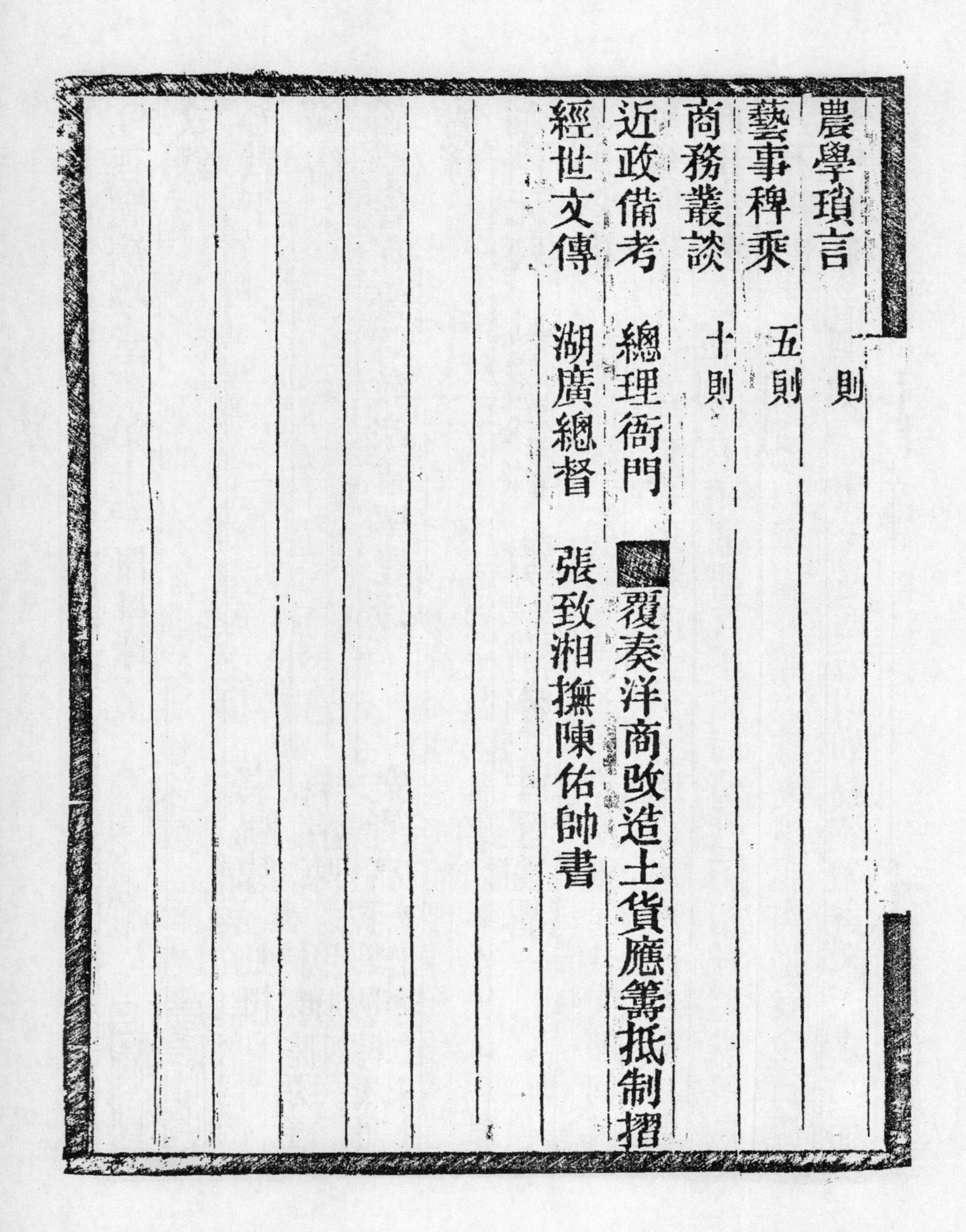

農學瑣言　一則

藝事稗乘　五則

商務叢談　十則

近政備考　總理衙門■覆奏洋商改造土貨應籌抵制摺

經世文傳　湖廣總督　張致湘撫陳佑帥書

心戰下

東甌陳　虬撰

嗚呼人但知戰之戰而不知不戰之戰也宋襄言仁春秋嘉其守禮孫吳善陣亞聖服以上刑軍旅之事古蓋愼諸暴政以陰鷙慘刻之性逐羣鹿而踣之內愚其民外攘夷狄驅數十萬呱呱赤子之生暴骨長城之下以爲子孫萬世帝王之業也然既及二世而亡矣漢魏繼之天下無百年不大亂輾轉至今日殄國喪家者踵相接蓋二千年於茲戰之爲禍烈也西國戰事如菲土巴山馬基頓王法皇拿破侖輩殺人輒百萬計嗚呼斯人之徒孰非吾與炭之呼耶養之吸耶血輪之周迴耶何尊何卑何爾何我何戚何疏何智何愚而乃以域別之以種離之以教圍之以形役之而白黑赤棕之類乃至學問不相通語言不相同情性不相欵禮秩等威不相假以爭以奪以鋤以犂以幷兼以誅夷以弱肉強食金行應運得時者勝環瀛海而畢至趨西方以如歸彼殆貪天之功而

私爲己力哀哀黃族乃丁其際耽耽虎威逼人而覦乃至欲凥我之國席我之利劵我之權臣妾我子女悲夫吾見西人殘人之類而亦以自殘其類也嗚呼神武不殺中國必有聖人戰死生天景教眞成謬種血氣之族猶識尊親眷念同仁能無下涕莊子曰剋覈太息必有不肖之心應之我亦何必而能忍此夫不戰所戰於戰之類者亡戰所不戰於戰之地者昌吾願與天下之善戰者礪其恥心淡其欲心牖其智心擴其公心而通其仁心太平之運由撥亂以遞升孤陽不生戰羣疑而見血蓋心之爲用大矣一夫不澤孰納溝中愛物仁民環球同體夫戕千萬人之軀命而逞獨夫之志爭一家之天下而毒五大洲有識之生是必喪其心而善狂者也或曰由子之說將機器可不設製作可不精以生人之心廢殺人之具豈有恃而不恐耶得毋疑於迂遠不切事情歟曰人利之而我去之是倒其戈以授敵也心之錮也人淬之而我置之是

齎其糧以資盜也心之蔀也然且鑿其錮矣發其蔀矣我亦旣利之而淬之矣而乃以毒自隨以兵自屠坐使賊人之貪日厚死人之謀日鷙虐人之機日熟殄人之器日頁奇禍一發赤地千里斯非吾之所敢聞矣今者西方通人亦知戰之不可爲國矣弭兵之會來者何人萬國同風助予袍澤吾願復皇古之民心還宇宙於大同統瀛寰而一息無彼畛而此域黃耶白耶我何虞耶爾何詐耶赤耶黑耶僂耶孰非我之族類耶而忍於辱之僕之戮之鞭策之芟夷之而俾不得遂其生耶吾願公彼以灝法彼以誠嘘彼以春而覺彼以靈飲其飲耶食其食耶衣冠其族耶吾尤願舉天下千五百兆之居者游者秀者頑者修者暴者莫不奉我正朔懾我皇仁棄干戈而習俎豆用以食我德服我疇循我所躋用我規矩而同我太平嗚呼否與泰根剝爲復機極亂之後必有大治亦惟我心之善操之善縱之而善左右之若是者始可以言戰

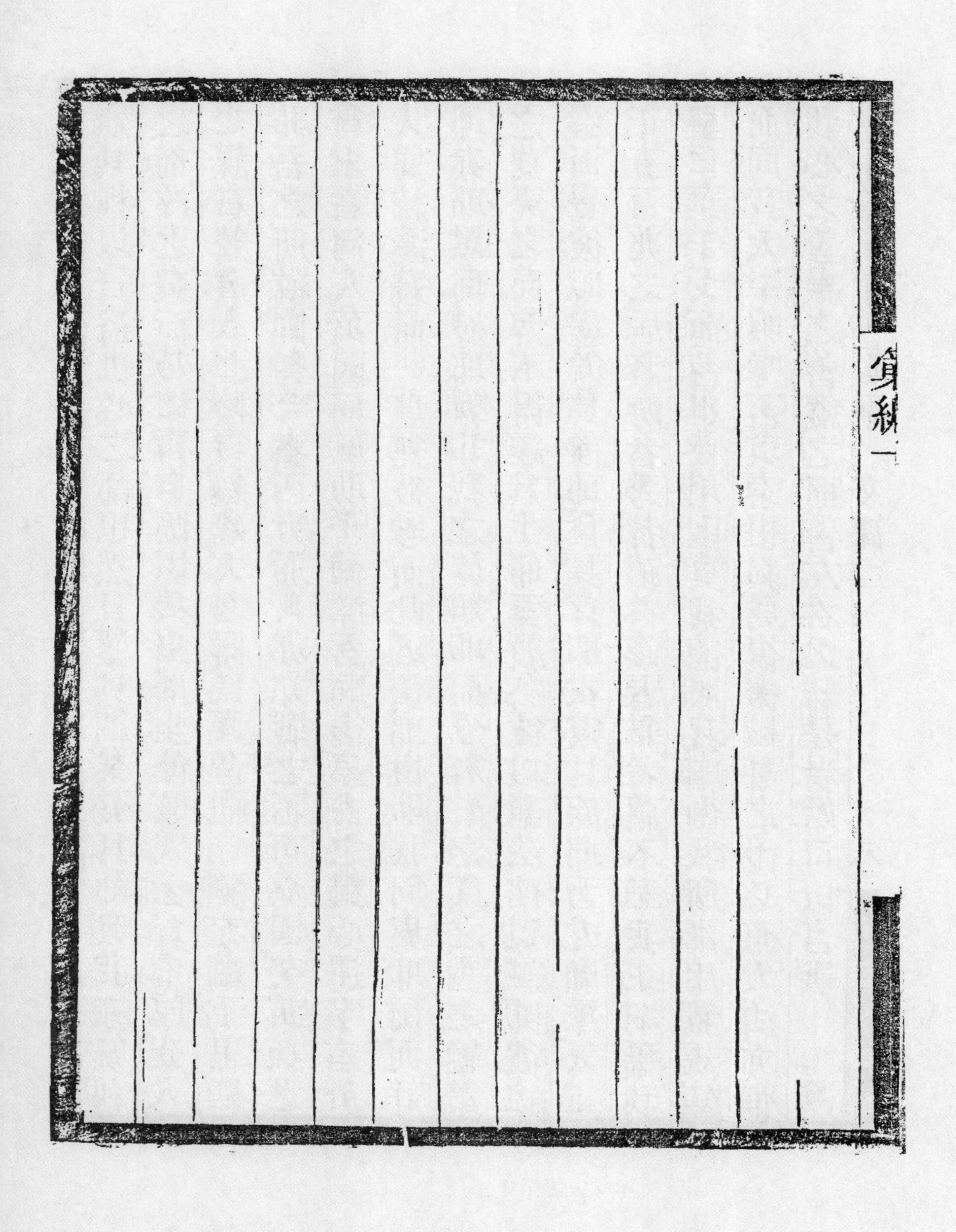

鍼儒

樂清陳　明撰　院次濟四

吁嗟乎悲哉中國之近日大勢岌岌也興華之議大端有三保國也保教也保種也以言國則大地二萬萬里也幅幀之闊爲泰西諸邦所罕覯而越南翦於法伊犁劃於俄香港緬甸吞於英琉球高麗臺灣噬於日國雖存而若亡矣以言教則我我素王發言立論至中大庸雖歷千萬禩而靡弊乃基督薪火騰輝於東方尼山木鐸輟響於彼土加以科舉一涂以時文桎梏天下士聖道益榛蕪而不昭教雖有而若無矣以言種則含生負氣之倫四萬萬也而五色又以黃爲貴華人天質之懿心思之奇材力之雄非不逮歐美諸氓也而政教不修壓力太重良法莫師天道西行白皙大張哀哀諸黃遂受其束縛摧拉封割而不知種雖續而若絕矣其他華工之逐使臣之拒口岸之開鉅款之償商務之箝制我命脈鐵路之覬覦我利權可無議矣太虛蒼蒼大地茫茫中原擾擾人

心皇皇箕潁高標我豈適從悲哉悲哉彼輿亞翼華之任斯誠儒者之獨當哉

揚子曰通天地人曰儒嗚呼持此說以相天下士不但近世悠悠固無儒也即求之千百年以前恐亦寥寥若晨星也雖然吾嘗於子氏姬氏之朝春秋炎漢之世而各得一人焉空桑之野大發其祥異人降生殷業遂昌抗懷放華莘野徜徉三聘一至康時志償斯民饑溺勞我肺腸此伊尹之儒也岐峯插天渭川杳然中有帝臣高卧自賢精覛相感熊夢兆焉獨夫肆虐元元顛連鷹揚牧野滌腥蕩羶名王一出感治情虔此呂尚之儒也五霸勳業孔門莫欽惟彼管氏獨予以仁射鉤怨解薰沐賞音葵邱一會列侯向心尊周攘夷偉烈震今此管仲之儒也炎德運衰寰字劫灰曹氏狙詐漢棟將摧堂堂諸葛三顧而來和吳拒魏大勢始回出師二表慮蜀情哀此諸葛之儒也之諸人者此真所謂儒也若夫今日之

儒俗儒而已腐儒而已非吾之所謂儒也訓詁之儒則長於博古而短於通今密於徵文而疏於飾行伏案鑽首不出引伸假借之遺博考詳據悉屬草木蟲魚之末一字之瑣析爲數十之義一義之碎衍爲數百之言連篇累牘穿鑿支蔓短註長疏令人目瞀問其於六經之大義書外之微言則茫乎未有解矣義理之儒則昭於心性而闇於時務豐於道德而歉於事功高明之資則淪於釋老之學沈潛之彥則流於迂拘之習其託體甚高其爲用甚尠是但知孔教而不知孔學矣詞章之儒則利於綴文而鈍於經世富於空言而貧於實事援筆伸紙傚屈宋之文繪影鏤聲狀風雲之態淫辭綺語奚裨時艱空議虛論徒成言匪借載道之說爲文章之架子而人人咸成孔孟矣發駭世之論爲聳聽之訣竅而人人咸非堯舜矣其上焉者則高談名理出入老莊其下焉者則徵逐財利伯仲市儈凡此之儒問其於古今治亂之故中外得失之由

則不能發一語矣以此而與英法俄德美日諸邦士之儒農之儒工之儒商之儒兵之儒醫生之儒律師之儒以迄一切瑣屑雜技之儒絜長較短是猶盲夫欲與離朱爭其目之明聾人欲與師曠爭其耳之聰拙匠欲與公輸爭其手之巧蹷者欲與章亥爭其足之捷也不其異哉不其恥哉

然而訓詁義理詞章之儒其無用聞於天下也久矣無俟我譏焉我之所譏者在有用之儒耳夫名者實之賓也言者心之聲也務其名而不求其實則爲無本之學僞其言而不符其心則爲欺人之談吾蓋見夫世之名儒矣其才非不懿也其學非不優也其識非不卓也其於古今治亂之故中外得失之由非不明也其於康時拯世之略興利除弊之方非不詳也其文章之剴切非不如賈誼之痛哭而流涕也其議論之透達非不如陳亮之駿利而爽快也然而不免於妬與僞者則何也夫妬僞之倫亦不乏於世界矣

未完下期續印

論學會宜普尊教宗首舉農務　樂清高炳麟撰　院文道廿三

甲午小東之辱憂國政者曰自彊自彊畫彊策者曰興學興學建學議者曰立會立會老生變色於談虎時俊一鳴而如蜩夫風氣所開内自京師首善之區外而南北通商之岸大吏請帑金捐廉俸以延教習右族釀私財通祀産以培子弟不可僕數其間官紳協舉賢豪肇作如武昌之質學臨安之興浙會稽四明粤東申江長沙山西暨吾甌之各學堂學會或融中西爲一家或聚農工於一冶或探原於元代微積或擇善於醫化體操而　國會以京城師範爲最備壽考作人之規模也民會以桂林聖學爲最崇儒術起衰之體面也卅年招商之局曾不如一戰失利之機鄰瞰敵窺疑我有造艾蓄之需瓜分之迫我抑何擇雖然中華千六百之州縣黃種四百兆之人衆戶部八千萬之歲供泰西數百兆之　國債使熟比例而精格致者倍其腦筋徙其血輪百其原質齊其愛

心均其磁吸一其攝力斯無問天地重熱電氣聲光製造工程測繪兵商理法方言文字一切政藝之學兼攻並錯指顧嶄新今卽不遽望其能然且夫學者獨到之詣會者必赴之程學而不到猶不學會而不赴猶無會然而到不到學爲政赴不赴匪會爲政也西國新學不啻日影靡不出於教會而七日禮拜安息則微特學而不到者莫之違卽其老病瞽聾殘廢不名於學者亦莫之外是通國之男女貴賤先有無會之會而後爲之學會學可分會不可解今中國郡邑之學宮春秋釋奠一至餘日無過問者矣城鄉之書院朔望課文一集名流多絕迹者矣科舉之士或開文社風雅之班問修禊事今卽悉仍舊地改新學循星期講習討論口角暱眦保無星散而且中士結習厥志虛憍厥心外鶩厥情獨利厥尚私嘗有一於此志士望望去之不甯唯是庶議豁禁邪慝乘機段學爲名結會煽惑履霜厥陰是宜先正名義每會立素王爲教宗

普行禮拜有二善即去二弊肅瞻聖位高其志趣非僻不萌自無妄舉善去弊者一同人嚴恭辭洽气融隱消忿爭蔑或傾軋善去弊者二抑又聞西士某之諷合肥李傅相曰李公久尙西學竟不一效者由不信西教故豈知西學淵源西教嘻此出教會之言其欲援儒入耶不待智者能灼其奮其主以教聯學則雖常人確知不謬蒙乃從而斷之曰西之有新學肇始教會實則非因彼教而善若中之爲西學亦當自尊教宗乃可師彼學而善也若夫緩急之需遲速之效難易之故廣狹之圖偏全之功仲以齊商霸諸侯鞅以秦農幷六國鑒古之嘉謨也英以水利彊歐西美以土富王墨北衡今之至計也全亞百十二兆餘方里隸於中者什三今欲以商業馳驟而口岸未免不齊益之以農功經綸而腹地無慮弗及夫二十行省田賦之利有羸絀而無後先然如今之學堂官局布置止於京省滬上三五都會猶人全體尺寸之膚而民衆向隅

其良者曰後我其莠者曰棄予矣何况武備自彊水陸二師外僅講製造掛漏本務然使徧籌教育力豈能逮抑使各自爲會則大備之觀非常之懼大衆又恐卻立夫久道化成開國之圖而非新命之業故子言王者必世善人百年而三年期月用我之效乃易反掌何者其所措施有先後也今宜直省府州廳縣勸立農會所須貲費官爲倡始以伸繼之以民足之廣譯西書多購農器參攷中之古法古政地利之興可坐而致難者曰西農習書知數中則嘗誦讀者十無二三解乘除者萬不得一矣釋之曰奚足患哉近農務會倡於滬上主其事者大抵通人若按圖籍通飭倣設以教號集士民上下不啻身臂臂指且通國農多於商地利近之及遠誠使比戶喁喁畧聞化植鄉居孜孜頓富倉廩裕商賈之源次第而及礦藝藉子會之衍聯絡而資守禦農戰商戰昔之嬴秦今之英倫豈能獨步一時哉豈能獨步一時哉

缺盆	胸	膈
		足厥陰上貫膈
	手少陰之筋結於胸中	手少陰下膈
	足太陰之筋直者散胸中大絡布胸脇	足太陰上膈其支別上膈
手太陰上出缺盆其筋出缺盆其正上出缺盆	手太陰之筋下結胸裏	手太陰上膈
	足少陰之支注胸中其別循胸裏其筋結於胸中	足少陰從腎上貫肝膈
	手厥陰起於胸中其筋入腋散胸中其支循胸	手厥陰下膈

乳	腹	臍	脊背
	足厥陰抵小腹		足厥陰標在背俞
手少陰之筋交太陰挾乳裏		手少陰之筋繫於臍	
	足太陰上入腹其筋循腹裏	足太陰之筋結於臍	足太陰之筋內著於脊其標在背俞
足少陰之筋挾乳裏		足少陰之筋下繫於臍	足少陰貫脊其筋支者挾脊標在背俞

膂	腋	脇
		足厥陰布脇肋
	手少陰下出腋下其正別入淵腋兩筋之間其筋上入腋	
	足太陰大絡出淵腋三寸	脾之大絡布胸脇其筋之眞者
	手太陰橫出腋下其正別入淵腋少陰之前其筋入腋下其標在腋下	手太陰之筋抵季脇
足少陰挾膂其筋循膂內	足少陰之筋上入腋	足少陰之別入季脇之間
	手厥陰下腋三寸上抵腋下其正別下淵腋三寸其筋結腋下標在腋下三寸	手厥陰之支出脇其筋挾脇

六

賁	肋	腰	小腹	手大
			足厥陰抵小腹	
結於脇	足太陰之筋結於肋			
手太陰之筋散貫賁				手太陰出大指
		足少陰之別貫腰脊		

指	手食指	手中指	手小指
			手少陰循小指內出其端其筋
之端其筋起於大指之上	手太陰直出次指內廉出其端		
		手厥陰循中指出其端其筋起於中指	手厥陰支者循小指次指出其

七

	手掌	手腕
起於小指內側	手少陰抵掌後鋭骨之端入掌內後廉	手少陰之別名通里去腕一寸半
	手太陰之別直入掌中	手太陰從腕後其別名列缺起腕上分間
端	手厥陰入掌中其本在掌後兩筋之間	手心主之別名曰內關去腕二寸出於兩筋間

蟄廬診錄卷一目錄

社友許小岳傷寒兩感治驗 丙子孟冬

上舍黃叔頌令政驗案詳言產後服薑湯飲之害 丁丑仲冬

許芳蓀直中厥陰證驗并明厥陰治法 丁丑仲冬

儒士賈楚玉尊政逆經結瘕奇證驗案 戊寅孟夏

舅氏邵壽皋熱證治案因明酒客感病之理 戊寅孟夏

儒士林永馨吸煙致病診脈而知案驗 戊寅仲夏

儒士項條甫尊閫傷暑誤藥垂死奇驗因示用藥之法 戊寅季夏

友人蔣子渭尊政癲證治法 戊寅孟秋

董田陳銀浩飲證變法治愈案 戊寅孟冬

吳孝廉某誤服石膏停飲用藥剋制法戊寅仲冬

蟄廬診錄卷一

東甌陳　虬志三著

祉友許小岳傷寒兩感治驗　丙子孟冬

予友許小岳長而堅實肝氣素盛患傷寒不解發熱嘔渴繞臍冷痛脉弦而浮乃告之曰此太陽傷寒而傳厥陰肝木名曰巡經得度傳蓋傷寒有六傳也東垣有其名而未詳其法特詳繹之六經之在人身也猶阡陌然各有其界限而不能以逾越故首巨陽終厥陰以次而傳此其常也唯其人六經中有素病之經或因誤治而傷其經者則邪在巨陽即入而與其經合病於是上下前後合邪矣然此皆指病之在經者言也故傷寒法六經中皆可用麻桂二湯者經病非藏病也如此病先因肝木過盛後感風寒故二經合病即兩感也發熱者巨陽之表未解也

繞臍者。肝所絡也。冷痛者。木盛則尅土。土病則濕聚也。嘔渴者。風性善消。故渴。木過疏泄。故嘔也。擬用麻黃二錢。先煎去上沫。桂枝八分。白芍二錢。括蔞根三錢。炙草一錢。細辛三分。茯苓三錢。白朮二錢。生薑二錢。蓋即小青龍去半夏。薑味也。麻辛藉以散寒。桂芍用以和肝。括蔞止渴。薑草溫中。加苓朮者。補土利水。取五苓散。瘦人臍下有悸意也。一劑而愈。唯口吐涎沫不甚了了。投以內經半夏秫米湯如法煎服。覆杯而已。六傳者。邪在太陽而渴。謂邪自入本名曰傳本。太陽傳陽明胃土名曰巡經傳。太陽傳少陽膽木者名曰越經傳。太陽傳少陰腎水者名曰表裏傳。太陽傳太陰脾土者名曰誤下傳。太陽傳厥陰肝木者名曰巡經得度傳。東垣舊說也。時予初習醫。吾鄉醫者不知傷寒。爲何物。聞六傳之說。咸共驚駭。故彙誌於此。小岳肝腎素足。六

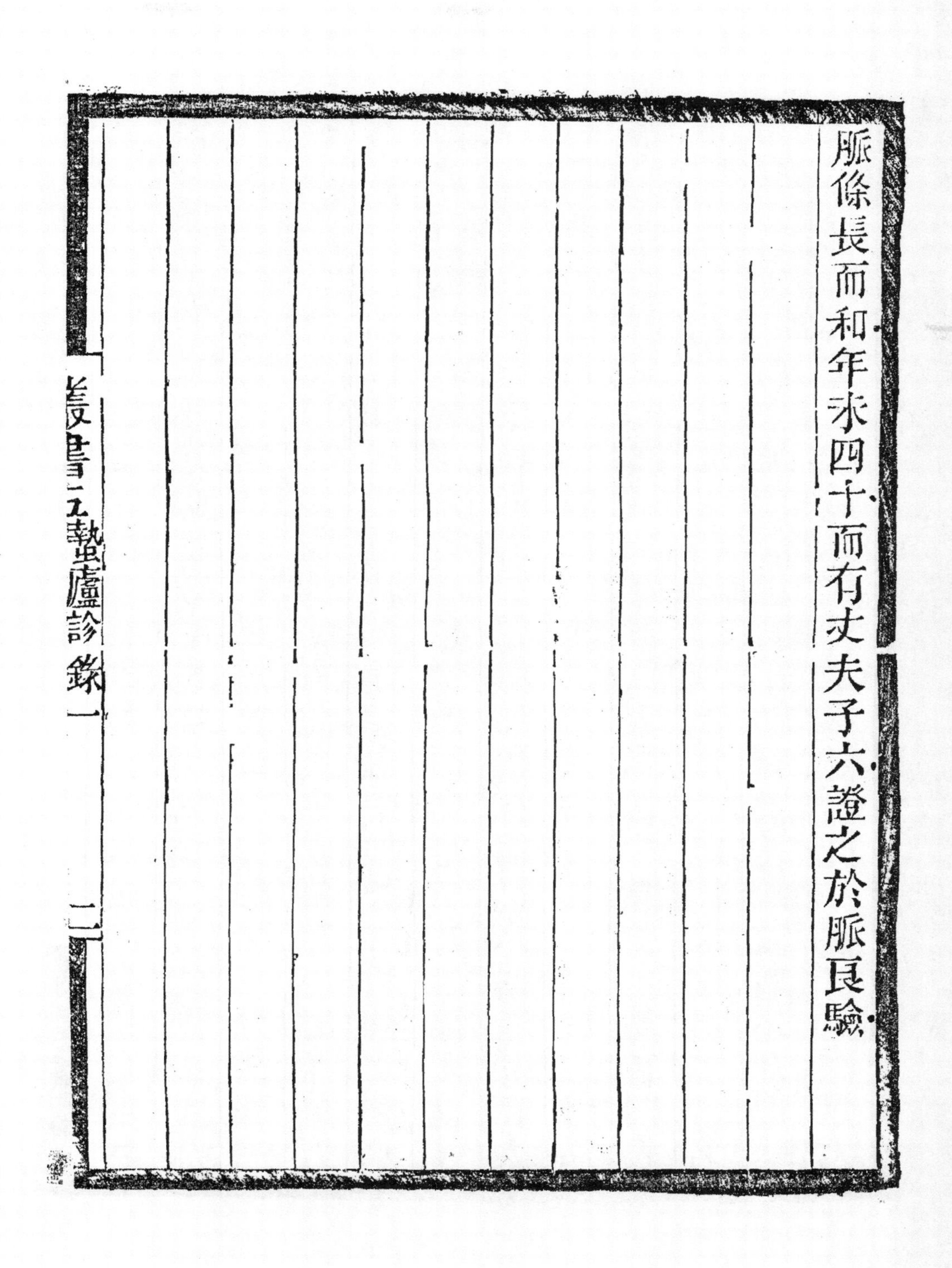

脈條長而和年未四十而有丈夫子六證之於脈良驗

磅西國一觔也　嚳時十六分磅之一　杜藍二百五十六分磅之一　瓜多西國二十八觔

亭杜利喊西國一百二十二觔　磩西國二千二百四十觔

西國小衡表計西國小衡每磅當中國六觔又三十五分觔之六

磅與大衡磅不同數　嚳士十二分磅之一　篇尼喊二百四十分磅之一　加欄五千七百六十分磅之一

西國銀數表計西國銀磅時價不定若中國洋銀然

磅　堅尼八分磅之七　收貨倫六分磅之五　刻郎二十四分磅之五

夫羅鄰十二分磅之一　西零二十四分磅之一　偏士二百八十八分磅之一　法行一千一百五十二分磅之一

定位式說

凡學數之基必自定位始數位之式有直行者有橫行者直行之數便於支理橫行之數便於布算數學之書題目論說必用直行入算布式必用橫行要其大旨均以單位爲本直行之數單位以上逆而上單位以下順而下橫行之數單位以上逆而

左單位以下順而右故有作◎於空位者或作○於數目字外者或作、於數目字旁者皆以別此數之單位而存之其式有五曰整數列式曰零數列式曰整帶零列式曰空位列式曰諸等數列式整數之式隨題布寫橫直各便零數之式橫行者首須作◎以存單位直行可省整帶零之式整之單位爲空者須作◎以存之整之單位有某數者須作○於某數目字外以別之而後接以零數空位之式兩數之間有隔空者須作○以記之式之末位有未至單數者亦須作○以補之諸等數之式有以十進者有不以十進者列位之時非皆以一位爲一名或隔兩位三位不等依次定序亦止連寫故於不以十進處作、於數目字旁以記之令見者知某數之旁有、者爲上數之單位次爲下數之首位此三者均爲橫行之式直行者亦不在此例何則直行之式某十某百某寸某尺逐數叠加一一書明故可省◎或○或、之記號橫行之數任意連寫十百寸尺等字俱删去故必作◎或○或、之記號以分別之五者之式須詳辨之入算時始不混亂今一一列之於左

定整數式 此書所用僅正字籌碼二式故定位亦止定正字籌碼二式便習此書下四條同

有題四千七百五十九入算時必改為橫行如下　正字式 四七五九　籌碼式 [籌碼]

有算得式　正字式 一三六九　籌碼式 [籌碼]　論說時必改為直行如下　一千三百六十九

定零數式 式之首位為分僅一重圈　為釐重圈右復添一圈　為毫重圈右添二圈　自絲以下遞添

有題五分八釐九毫六絲入算時必改為橫行如下　正字式 ◎五八九六　籌碼式 ◎[籌碼]

有算得式　正字式 ◎○三二五　籌碼式 ◎○|||||||||||　論說時必改爲直行如下　三釐二毫五絲

定整帶零式

有題二十四文三分九釐入算時必改爲橫行如下　正字式 二㊃三九　籌碼式 ||◎|||||||||

有算得式　正字式 四二◎五六　籌碼式 ||||=◎|||||T　論說時必改爲直行如下　四百二十文零五分六釐

定空位式　式之末位爲十尾存一圈　式中隔一位存一圈　爲百尾存二圈　隔二位存二圈　自千以上遞加　自三位以遞加

有題五千二百入算時必改爲橫行如下　正字式 五二○○　籌碼式 |||||=○○

有算得式　正字式 四○○六　籌碼式 ||||○○T　論說時必改爲直行如下　四千零六

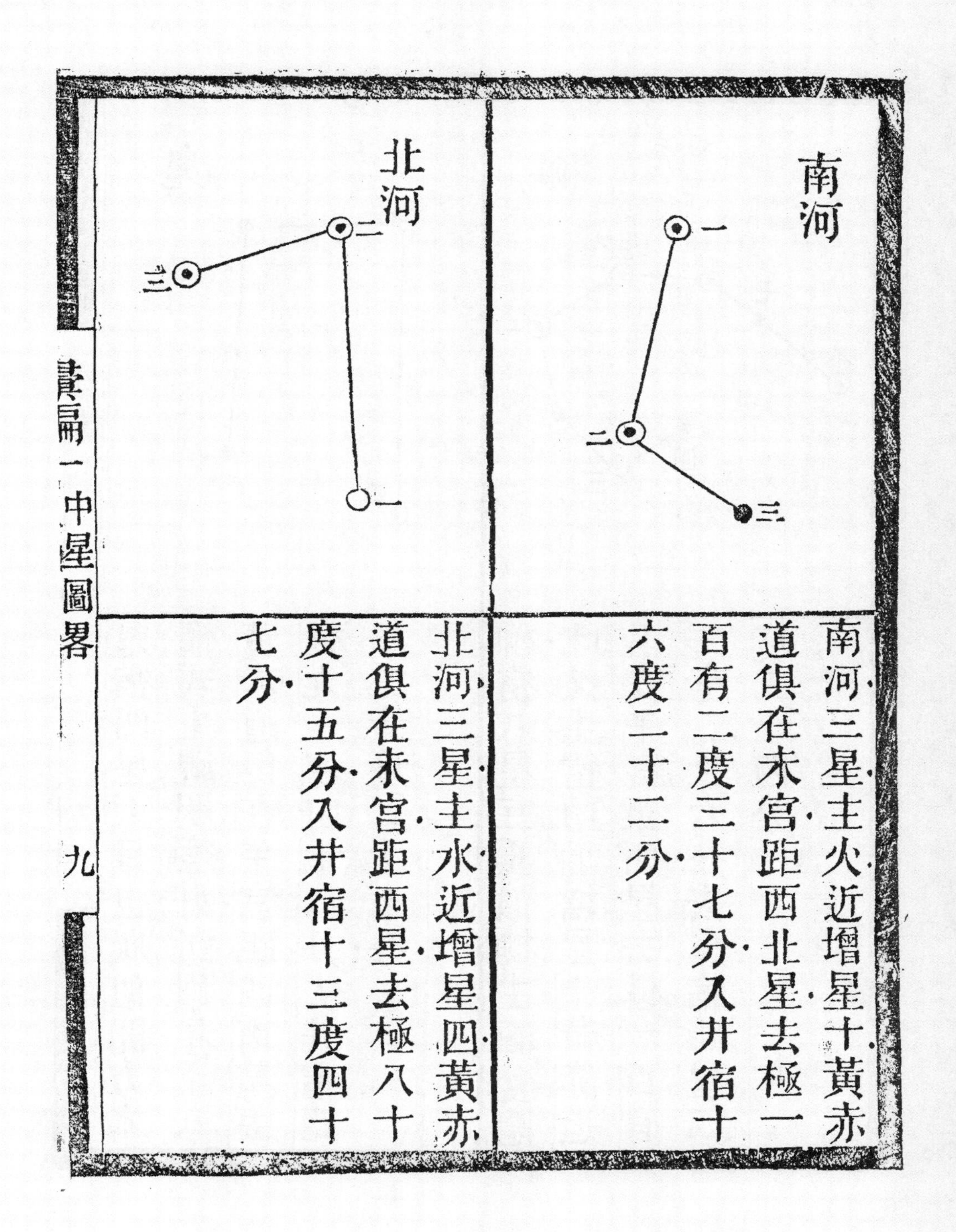

南河三星，主火，近增星十，黄赤道俱在未宫，距西北星去極一百有二度三十七分，入井宿十六度二十二分。

北河三星，主水，近增星四，黄赤道俱在未宫，距西星去極八十度十五分，入井宿十三度四十七分。

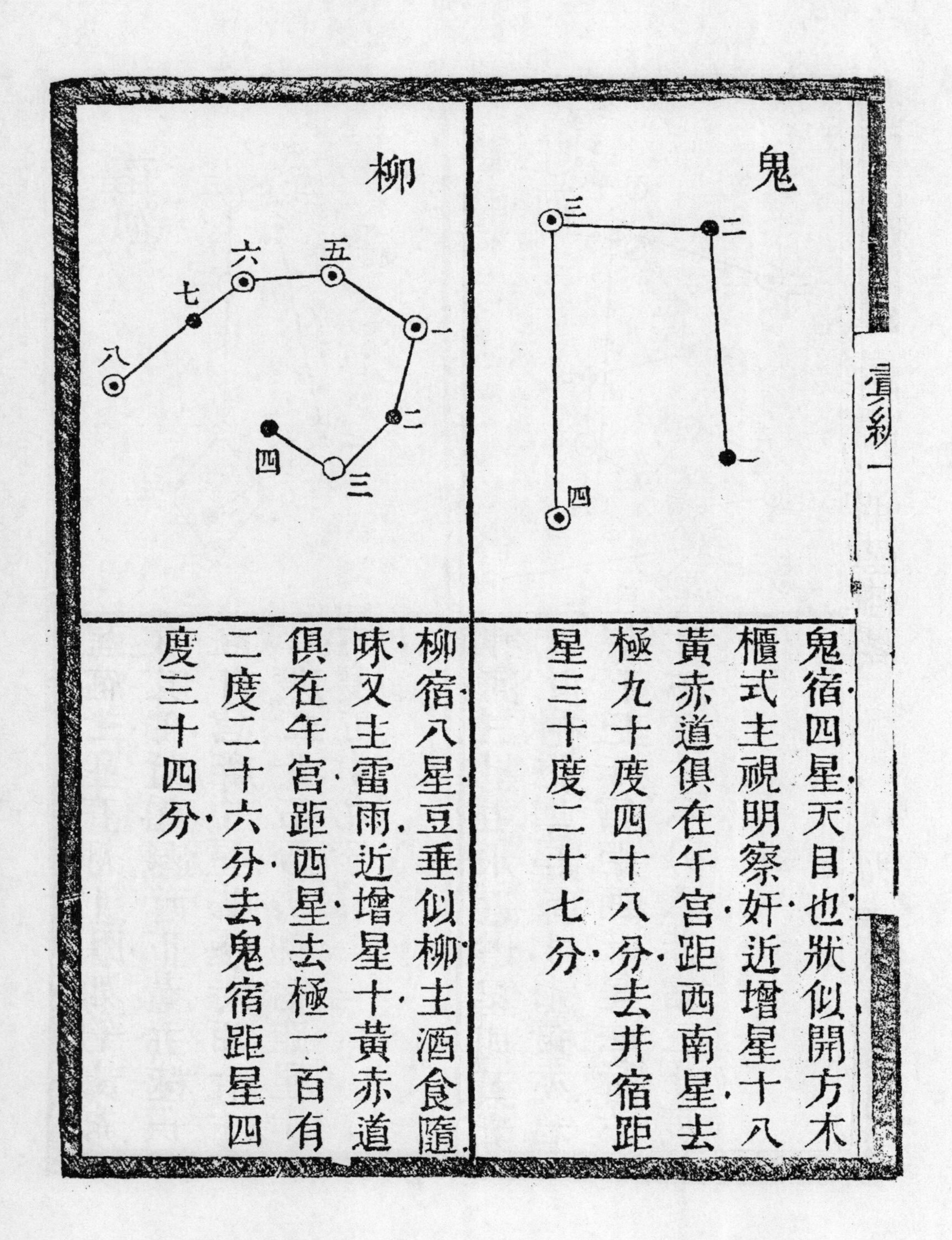

鬼

柳

鬼宿四星天目也狀似開方木櫃式主視明察奸近增星十八黃赤道俱在午宮距西南星去極九十度四十八分去井宿距星三十度二十七分

柳宿八星豆垂似柳主酒食隨味又主雷雨近增星十黃赤道俱在午宮距西星去極一百有二度二十六分去鬼宿距星四度三十四分

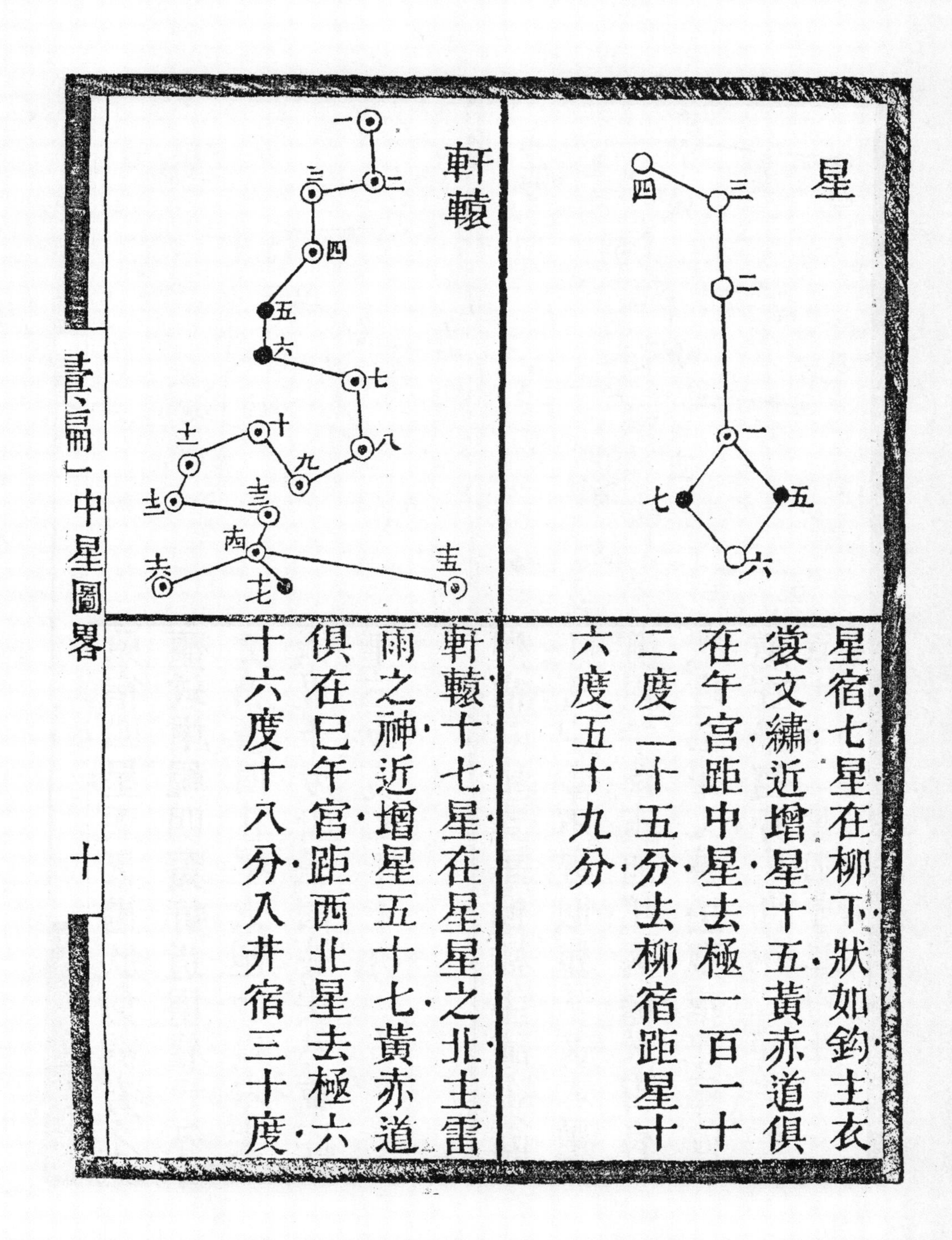

星宿七星在柳下狀如鈎主衣裳文繡近增星十五黄赤道俱在午宫距中星去極一百一十二度二十五分去柳宿距星十六度五十九分

軒轅十七星在星星之北主雷雨之神近增星五十七黄赤道俱在巳午宫距西北星去極六十六度十八分入井宿三十度

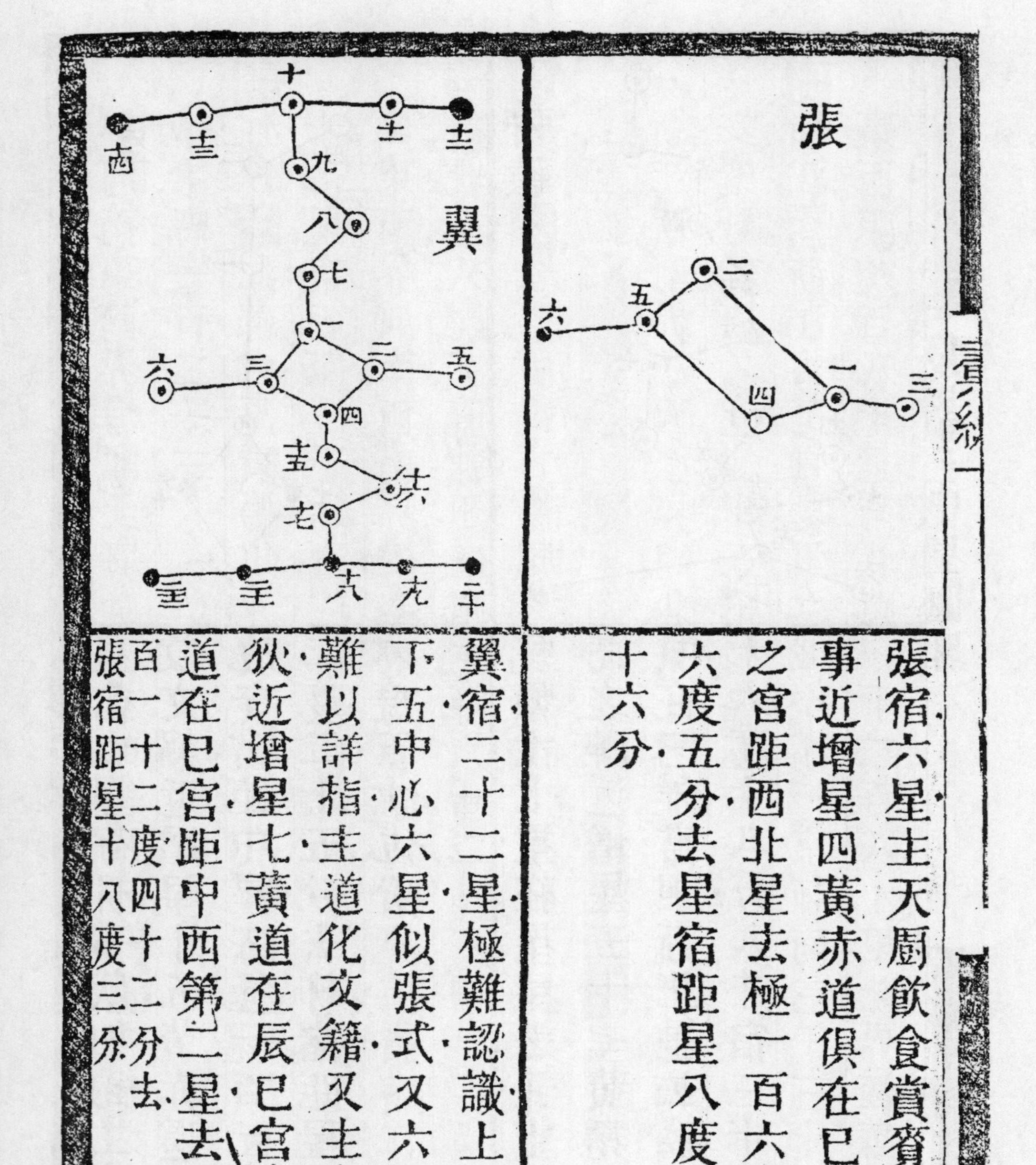

張宿六星主天厨飲食賞賚之事近增星四黃赤道俱在巳午之宮距西北星去極一百六十六度五分去星宿距星八度二十六分

翼宿二十二星極難認識上五下五中心六星似張式又六星難以詳指主道化文籍又主夷狄近增星七黃道在辰巳宮赤道在巳宮距中西第二星去極百一十二度四十二分去張宿距星十八度三分

界河南東南界海順天府駐　京師統府十一直隸州六州十七縣一百二十三

問江蘇答江蘇古禹貢揚州之域今在　京師南二千二百二十七里東西距一千六百三十里南北距一千七百里北界山東西界河南西南界安徽東南界浙江東界海省會江甯府統府八廳三直隸州三州三縣六十二

問安徽答安徽古禹貢揚州之域今在　京師南二千七百里東西距　　里南北距　　里東南界浙江西南界江西西界湖北東北界江蘇西北界河南省會安慶府統府八直隸州五州四縣五十一

問浙江答浙江古禹貢揚州之域今在　京師南三千三十里東西距八百八十里南北距一千二百八十里北界江蘇南

界福建西南界江西西北界安徽東界海省會杭州府統府十一直隸廳一廳二州一縣七十四

問江西答江西古禹貢揚州之域今在 京師西南三千二百四十五里東西距九百七十里南北距一千八百里東南界福建西南界廣東東北界安徽浙江西北界湖北西界湖南省會南昌府統府十三直隸州一廳二州一縣七十五

問福建答福建古禹貢揚州之域今在 京師南四千八百四十五里東西距九百五十里南北距九百八十里東北界浙江西北界江西西南界廣東東南界海省會福州府統府十直隸州二廳四縣六十二

問湖北答湖北古禹貢荆州之域今在 京師西南三千一百五十五里東西距二千四百四十里南北距六百八十里南

界湖南。東南界江西。東界安徽。北界河南。西北界陝西。西南界四川。省會武昌府。統府十。直隸州一。州七。縣六十。

問湖南。答湖南古禹貢荊州之域。今在　京師西南三千五百八十五里。東西距一千四百二十里。南北距一千一百五十里。北界湖北。西北界四川。西界貴州。西南界廣西。東南界廣東。東界江西。省會長沙府。統府九。直隸廳三。直隸州四。州三。縣六十四。

問河南。答河南古禹貢兗豫二州之域。今在　京師西南一千五百四十里。東西距一千一百二十里。南北距一千二百九十里。南界湖北。東南界安徽。北界山西。東北界直隸山東。東界江蘇。西界陝西。省會開封府。統府九。廳一。直隸州四。州六。縣九十七。

問山東答山東古禹貢青兗二州之域今在　京師南八百里東西距一千六百四十里南北距八百一十里北界直隸西南界河南南界江蘇東與東北俱界海省會濟南府統府十直隸州二州九縣九十六

問山西答山西古禹貢冀州之域今在　京師西南一千三百里東西距八百八十里南北距一千三百六十里東界直隸南界河南西界陝西北界蒙古察哈爾省會太原府統府九直隸州十廳二州六縣八十五又歸綏道屬廳五

問陝西答陝西古禹貢雍州之域今在　京師西南二千五百三十五里東西距九百三十五里南北距二千四百二十六里東界山西河南西界甘肅南界四川東南界湖北北界蒙古省會西安府統府七直隸州五廳八州五縣七十三

旗兵教讀

前督辦軍務王大臣會同北洋大臣奏派伍蔭樓觀察昌挑選八旗子弟駐紮天津按西國操法訓練於武備學堂之旁建設學營去冬工竣今悉王大臣在皇太后之豫園等處選得倘衛旗兵一百六十名於二月初十日派令協領等官六員由京帶領抵津經伍觀察點收後分作三隊釐訂課程日中出場操演早晚教授天算兵法等學。錄博聞報

選將剿匪

高州之石城土匪起事賊勢孔亟而信宜吳川兩縣又有亂耗譚宮保雖假期未滿乃現調在番禺石井辦理善後之鄭鎮軍潤材返省酌議率所部安勇往石城會剿。節四月滬報

礦務中止

聞杭省衢州府屬之龍游縣境內所開煤礦因無所獲相率停止。

查龍游杜山塢等處煤礦商人項雙松等於上年夏秋之交稟准集股開辦未及一載猝然中止與股諸人未獲分文利息不免吃虧太甚耳 約四月新聞報

演習鎗砲

京師神機營官兵駐紮南苑操練將及兩月本年新添夜操演習鎗砲極爲得法茲屆首夏照例於三月廿四日一律撤回俟五月仍著換班再行前往云 約四月新聞報

關稅比較表

自中日構釁後去年關稅較前年增百分之十較一千八百九十四年增百分之十五除臺灣已歸日本不計外去年牛莊計收銀十六萬八千零八十四兩新開之埠沙市僅收一千七百七十六兩蘇州收三百四十三兩杭州收四千零六十兩此三口所收之稅不過少補各口之不足耳惟上海一隅去年所收之稅較一千

八百九十五年竟增至五十萬兩茲三年各海關所收數目列表於後以備留心時事者觀覽焉

	一千八百九十六年	一千八百九十五年	一千八百九十四年
牛莊	十六萬八千零八十四兩	是歲中日構釁無收	十四萬三千三百六十二兩
天津	三十三萬一千二百零六兩	二十八萬七百零六兩	二十四萬九千四百零四兩
烟台	十萬一百九十三兩	十萬八千零七十六兩	八萬六千六百三十兩
重慶	十二萬二千一百三十五兩	十五萬七千一百二十二兩	九萬一千三百三十六兩
宜昌	十三萬零六兩	二十三萬零二十六兩	九萬五千三百六十一兩
沙市	一千七百七十六兩		
漢口	三十七萬六千六百九十七兩	三十八萬零五百五十八兩	四十一萬六千二百六十七兩
九江	二十萬四千九百九十九兩	二十一萬三千五百三十六兩	二十萬二千零十四兩
蕪湖	十三萬八千三百二十兩	十四萬七千八百三十九兩	十萬三千五百六十五兩
鎮江	二十三萬二千六百三十九兩	三十四萬一千一百五十三兩	三十三萬三千九百六十五兩

上海	二百十三萬零五百三十四兩	一百六十一萬二千六百五十六兩	一百五十一萬三千五百七十四兩
蘇州	三百四十三兩		
寧波	三十五萬八千五百五十五兩	三十二萬二千零三十六兩	二十八萬六千五百五十九兩
杭州	四千零六十兩		
溫州	六千二百七十兩	五千四百七十二兩	二千五百零二兩
福州	四十萬八千三百八十兩	三十九萬四千一百九十三兩	四十一萬二千三百五十五兩
廈門	二十五萬四千七百二十四兩	十九萬九千六百九十四兩	二十一萬六千零六十二兩
汕頭	二十八萬七千八百十兩	三十萬零二千一百三十八兩	二十七萬八千五百八十兩
廣東	四十二萬七千二百十四兩	四十六萬二千六百八十五兩	四十八萬五千五百三十八兩
瓊州	三萬零七百五十六兩	一萬七千四百五十一兩	二萬一千五百六十四兩
北海	四萬八千七百五十五兩	三萬七千九百九十九兩	五萬九千五百十三兩
共計	五百七十五萬三千四百四十七兩	五百二十一萬二千三百四十兩	四百九十九萬九千零六十九兩

錄四月商務報

波斯中興

波斯新王木則伐耳厲精圖治持下嚴諭將多年積弊剔除糧內之稅蠲免大小官員大半出於捐納一槪停捐新王持己甚嚴待民極厚內外臣工有不盡其責者立加斥責貴冑有掊克聚斂而成富者飭繳贓款歸諸府庫波斯人含冤者鳴之官府向不能一伸其曲直蓋以錢爲也茲新王命在通都大邑置肺石函准遞訟詞於其內以聽朝廷評斷約正月考查東方情形報

美國財政

美國戶部尚書呈報議院云美國財政情形截至一千八百九十六年六月三十日爲止美廷於前一年中實收各項稅銀四百零九兆四十七萬五千四百零八他拉實用諸項之款共計四百三十四兆六十七萬八千六百五十四他拉各項進款之中關稅實收一百六十兆零二萬一千七百五十一他拉內地諸項稅課共

收一百四十六兆八十三萬六百十五他拉。是年進口交稅貨物值錢三百六十九兆七十五萬七千四百七他拉。同年進口免稅貨物值錢四百零九兆九十六萬七千四百七十他拉。外國貨物內地之貨由美出口者。統值八百八十二兆六十萬六千九百三十八他拉。錄西國近事

試駛新船

俄在法定造兵艦一艘。名斯衛特蘭。竣工試駛。觀者如堵。均在船頭站立。聽候營造是船工師之指畫。船內外大小機器。靡不親講一過。按是船爲頭等巡哨船面。船身均有厚鋼葉包蓋。裝飾華美。長徑一百零一邁當。寬徑十三邁當。載重三千八百二十八噸。每點行二十一海里。馬力八千五百匹。新式大礮六尊。中等礮十八尊。魚雷筒二座。武官艙異常齊整。惟不甚寬綽。因俄武官不願將官艙造大。致兵弁在船中有坐臥擁擠之嘆也。查是船係花一千

八百九十五年十二月間興造逾稔竣工不可謂之不速試行禮成後開宴俄船主阿巴自恭作讚詞宣於眾曰俄新造之船既用法之材料又費法之人工自茲以往一自仰觀是船所掛之俄旗要當思俄法友誼敦篤之情有逾尋常萬萬俄之水師官兵駛船入法口停泊每叨法之優待寤寐莫忘故洋面若遇法船莫不鼓掌歡呼曰在法船者非俄之兄即俄之弟也本船主定自翌日起遇有佳節即行張掛俄法兩國官旗一則表盟國之威一則敦友邦之好也節正月彼得堡時報

嚴查客民

特蘭斯法耳民主國立法箝制客民自正月一號以來日有禁止入境者查驗倘屬認眞間有暗入特境者一經覺察立解出境節西正月巴黎時報

俄國軍情

德京柏靈訪事人來信云。俄國現添增水軍。擬自西一千八百九十七年起。至一千九百零六年止。共籌俄銀八萬萬盧布。為整頓水軍之用。又云現在俄京彼得堡之大船廠。造出三輪極快鐵甲。不日即可告成。該鐵甲載重六千六百三十噸。一萬一千六百零十四馬力。每鐘能行二十四英海里有奇。除各項軍器外。每艘共值俄銀二百三十三萬六千盧布。現該國有水軍一隊駐紮歐羅巴洲之波羅的海。又一隊駐黑海。又一隊駐太平洋。不日又派一隊駐北冰洋。又在俄屬之白慢海濱開立口岸。即設一鐵路由該口達至俄屬之福蘭省云。又云駐黑海之俄提督。前經出示曉諭各口之請假各武弁及管駕各員。速行銷假。以便回國操演。錄西二月字林西報

吉賠俄款

吉瓦國王每年賠給俄國戶部兵費一十五萬盧布。其末一次賠

款將於一千九百年間到期屆時吉瓦國王方可不受俄廷節制且可與布哈拉國王同享一切權利然雖成自主之國仍須俄廷保護俄廷亦將遣使前往吉瓦駐劄　錄官書局報

斐島亂由

小呂宋諸島稅煩賦重上下交困商人請西廷減稅被駁議欲趁日巡撫及神甫人等在大教堂祈禱時概行戕害有某婦請教士易簀洩其謀教士奔告巡撫重加懲辦現工役四散嘯聚鄉愚拆電桿毀鐵路抗拒官兵竟無虛日西兵搭郵船到小呂宋者絡繹不絕其中未候編伍即瓦解者亦復不少西軍之不力半由此耳　約正月考查東方情形報

德比議設德律風

近日德比兩國由安特維盆口至柏靈試用德律風以通來往信息現因議來往傳話之費意見不合德國以為不論道路遠近傳

話價値均須一律。比國則謂宜按比法章程。以道里遠近。定傳話費之多寡。自局外人觀之。若照比國與荷蘭所定德律風章程。則盡美善。如定時刻。以銀行定行情之時爲斷。時外以五分鐘爲限。時內以三分鐘爲限。若包用一月。每日可用德律風十分鐘之久。較之比德邊疆德律風章程所定時候。稍多數分。查德比邊疆前定每次傳話。不得過三分鐘。且價極昂。果能照荷蘭與比國章程辦理。於德國公務及商民大有裨益。約西十一月德國歌侖報

添增陸軍

法國兵部大臣擬加添步兵一百四十五隊。每隊五百人。并添製快礮一百尊。日夕訓練。蓋欲較德國多加步兵一百五十隊也。德國兵部大臣及各統領聞之。即趕緊將步軍所用之新式連環快礮。立即添製。費德銀二萬萬瑪士。將水師戰艦。無論新式舊式。一律安置連環快礮。加添步兵。與法相等。論兩國人數。德多於法。故

招募較易現兩國爭雄互不相下異日干戈之局恐先自德法開矣約西正月日本郵報

請闢新路

英國工師白拉克請築阿勒散得力蘇彝士印度鐵路之條陳略謂此路經由巴素剌城越波斯國南境至庫拉齒而達孟買欲求各國不致糾纏此路可由蘇彝士河對岸麻衣士等處造起經由聖地進香之路至阿加巴城穿過海喀沙漠此處興工最難不特運料維艱恐土耳其將起而阻止也由此而東尙須經過波斯地面一千六百啟羅邁當而入俾路芝國既至俾國則如入英境無異矣錄西十二月巴黎時報

總統戒嚴

美國新舉總統麥金利近離愷東城就居於基加哥城其妻母家蓋因親友以麥君得舉總統懇求差使纏糾不已麥君已收囑託

者如小差如書記兩項就鄂西育一處而言不下八千餘人查前美總統辨非而臺應選後有求差使隨至華盛頓京城者辨非而臺未能一一安插終爲基都所刺今麥君雖移居基加哥城仍未能安如泰山因令衆包探嚴加防範以備不虞錄西十二月巴黎時報

越南弊政

法蘭西所治越南一境政令甚苛凡客初至無分良莠例必押進新客亭查搜行李傾囊倒篋任其所爲俟開鎖稍緩每受鞭責繼往新客衙門察言觀色度量身材報以名姓年庚住址並點印指節紋多方留難恆致延緩數天始能完畢其律例亦輒次變更終無一定居其地者宜自知防檢偶有大意必墜牢網更須繳納身稅向例每年取民十元零九占今又增至十二元五毫西歷本年正二月應一律償還換領新照若爲稽延捉去置囹圄滿期則逐

歸原籍。然則欲遊是邦者。不可不知也。錄二月申報

整頓水師

東京報云。水師者今日之要圖。欲振國勢而威列邦。舍此別無他策。故整頓水師爲言時務者第一義。東京水師學校現添傳學生四十九名。原額二百七十三名。除請假告退者。尚餘二百四十一名。其中才堪造就。學藝精通者實不乏人。已膺保都司者四十一名。大副者八十名。機器師者十一名。幫機器師者四十九名。均經派在船練習。以資閱歷。日本兵燹以後。所有水師員弁。尤爲器重。於海防事宜。亦極講求。其膺不次之遷者。百有七十餘人。學校陸續添設者二十餘處。並聞各學校按年添傳學生一百名。當一千八百九十四年。統計日本船隻僅載重二十一萬三千九百二十五噸。現則增至三十三萬九千七百二十四噸。本年又仿泰西式建造輪船七百四十五艘。帆船七百二十二艘。錄西十二月日本

稅則新章

美國議院民主黨議定稅則章程向日按價抽稅今改爲按觔兩抽收羊絨布絨及鉛片等物稅餉均較前加增羊毛木料雞子向會免稅現仍照章輸納　約西十二月德國歌侖報

俄國度支

俄國豫算本年度支尋常進項十三萬一千八百三十六萬六千四百九十五盧布尋常出項十二萬八千四百八十五萬八千八百六十二盧布進項較出項多三千三百五十萬零七千六百三十三盧布又有臨時出項一萬二千九百十一萬二千一百九十六盧布臨時進項一萬二千五百萬盧布其進項不敷則以尋常進項所餘及戶部豫備金補之臨時出項中有西伯利亞鐵路費六千四百五十萬盧布其餘鐵路費三千三百五十萬盧布按本

年尋常進項較去年加增七千八百八十九萬四千八百盧布。出項加增五千三百七十七萬四百四十八盧布。現擬改變幣制。廢銀貨而用金貨焉。錄二月日日新聞東報

阿部礮臺

連祺野者。阿比西尼亞王親信之人也。近奉諭在邊地緊要處。酌修礮臺數座。以固邊防。錄正月本司寇新聞報

箝制客民

十五號倫敦晨報接華盛頓電云。美國上議院紳士羅傑。擬有新例一條。凡外國人之遷居來美者。必須操本國語言。美國律例。至少能誦五行。始准上岸。否則無論貧富。一概由公司發給船資。令回原籍。錄西十二月巴黎辯論日報

陸軍新章

日本兵部大臣。擬定陸軍各學堂章程。分上中下三等。武備陸軍

學堂及武備院俱按新章辦理章程列後　一凡娶有妻室者除准入外科及醫獸院學習外不准投入武備各堂　一凡本人或其父兄有欠人各債未經償還者不得入堂　一凡身染嗜好被人控告有案或曾犯罪遇赦者一律不准入堂　一凡舉止佻達心術不端及自暴自棄之流雖經入堂亦必斥革　一凡上等陸軍學堂共選六百人中等陸軍學堂一百五十人下等陸軍學堂共六處每處五十人習礮學堂一百七十六人　一凡上等陸軍學堂各生自十八歲起至二十三歲止中等陸軍學堂各生自十六歲起至十八歲止下等陸軍學堂各生自十三歲起至十六歲止內科醫院各生將來充當軍營醫士者自十二歲起至二十八歲止外科醫院各生自二十歲起至三十歲止習礮學堂各生自十八歲起至二十五歲止武備雜藝學堂各生亦自十八歲起至二十五歲止身材長大必以日本五尺爲率其下等學堂各生則

四尺五寸亦可。一凡各學堂學生。除現在軍營當差外。均需照相一紙。將姓名籍貫年歲塡寫於後。送呈各堂總辦。以憑考試時對驗。所有考試學生各題。預行擬定作爲定章。亦列於後。一考試上等學堂各題。係中日文論代數幾何本國及各國地輿化學格物。均繪圖形。其有精於外國語言文字者。均聽其報考。一考試下等學堂各題。係背誦本國書籍。作本國文論。其地輿格物等亦稍繪圖。并試以尋常算學。錄西正月日本郵報

[illegible]八水師軍費

西歷一千八百九十五年至一千八百九十六年。各國水師軍費。開列於後。英國水師軍費一千八百七十萬零一千磅英銀。法國一千八百十一萬四千六百四十八磅英銀。俄國六百一十萬零二千六百一十二磅英銀。美國五百零七萬三千三百六十五磅英銀。德國四百八十一萬五千一百二十五磅英銀。意大利國三百

七十一萬三千五百六十九磅英銀，日本亦增至一百一十二萬七千九百七十四磅英銀。錄西十一月倫敦郵報

英人墾荒

英電言非洲脫蘭寺罰爾界外與英屬地相距處中隔一大荒地，他國覬覦日久，向在是處服官之英人絲緹絲才高識廣，深恐英落人後，因請設立墾荒公司，英廷許之，照例給予文憑。按脫蘭寺罰爾即特蘭斯法耳。錄十二月萬國公報

法國陸兵步法

一千八百九十七年一九號法國兵部議准將步兵急步度數每分鐘須行一百二十至一百三十八步，每步以長七十五桑的邁當爲率。查一千七百九十一年八月一號核定步兵每分鐘尚行一百步，每步以六十五桑的邁當爲率。法皇杷納百脫朝將緩步之例概行除去，凡操演時出隊歸隊皆須遵急步度數行走。拿破

崙開操時雖聚眾至數千萬人之多亦必令行急步後復諭令自一千八百三十一年三月四號始武備學堂皆須習行急步每分鐘以一百三十步爲率不必入營後始遵此例然步隊中甚難合格一千八百六十一年二月十三號始更前令凡急步每分鐘當行一百十步每步長六十五桑的邁當後復加長每分鐘當行一百十五至一百二十或一百二十八步每步長七十五桑的邁當是爲適中之數 約西十二月巴黎時報

法國馬兵步數

法兵部大臣皮有答某紳士曰德國以步計不以尺計德國一步實抵法國七十五桑的邁當按德國一里合有七千五百邁當現在眾人皆謂德國馬兵每分鐘可行五百六十邁當乘七十五桑的邁當祇有四百二十邁當也前數年法國馬兵每分鐘祇行三百四十邁當自議定加長至四百四十邁當後可與德國馬兵並

駕而齊驅矣。約西十二月巴黎時報

瑞士新章

瑞士國新定官員議處章程現交各省會府縣議並詢及百姓以定可否。可者三十一萬九百九十人。否者七萬七千一百六十九人。約西十二月德國三日單報

教友當兵

君士但丁來電云。近因土疆不靖大教院定章所有教中執事亦應一律充兵。一面派人勸導教友同仇敵愾。錄正月彼得堡時報

洋務摭聞卷二終

同文館課程

總理衙門同文館課程八則照錄。首年認字寫字淺解辭句講解淺書。二年講解淺書練習句法。繙譯條子。三年講各國地圖讀各國史略。繙譯選編。四年數理啟蒙代數學繙譯公文。五年講求格物幾何原本平三角弧三角練習譯書。六年講求機器微分積分航海測算練習譯書。七年講求化學天文測算萬國公法。八年天文測算地理金石富國策練習譯書。館中考試有月課季考歲試之分。歲試於封印前舉行。月課季考二日畢事。提調總教習等監場。歲試三日畢事。總理衙門堂官監場。月課例給花紅銀三十二兩。季考例給花紅銀四十八兩。歲試例給花紅銀七十二兩。夏季增加漢文課。每月給花紅銀八兩。歲試季考則酌量課業之進退。而增減其薪水。大考每屆三年舉行。優者保升官階。次則記優留館。劣者除名。節新聞報

俄國伯利省設立武弁華文學堂

俄國武弁舊有學習東方語言之議。今伯利省統領駐防軍營某君量加推廣。即在該省設立華文學堂。肄業者皆營員也。擬自一千八百九十七年起至九十九年止。學中功課以練習中國語言爲第一要義。口傳心受。即在營中舉行。其綜稽文事講求武備各事宜。責成副管帶某君辦理。所有堂規概與教習秉公商訂。聘請東海濱總督衙門文案繙譯多布羅威多福君爲華文正教習。另聘華人副之。月薪二十五盧布元。由營發給營官學習華文共分三期。第一期自一千八百九十七年正月初七日起至五月初一日止。第二期自是年十一月初一日起至次年五月初一日止。第三期自九十八年十一月初一日起至九十九年五月初一日止。學堂每班。不得過七人。如多須分班教導。應由該管官員擇其情願來學者挑選。名冊留營存查。現訂星期一周。就學三次。每班教導兩點鐘均於武官公餘交課每屆期滿由總辦考查以覘造就考取者准於下屆接習經費自備惟一切入門指南各書則由官購備用但入學諸人無論已否畢業均不得別尋門徑俟有成效方給文憑奉差入華焉錄五月時務報

藏書卷數續志

中國書籍之富首推四庫全書餘若鄞縣之天一閣吳中之玉柱樓常熟之汲古閣現今湖州之陸氏亦皆堆滿芸編所雇抄胥日數十人海外各國藏書首推奥斯國中書樓得五百七十七座書籍五百四十七萬六千册次爲法蘭西計書樓五百座書四百五十九萬八千册意大利書樓四百九十三座書四百三十五萬册普魯士書樓三百九十八座書二百二十四萬册瑙威書樓一百六十九座書一百三十六萬九千册英吉利書樓二百座書二百八十七萬二千册俄羅斯書樓一百四十五座書九十五萬三千

冊。此皆公家之書。私藏者尚不在此數也。聞巴黎大書院之書。有二百零七萬九千冊之多。伯靈京書院。亦得七十萬冊之多。當羅馬强盛時。國中書樓得一千一百餘座。儲藏二千餘萬冊。今羅馬華隸剛大院。尚有手鈔書籍二萬五千冊。近法人某甲。創議欲集資本九百五十萬佛郎。以一百五十萬造書樓一所。七百八百萬購辦天下書籍。出租人看。亦一大觀也。節四月商務報

熊編修亦奇條議大學堂課程

暴秦以降。先王之道存。而先王之法亡。亡之中傳之西。西人拾之。又從而精進之。故其國政與教。外道其所道。道無足觀。而法我之法。法乃轉勝。通商立約以來。彼不解取我之道。以益所本無。我轉得採彼之法。以還吾固有。以道御法。法行道行。彼法先來。吾道終往。全球大一統之規。將基於此。夫道一而已矣。法在下為藝。在上為政。前擬官書局。設一新學館。開風氣。育人才。不過粗引其端。因

而擴充之。非廣設學堂不可。學堂者。以吾道爲體。以我法參彼法。兼藝與政爲用者也。古之爲民者四。曰士農工商。今之爲民者五。增其一曰兵。士不必能爲農工商兵。而不可不通農工商兵之學。農工商兵不必能爲士之學。而不可不專學其學。顧其始効皆必原於小學。請爲小學設二科。選子弟聰穎者入之。曰音訓。中國六書兼及各國語言文字。學所由入門也。曰測算。中西算學。兼及天文歷法。律度量衡。學所從措手也。士者。農工商兵之耳目。亦農工商兵之樞紐也。士之學爲大學。請爲大學設二科。選子弟小學有成尤聰穎者入之。曰格致。水火光氣聲力化電。無不該。所以學爲藝。備農工商兵之用也。曰政治。職官賦稅典禮法律軍政郵政工程交涉。無不具。所以學爲政。制農工商兵之宜也。有士斯可有農工商兵。農工商兵之學。不曰大學。曰專學。請爲專學設六科。選子弟小學有成。性有所近者入之。農者工之本也。農有科二。曰種植。

因天時。察土宜。盡人事。地上之利無不興。曰礦石。明相度。善開采精熬鍊。地中之藏無不出。如是而工有所資矣。工者。農之委。商之源也。工之科一。曰製造。化果穀爲酒錫。變絲麻爲布帛。易金木土石爲車舟宮室器用。機栝有必精。工力有必省。如是則農有所授。商有所因矣。商者。農工之流也。商之科一。曰轉運。公司以厚其資本。銀行以通其有無。汽船火車以捷其轉輸。電報信局以神其消息。利權有必攬。利源有必擴。如是而農工有所通矣。兵者。農工之衞也。兵之科二。曰水師。外洋內港。風潮沙礁有必詳。兵船礮臺雷彈機輪有必習。曰陸師。馬隊步隊槍隊礮隊工程隊。奇正分合有必熟。攻法守法進法退法安營法。疾徐隱見有必嫻。如是而農工商有所保矣。大學士所獨也。小學專學士農工商兵所同也。凡三學六類十科。科設一堂。堂爲若干齋。齋分若干事。綱舉目張。鉅細必舉。或兼或專。因材而篤。毋掛漏。毋雜糅。毋作輟。毋疲躐。復爲總堂。日集十堂之秀。講明吾道。綱常名教之大。修齊治平之全。求其所當然。及其所以然。濡染而薰陶之。優柔而饜飫之。託始京師。推行各省。師師濟濟。不可勝用。以道御法。法行道行。彼法先來。吾道終往。三年而國勢振。十年而國體尊。數十年百年而爲大國師。爲萬國主。全球大一統之規。舍是其將焉往。彼芒芒然謀富於商。不知求之農工。皇皇焉責强於兵。不知求之士農工商。舍本逐末。顧此失彼。蒙誠不識其可也。若夫節目之繁猥。條理之縝密。非尺幅可終。今姑從畧。

一西學須從語言文字入手。兼習圖算。是爲第一級課程。蓋不通文字語言。則無由讀書。不習圖算。則天文地理格致諸學。皆無由入門。故西洋蒙館。無不以作事繪圖筆算心算等爲初課也。

一語言文字。雖不必遠尋希臘羅馬古文。而英法德俄。四國之文。不可不備。論西國通人。無不兼通數國。今各學生問津伊始。難責以兼人之量。只可各占一科。

一自各國通使往

來。又有貿易交涉。凡爲士商者。不能不知地球大勢。及他國盛衰强弱之由。故西人教初學。必以地球圖說及各國史乘爲先。盡人所當共知。二者不可偏廢。今亦仿用其例。定爲第二級課程。一多識於鳥獸草木之名。古人詩教則然。西人有植物動物等學。亦同此意。不但識其名。更當盡物之性也。此二學最淺顯。當爲第二級課程之附。　一格致化學爲養民富國之本。公法條約爲睦鄰禦侮之本。定爲第三級課程。令各學生分途學習。以成專門名家。一人皆戴高履厚。焉可不知天地。通天地人爲儒。亦古人之志也。故天學地學。亦足爲第三級之課程。期其專精一學。　一天學與算學相表裏。算學與格致諸學相表裏。凡算學由淺入深。自初學以至成材。其用最廣。其功不可間斷。須參合中西。故洋漢兩課並及之。　一地學有考地形者。有考地質者。地形之學。輿圖是也。已載第三條矣。地質之學。兼金石質言之。實爲農學礦學之本。與格化諸學亦相爲表裏。　一農學礦學商學固以算格諸學爲本。然西洋近來已各設專科。今當仿行之俾爲格化學及算學者各專一門。以底實用。　一製造一科。凡深於測算格致者自能知之。不復列爲專門。　一以上課程。雖以西學爲主。務令簡約可行。不復盡拘西例。故道法醫三大科。在西洋大學中最爲專精切要之學。茲弗遑及。　一此論課程大概。其詳細節目。俟延訂教習後再當斟酌盡善。　附武學　一有文事者。必有武備。前數條論文事詳矣。宜更設武學與文學。分院練習。　一武學以陸軍水師爲兩大宗。其課程節目。俟延訂教習後再議。　一船政學堂本係專設應在近海之處。凡造船行船諸法。不但行軍兼資通商。於富强最有關係。今姑附於武學。俟後再行擴充。　一電綫鐵路等本各有專設學堂。今亦附於武學以資考究。　學規十條　仿照天津育材館成例。　一每日上午八點鐘到館。下午五點鐘散館。不得遲來早去。一每日習漢文四點鐘。洋文四點鐘。午膳一點鐘。一所有課程教習。分班排定按序肄業毋得儳越。一師道宜尊。請業請益。皆當起坐見教習禮貌必恭毋得簡傲。一肄業之時各宜專心壹志。其互有質疑問難之處在所不禁。惟不得閒談笑語。親友亦不得來訪交談致荒館政。一諸生每日功課畢後散學。及每月放學之日。息游原所不禁。惟切須自加防檢毋得蕩其心志致肄業不能專進。一讀書行己。二者交修。諸生來學毋得矜奇立異以世俗浮僞之習爲戒。立心行事力趨篤實。相期遠大。人貴自立毋待煩言。一每月逢星房虛昴日放學一日。夏月入伏日起放學二十日。十二月十六日起至次年正月十五日止放學三十日。此外概不得曠學。一洋文所需書籍筆墨紙張各件由館中供給。漢文所需書籍各件由諸生自備。一館中所備各種書本。祇准在館閱看。不得攜帶出外。錄四月集成報

紐約農務彙述

紐約農人報云種山薯之地宜先種丁香一年然後加肥腴之田料至種薯時以赤緣開水浸其種斯年年得薯必圓大而多也又種蛇母子法須得寒暑之宜又須察其田土肥瘠瘠則加以田料生長自易四五月發苗鋤其雜草田土須極軟膩宜時時細鍊冬時蓋以不稈或別草亦可果熟之時採摘亦須小心又云雀麥穀多生班點而不實法以濃鹹水置於桶將麥種浸而攪之撈起鋪於馬房地上和以石灰既和宜即落田惟必以手撒布乃勻如此則麥自無班點也又云植物多被蟲害須以猛藥殺之凡最細嫩之苗用煙葉煎水淋之若麤樹根被蟲傷將樹根處掘地三尺埋以炭硫其蟲即死至李樹以水火油鹹水治之桃樹以鉛化水治之蓋此物不得傷其葉也又云輕四淡養硫養三與內養淡養五二物皆含淡氣極多人咸以之肥田惟未能別其優劣耳有許多

不稼果蔬須輕四淡養硫養三之一百分始能敵內養淡養五之九十分此說極爲有理凡苗初發芽時易受輕四淡養硫養之所傷而內養淡養五雖傷亦不甚也溺水能助植物生發但芽旺時不得太濃濃則反有害焉又云魚爲田料上品以其含淡氣養質甚多惟欠輕質若以海水或淡水之魚入泥砂中卽變最上田料現有砂泥田料製造公司採魚造料用者咸稱美品云

種植之事雖恃天時尤在人力同此土田同此樹藝而收穫之多寡不同由農功之精不精也西人講求種植不遺餘力先考土性之原質次辨物產之所宜徐及澆壅諸法幷治穀蟊木蠹之害務欲各盡地利各極人功所以物產贏餘一畝無異數畝之用非農功之精曷克臻此中國東南各省尙有講求種植之法西北沙漠之區半爲荒棄誠能逐爲開墾敎以種植之法務使野無曠土農不失時則富國之謨莫先於此矣節商務報

演放暗礮

英國軍報第三號云。英國近在波爾次芒。試放水底暗礮。其法係用阿木司他郎大礮一尊。俟潮退時。安放海口沙灘上。迨至潮漲時。海水高過礮身六尺。在礮前面置二十一寸厚之木墻。墻後置三寸鐵甲船。同時洞穿。燃礮時。係用電氣引燃。現試驗有效。咸謂戰事用以防守海口轟擊敵船。甚爲合用。約德國三月軍報

彈子新製

有法國官一員。新創彈子。以一層薄鋁質爲壳。又以紙團爲心。以之代常彈子。中敵既多。而能傷命。現在奥國軍務處試用云。錄知新報

考求銅質

倫頓商務報云。有機器師。窮出新法。以五金參於銅中。使金與銅各半。用以鑄各式銅器。必能精美。至製電亦用銅。方能成。而銅有

參五金者更妙．有製電師名壓地成者．曾造一機器試用．謂其銅甚適用云．錄知新報

水機妙製

西人於機器一道．精益求精．茲據西報載稱．冥骨智勝君現在英國製成穿地取水機器全副．呈奏英皇請予憑據．已蒙國家准給．聞冥君所製機器．簡便敏捷．與各式不同云．錄福報

以草製磚

有名奄未士者．以湖草製成方磚．爲砌街道之用．此草加松脂桐油濕透．以模壓方磚．厚六英寸．闊十四英寸．長二十一英寸．更以鐵脩細之．每一方尺之磚．重可四十磅．輕重任意．爲之蓋將此物鋪於街道．趨步無聲．而伸縮有力．且不覺有寒熱之變．保其五年不壞．嘗有數處試用之．皆以爲適用．此草沿海皆有．並非貴品云．錄集成報

法國絲稅

日本駐法國禮安城之領事也馬大致電於日外務署．謂法國議政局現擬將入口絲綢貨物增抽稅餉另議條款鼓勵法商販運法國絲出口給以一定利權．所議兩事法甚爲歡悅云錄新聞報

湘省電價

湘省電綫已於上月念八日與鄂省武昌局接通．卽於是日開局．照章送報三天．所有各處寄電價目　凡同省各局往來每字洋一角．至湖北一角三分至陝西四川江西．一角六分．至山西甘肅安徽廣東貴州．一角九分至直隸江蘇福建廣西雲南新疆．二角二分．至盛京山東浙江．二角五分．至吉林河南．二角八分至黑龍江．三角．一分至北京．二角七分．洋文均加倍．各省通衢市鎭均設有電局．地名不及備載．價目俱視省城．如無電局之處．亦可就近專差遞送．加力照章寄收．來往各報如須本局譯碼者．則須另加

譯費云。錄新聞報

京南鐵路得利

京津鐵路接至看丹村。抵蘆溝橋爲幹路。近又在看丹村分支斜向東北。從草橋北直抵柳村。由柳村至永定門。僅二里許。此爲另一火車支路。近日俄使由津到京。即從此路火車而來。京內旗漢各官民。以鐵路爲罕見之事。爭往搭車觀玩。不可勝計。凡客從永定門火車至看丹村。只需錢二十文。約二十餘里。兩刻可到。若折回則只取半價。以故火車棧利市三倍。或云不十年而本利儘可收回云。蘆溝橋西至宛平房山縣之鐵路。已經盛杏蓀太常批准著某甲領憑照議興工。月內將行開辦。此條鐵路爲直達宣化府之嚆矢。以宣屬西山之煤窿太可轉運。有此鐵路用機器取煤。出煤之數必多。轉運又便。煤價之賤可計日而待。且張家口皮貨蘇姑絨氊等。亦易於行販。誠一舉而數善備焉。錄益聞錄

蘇州日本租界章程

第一條　中國允將蘇州盤門外相王廟對岸靑陽地西自商務公司界起東至水滌涇岸邊止北自沿河十丈官路外起南至採蓮涇岸邊止即圖內紅綫所劃之處照豎界石作爲日本租界至沿河十丈地面一層官路四丈在內暫作懸案但中國允日本人民任便往來行走上下客貨繫泊船隻並聲明不得在該地面上有所建造將來倘允別國將沿河地面列在居留地內日本亦當一律辦理　第二條　界內道路橋梁以及巡捕之權由日本領事官管理其道路橋梁今議由日本領事官設法造修與中國地方官無涉但照圖內所劃應設道路之外若另開道路凡於彼此人民水利有關之處須與地方官妥商辦理　第三條　界內地基祇准日本人民租賃但華人願在界內居住者准其租屋自行貿易營生至於品行不端無業游民曾經犯案不安本分之華人

及擾害租界行同無賴之日本人概不准在界內居住違者即行驅逐不許逗遛倘再故違由該國應管之官懲辦其界內居住之華人凡有詞訟案件及中國地方官應辦事宜務照上海租界洋涇濱會審章程辦理中國應在界內設立會審公署 第四條 界內地價每畝議定租價洋銀一百六十元自蓋印之日起十年內不得漲價十年後則應照界內鄰近公平價值租賃租主業主均不得阻撓抑勒 第五條 界內地稅每畝年應完納稅錢四千文但從蓋印之日起十年內每年每畝只能完納稅錢三千文十年外則每年每畝應永納稅錢四千文其完稅日期每年限定華歷正月十六日起至三十日止此十五日內各租主須將該年應納之稅如數措齊照上海各國人完納之法辦理但公用之道路橋梁井溝等處不納地稅亦不准一人二家租賃 第六條 凡租地時須稟請日本領事官將承租人姓名以及欲租地若干

畝照會中國地方官派員會同踏勘該地有無窒礙始能出租並俟其交清租價及一年地稅地方官應繕租契三紙除一紙存案外其餘二紙函送領事官蓋印一紙交該名收執一紙存領事公署以便查考租妥後令租主自立界石再界內地段每人至多祇能租六畝至少亦須租二畝倘有須租至六畝以上者應先具情稟請領事官領事官乃照會地方官核辦 第七條 凡租地必須租主或代理人居住經營若有不得已事故非轉租不可之時須先稟請日本領事官查明照會中國地方官存案方准換契轉租以便查考 第八條 凡租契以三十年爲限滿限後准其換契續租以後永照三十年一換起之例換契時租主應稟請日本領事官咨照中國地方官更換不得再給租價以及別項費用倘滿限不報者應由地方官通知領事官傳諭該名若逾兩月仍不呈報即將該契註銷以便稽查而有限制 第九條 界內房屋

應當遷讓之時中國地方官相助辦理至於墳墓地方官極力開導遷移其於墳墓多處則應由地方官築牆圍護以免踐踏再界內未經日本人民承租之地應聽憑華人照常耕種以免失業

第十條　界內不准建造草房以及板項等房致易引火貽害他人倘違犯者立即禁止勒令拆毀

第十一條　界內不准收藏火藥炸藥以及一切有害人身家性命財產之物倘有違犯者各按本國律例辦理倘因工作必須應用炸藥等物須先開單呈報日本領事官由領事官先行通知稅關查驗明確方准起岸待起岸後應有一定收藏之所並應速用完不得任意各處貯藏或久若不用若有此等事故應由領事官責令該名遷移界外以安閭閻

第十二條　日本領事官應與中國地方官籌商界外一僻靜空曠與居民無礙之地自行向民租賃作爲日本人葬墳之所其地丈尺以十畝爲率倘將來不敷隨時與地方官妥商擴充

第十三條。嗣後蘇州別國居留地。倘中國另予利益之處。日本租界人民亦須一體均沾。第十四條。其餘瑣碎事宜未及備載章程者。彼此另行照會存案。以上各條。係兩國委員各奉政府命令和衷商妥者。應繕漢文日本文各二紙。彼此校對無訛。署名畫押各執二紙。俟上憲全旨批准後。方能蓋用官印照行。以昭信守。光緒廿三年二月初三日。明治三十年三月初五日。錄申報

經費支絀

中國鐵路。自歸盛太常督辦以來。事經數月。仍無著落。皆由籌款無出之故。前擬向美國借款。而抑勒過甚。始言包辦工料。繼言永分紅股。皆強人所難。頃聞已定向英商某借二千萬兩。利息則四釐半。借券則八扣云。英商又言除借此款外。他日修南幹路如粵漢等處。仍須向彼籌借。又有比利時商人某亦願照四釐半八扣之說。可借數千萬云。頃盛太常入鄂。與張香帥商議此事。一俟返

滬後·當可定局矣·錄知新報

鐵路行程

津京鐵路·雖已修至馬家堡·惟現在由天津來往之客商以及各項貨物·至豐莟爲止·尙未能直達·該處至豐莟火車開往天津者·每晨七點鐘二次·十二點鐘二刻一次·四點鐘一次·共開三次·馬家堡一帶·亦能來往·因石子尙未整好·故每日只能運料·不能搭人·惟前次俄使到京·則直達馬家堡·錄新聞報

增設碼頭

江西福康公司·創開內地小火輪船·自去歲六月稟辦以來·先於省城九江吳城三處·設立碼頭·每逢二五八等日駛行·並拖帶船隻·其他各處碼頭·尙未開辦·蓋因河道淺狹·擱礙難行之故·刻聞已經專人至滬·購買疏河機器·運至江垣·次第開濬·是以該公司於吉安府屬設立碼頭一所·大約四月左右·當可竣事·他如饒州

府及樟樹瑞濱各口岸、不日亦當開辦矣、錄集成報

銀行議駁

盛杏蓀京卿創辦中國銀行、所擬大概章程、內有四條聞經總理衙門戶部議駁、一報効國家保護維持之利益須提五成、二該銀行只准滙兌銀兩、不准再奪別行生意、三收存商股銀一百萬兩、須先交存戶部七萬兩、方准開用銀票、四擬領生息公款、須先儘戶部存放、倘國家有急用、官銀行須竭力擔承、照滙豐例不得推諉、錄博聞報

驛務章程

香港驛務司擬定遞寄信件章程、第一款自西二月初一日起、凡在港華人寄往以下各埠信件、均須彙齊送到驛務署代寄、計開北京　天津　牛莊　煙臺　重慶　宜昌　沙市　漢口　九江　蕪湖　鎮江　上海　蘇州　杭州　甯波　温州　福州

廣東 海口 北海 龍州 蒙自 第二款所有信件須用布袋載入細紮堅固外面寫明寄某處某信館每袋不得重二十五鎊第三款凡自香港寄廣東信件每重一安士寄費四仙士袋重於寄費照除第四款每布袋外繫一牌一面寫明寄某處信館一面粘貼信票按每安士申華權七錢二分其信不過半安士寄費折半 錄倫敦郵報

鄂布價值

鄂省官織布局所織之布較外洋運來之布不惟厚重而且緊密現下價值如牌名天字者每疋三兩二錢五分地字每疋一兩三錢五正頂每疋三兩四錢五頂號每疋三兩三錢五 錄新聞報

商務叢談卷二終

數五百兩者入於秋審情實辦理、不及五百兩者、均入於秋審緩決、再限四箇月勒追、限外不完、永遠監禁、全完、實發雲南兩廣極邊煙瘴充軍、其侵蝕之數、未逾一百二十兩者、亦照竊盜律計贓分別治罪、仍依限勒追、初限全完、減二等發落、再限全完、減一等發落、不完、卽行實發、倘有奸民奸商僞造官錢局蓋用印信錢票、除審有私雕假印關防係軍機錢糧等弊者、仍照本例問擬斬決外、如僅止誆騙財物、數至十千以上、爲首者擬斬監候、爲從杖一百、流三千里、其不及十千、爲首雕刻者、杖一百、流三千里、爲從及知情行用者、各減一等、如此嚴定科條、定可永昭法守、而臣等竊以爲懲治於事後、究不如詳愼於事前、官錢局旣設、局外之僞造、及局內之侵蝕各弊端、如何嚴密防察、應請　旨飭下各該督撫等、愼選廉能之員、認眞經理、不令稍有流弊、並將該員紳銜名、先行報部立案、倘有營私舞弊之徒、事經發覺、卽行照章治罪、毋得

稍有瞻徇致茲流弊所有臣等遵 旨議奏緣由伏乞 皇上聖
鑒謹 奏

奏覆洋商改造土貨應籌抵制摺 總理衙門

奏為遵 旨議奏事光緒二十二年十二月十七日軍機處交片
本日給事中褚成博奏洋商改造土貨請 飭籌抵制一摺軍機
大臣面奉 諭旨該衙門議奏欽此欽遵鈔錄原摺交臣衙門查
原摺內稱上年與日本定約准在內地改造土貨各國援照條約
皆可一律仿行從此華人自有之利權盡歸外人掌握查改造土
貨莫大於絲紗兩宗絲銷外洋皆由內地運去紗銷內地反自外
洋販運如悉就內地改造則工價較廉獲利自鉅日本請於蘇杭
設埠其注意不外乎此即西人乘機奮起其肯綮亦不外此若不
設法抵制勢必喧賓奪主絕我生機上年署兩江總督張之洞深
知繅絲為織綢之本紡紗為織布之本因先於蘇州鎮江南通州

無錫金匱等處勸諭紳商開設紗廠又擬撥款專在無錫開設絲廠以冀逐漸推廣總督劉坤一回任後亦以此爲當務之急伏思洋人每爭一利必合上下財力慘澹經營而華商勢渙情睽力分財絀自非官力爲護持壹志齊心痛除向來官商隔膜錮習斷難與彼族爭權應請　旨飭下南北洋大臣各先籌款二三百萬在內地廣設絲紗機廠以爲倡導並飭下各將軍督撫酌度土宜一體興辦奉天直隸等處又宜添設織造呢羽氊毯之廠其緊要關鍵首重得人應令嚴定章程公舉殷實廉幹商人分任廠務由官認眞督查不准絲毫瞻徇並准本省各官暨京外大小官紳量力附股每屆年底將章程款目由總廠詳刊送閱如有弊混不論何人皆准赴廠辦詰並許附股之人赴京呈控查實後除經管之人勒賠重處並將督轄之大吏量予處分等語　臣等查絲紗爲土貨大宗欲設廠製造抵制洋商自非官商合力廣籌鉅款不能集事

上年閏五月間欽奉　諭旨令多設織布織綢等局廣爲製造卽據署兩江督臣張之洞江蘇撫臣趙舒翹電稱將息借商款銀二百二十六萬兩移爲開辦商務局之用先於無錫設繅絲廠兼開繭行此外各廠擬設於上海或蘇州至織布紡紗機廠約費銀一百萬兩籌款另議各省督撫臣先後陳奏類能仰稟　聖謨設局招商各就本省物產之宜量籌製造似於向來官商隔膜之弊已漸次消除惟辦理經年究竟籌款若干設廠幾處有無成效迄未奏咨卽張之洞趙舒翹擬移息借商款開辦商務局究竟已否辦成亦無續報該給事中請由各省將軍督撫酌度土宜集股設廠官助商本逐漸推廣自足濬利源而杜外溢應照行原奏所稱公舉殷實廉幹商人分任廠務由地方官認眞督查並准官紳量力附股至年底將章程款目詳列一節前年十二月間臣衙門議覆御史王鵬運設立商務局摺內擬由各商公舉殷實穩練之紳商

致陳佑帥書

兩湖總督　張之洞

敬啟者，昨見漢報，湘省紳士所請行湘鄂小輪船之稟，尊處已批准舉辦，不審確否，亦不悉已咨譯署否。執事識力恢閎，肇開風氣，通商惠工，百廢具舉，湖外聞之，足令俗吏陋儒人人增氣，同心擊節，欽佩又何待言。然茲事體甚大，管籥所及，有不敢不盡者。溯自蘇杭運河准外人行輪，於是奉　旨亦准民間於蘇杭行輪，爲稍挽利權之計，而他處固未及也。洞攝官兩江時，更議開由蘇州至鎮江，由鎮江至清江、江甯各處，僕於江西鄱陽湖亦奏准開設，事出疆吏指地奏請。若如湘紳所云，各省均經欽奉　上諭飭令購置內河小輪云云，並無此說。竊恐行駛小輪於民生商務誠有裨益，故鄙人不憚一再推廣上陳。然此事行於下江一帶，固屬有利而無弊，若行於湘中，則尚有不盡然者。西人覬開湘省口岸久矣，徒以風氣未開，若遠人闌至，易滋事端，故每婉謝彼族，冀緩歲月。

洞爲此事百計撐持猶恐不得一當台端之所稔知也倘本省紳民先自行輪難保外人不步趨而至藉詞申促譯署恐無以拒之然所患猶不僅在開埠也湘省民情視異族異教如仇一旦見洋商聯臂而來教堂接踵而起斷難帖然近日英領事照會有長沙民間打該國賣洋書人之事請查拿懲辦業經飛速咨達並行司查拿請邀水鑒或謂近年之風尚漸見轉移然湘中士氣素堅民習素强其持迂論守舊說者恐仍不少雖有通達時務之薦紳先生恐亦不能徧行勸導阻止設有一釁端必致牽引大局自去冬今春以來局勢日變洋情益横又非前三年之比以後如有傷洋人毁洋房之事必將尋此肇衅加添條約斷非賠償數萬金懲辦數人所能了事也且並不止湖南一省之憂與其圖不可必得之利而貽不可勝防之患則莫如不開此端之爲愈矣此間稟請開辦洞庭小輪者頗不乏人今夏以來叠次瀆請內有確已備有小

輪者均未批准即劉峴帥有咨商滬局赴湘運鐵行用小輪之文亦以窒碍難行復之職是之故或謂湘民即不設輪豈能保洋人終不來通商傳教然如今中華時勢創鉅氣弱內備未修外患日亟能緩一年則可保一年之安能遲至數年之後內政漸肅備禦漸周士民拘執之見漸化偶有齟齬發之或不甚猛即有狡桀其制之之難易較目前或畧勝一籌執事與洞同任巖疆殆不能不權度及之矣或更有進權專利之說者謂商例有創辦者專利十五年之條故爲此先發制人之策以免外人來奪利權不知專利之說爲出新意製新貨而言非爲敵國通商而言果准各國通商則事關交涉又豈能以先有小輪之說阻止洋輪蓋公司商例只能行於本國之商豈能行於强國之商即如蘇滬木輪何嘗不禀准專利一旦通商而木輪利歸烏有成事可鑒即如他國之輪准入長江內河通商行駛豈地球萬國商例之所有哉此事能從容

詳酌最爲妥善倘湘人士持意甚堅尊意謂此中利益甚大不欲中止則尙有一變通辦法目下所備小輪令與官輪區別專爲渡湖便民起見北不過岳州南不過湘陰如此則旣順輿情而彼族亦不至援請開埠設或彼族仍有通商之請則議章允准必需數月之久彼時一有萌芽卽將中國小輪北駛出大江南駛至長沙圖占先著尙不至過落人後相時而動不爲禍先則操縱在手較爲穩著且彼時不但准湘輪出口卽敝處亦必令鄂商多備小輪一體互駛湘鄂且上及荊州宜昌並爲厚其力以敵外人之計矣洞平日素持輪船鐵路最爲利國利民之說是以於蘇鎭淮揚江甯江西皆創議上陳以開風氣豈獨不願湘中商民之富豈獨不願湘鄂往來行旅之利涉至輪船拖帶有妨民船生意之說最爲謬論平日每極力闢之故聞比年以來湘中士大夫講求洋務考究機器專立書院研究西法輒爲神往眉飛頂祝勸贊以速其成

鄙人意指固亦可見，特以事有牽致湘中應防之患，有在他省之外者，防患害爲急，則興利尚在所緩耳。總之此事以緩辦爲第一義，不可則以專渡洞庭爲第二義，惟高明裁之。湘輪如行入鄂境，直達漢口，其間於民情商情釐稅是否無礙，似亦須商明鄂省，中丞會同酌定，再行奏咨，較爲周布。執事關懷時局，惠愛湘民，洞雖不才忝附同舟，亦同此願，盡懷籌慮，至精至遠，不知以鄙見爲有千一之得否。事關大局，利害不厭詳求，特此奉商，並請以此書轉述湘中諸君子，務望剴切見教，以啟迂愚，不勝翹禱。並請將湘中公稟台端批牘，迅賜抄示。如已奏咨，並望錄稿見示爲幸。專此飛函奉布，祗請再安，不盡。

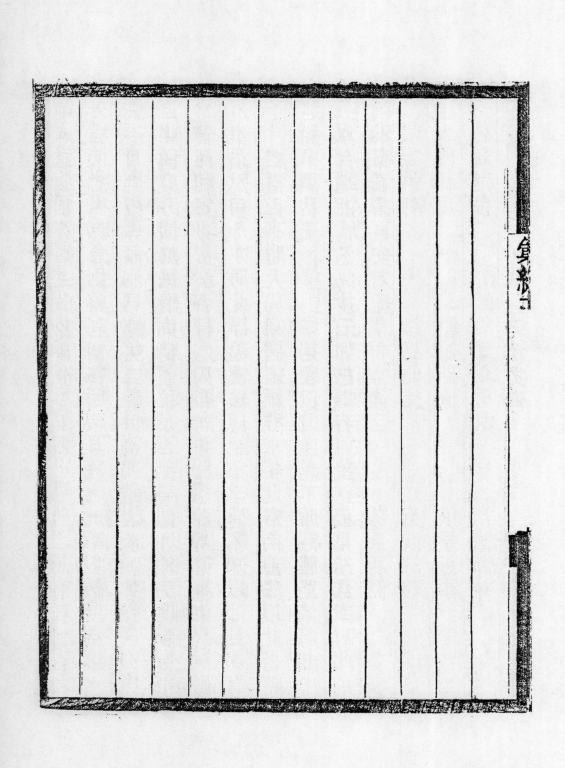

丁酉利濟學堂報洋務掇聞卷二目錄

日本辦理臺灣鴉片章程　戶口殷蕃
派員駐俄　設法治臺　島地分踞
中國東方鐵路籌辦集股　廈門創設輪船公司
英添租界　日造兵艦　鐵路利溥
惟鐵爲寶　洋稅總結　購艦述聞
中俄鐵路行程　東國經緯考　招兵善法
德人開埠　抽捐新例　西藏鐵路
英軍受挫　日本鐵路　失事船數
擬借商款　調停無術　募兵新例
設謀爭利　鐵路便捷　英俄訂約
火礮利用　臺灣新例　俄皇近事
總統赴俄　紅頭嶼礦利　治臺新章

列國經費　德員推升　試演巨礮

列款請和　鑿山爲隧　添派緝捕

波斯政治　貸款電音　面諭議員

美州大局　波斯中興　美國財政

試駛新船　嚴查客民　俄國軍情

吉賠俄款　斐島亂由　德比議設德律風

添增陸軍　請闢新路　總統戒嚴

越南弊政　整頓水師　稅則新章

俄國度支　阿部礮臺　籍制客民

陸軍新章　水師軍費　英人墾荒

法國陸兵步法　法國馬兵步數　瑞士新章

教友當兵

丁酉利濟學堂報商務叢談卷二目錄

日本商船　　日參稅則新章

琉球商船　　招商局情形節畧

福州製茶新法　　金銀時價

開採銀礦　　俄國商旅

會計商戶　　梧州商務

中俄茶葉　　航海者言

臺灣米價　　各國銅數

蘇彝士河船數　　美日殷富

油厰新開　　北地通輪

滬錢轉機　　杭關功竣

報紙暢銷　　比國商務

譯西報論商務　　公司獲利

各國銀價　洋貨滯銷
畧誌茶信　徽茶誌畧
日本糖價　棉花生理
法國酒政　米商舞弊
印度金礦　東幣規則
擬設錫箔機器　法國絲稅
照錄赫稅司所擬杭蘇洋關試辦章程
湘省電價　京南鐵路得利
蘇州日本租界章程　經費支絀
鐵路行程　增設碼頭
銀行議駁　譯務章程
鄂布價值

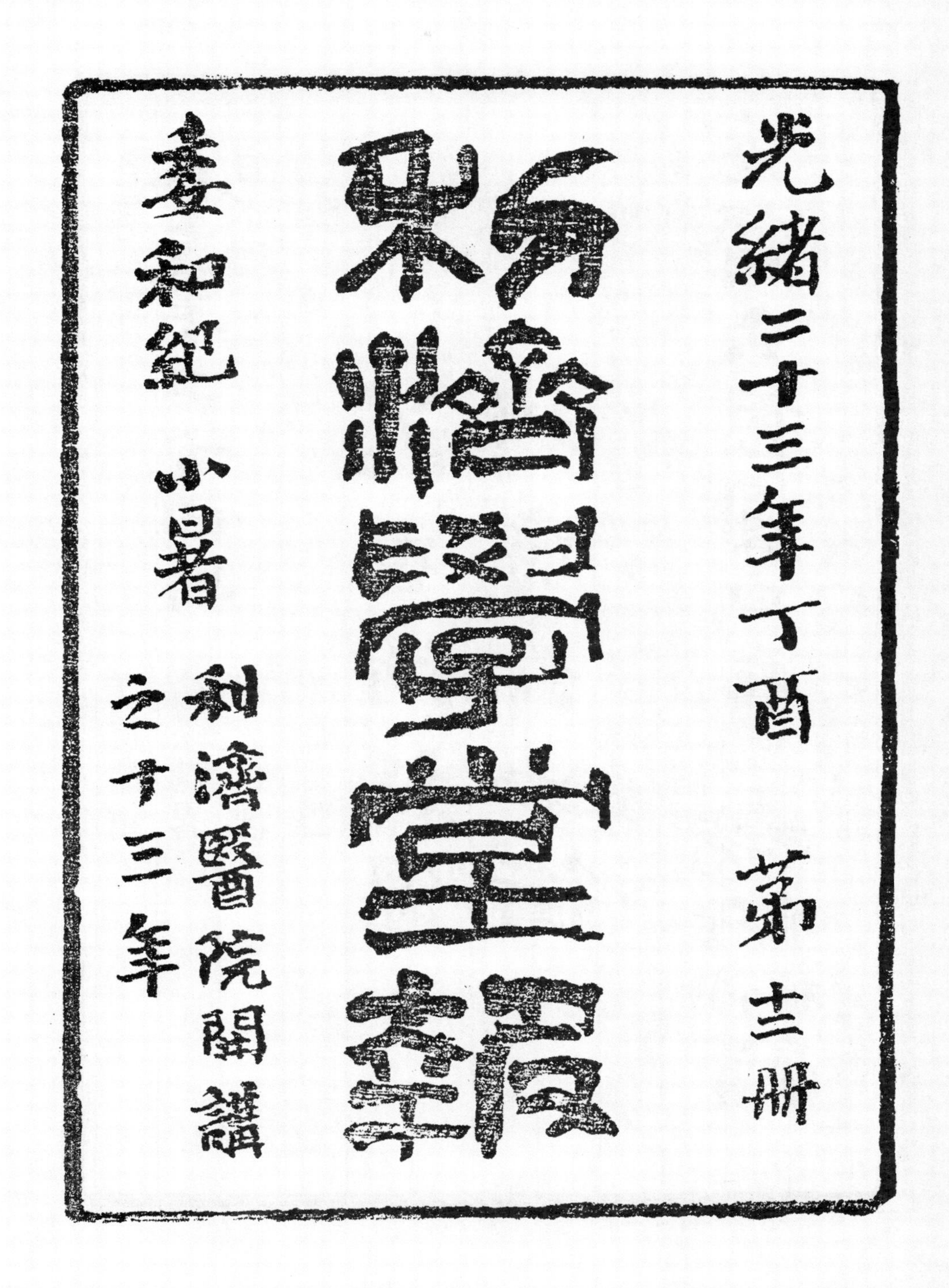
光緒二十三年丁酉　第十二册

利濟學堂報

婁和紀

小暑著

利濟醫院開講之十三年

全年二十四冊

館在浙江溫
州府前大街

定價大銀圓四元

先行付資
不准拆賣

利濟學堂報丁酉第十二册目錄

文錄
近政備考叙　東甌陳虬撰
鍼儒續前稿　樂清陳明撰　院次濟四
論小兒中暑痙厥不宜驟開心竅　瑞安胡鑫撰　院次濟一
書錄
利濟元經　蟄廬診錄　算緯前編　衛生經
教經答問
報錄
時事鑑要　十則
洋務掇聞　九則
學蔀新錄　八則

農學瑣言　三則
藝事稗乘　五則
商務叢談　十則
見聞近錄　十三則
利濟外乘　八則
格致卮言　三則
近政備考　戶部　奏請裁汰冗兵摺
經世文傳　趙增澤　勸釋纏足說

近政備考敘

東甌陳　虬撰

中西互市環球一家嬴劉以來時局大變薦紳勝流宵晝期治雖邸鈔奏議每日一發廷廊政務犖犖咸著而交涉緊要之舉戎夏齟齬之端則仍秘而勿宣語而不詳於是通商口岸報館肇立凡百政事兆姓周知故蒙於體國經野之規治軍理財之道尊內攘外之策導民成俗之方彙爲一編名曰近政備考治術學術庶有所禆荀子云欲觀聖王之跡則於其燦然者矣我於斯編亦云

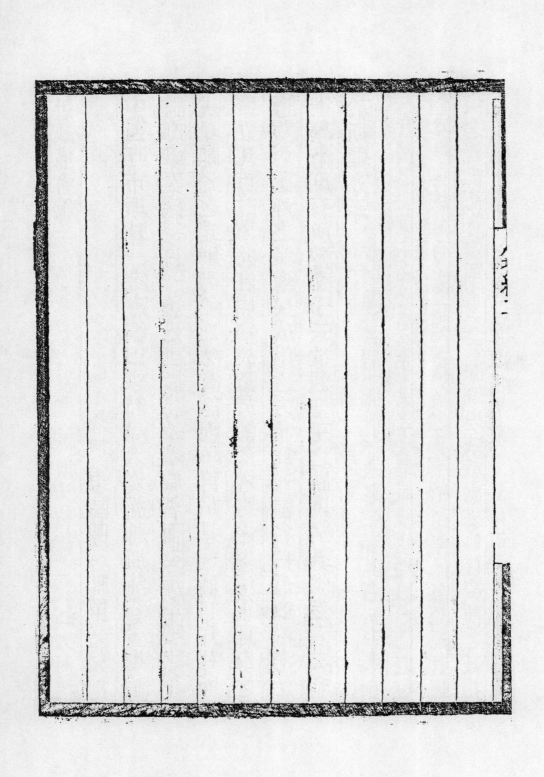

而自以爲不妬不僞者乃出於妬與僞則又曷故也長江大河揚濤沸波一勺之水一滴之流咸不擇而納之者其量大也若妬則其量隘矣量隘不足以容衆嫠婦孤嬰茹痛咽辛戚密之屬陌路之倫咸一見而憫之者其情真也若僞則其學虛矣學虛不足以服世甚矣哉大惑不解也

吾蓋有以窺妬者僞者之衷矣累於名也夫遺世絕物孤芳自賞固飄飄然若仙矣然韜音閟響閒寂孰憐既與時處俗好難捐有是哉名豈不足慕哉蓋當公其名於天下不當私其名於一人也公其名於天下則實力辦事凡通人達士有係於家國之肥瘠者不至以私見不合罔顧全局而誣排斥逐之矣私其名於一人則忘君父之安危宗祏之夷險生民之憂樂而孳孳焉以一已之聲望爲急務故雖有一二超塵拔俗之勝流稍稍與已之齟齬者輒疾之若仇而有傷國事矣吾淵淵思戚戚慮恐他日黃種之臧孔

教之絶必不滅於西洋之船堅礮利兵精將嚴也必不絶於異學之釋熾老張耶蔓囘延也而必滅於絶於二三之魁儒傑士强陵弱羣侮寡智呑愚巧噬拙自戕其異族自戕其同類自戕其手足自戕其耳目自戕其支體自戕其一身自戕其一家自戕其一國卒至軒轅之裔素王之籍放華姚姒之民士農兵商之類一例若烟之銷若火之滅於大地之間此真韓非所謂國之蠹也設秦政復出吾知其不免於坑矣

吾今大聲疾呼爲天下豪傑起而告之曰勿溺虛聲而蠹同類勿言堯舜而行盜跖勿恣談變法過噓西醫勿蒿目時艱空鍼中病實力辦事運以公心足已夫中國近日天下風氣亦既大開矣識時俊傑奮筆騰舌爭言洋務矣如學校之當興科舉之當變官制之當更錢幣之當定議院之當開報館之當立學堂之當辦書院之當整鐵路之當造銀行之當創天算之當習方言之當效靡不千

詞萬語痛陳利鈍平治之書汗牛充棟觀其議論想其盛氣直欲使我中夏一旦追姚姒之風返子姬之軌其結想不可謂不宏矣其立志不可謂不卓矣然皆不能坐言起行稍符其說有能使中國得與公法之列乎有能使中國得操自主之權乎有能使中國得破瓜分之說乎有能使中國得免酣睡之誚乎而均無有也夫既不能矣而又奚必舉中國之各項秕政條分縷析深罵而痛詆之哉我中華遙遙生齒雖夥然農工兵商均不識字矣外此彼上之老死于訓詁詞章中者亦無庸議而二三自命於憂時匡世之君子亦卒歸於空談治理揚抑中西而無豪末涓滴之實效有裨於家國之萬一彼服疇食德之義抑豈昧耶抑豈昧耶抑何不思之甚耶其亦尚復何望哉

難者曰中華之衰其積弊皆在數千百年以前匪自今日始也而儒之姤也僞也空談而無用也亦古今天下勝流之通病也而吾

子奚必深規而痛箴之哉釋之曰若空山獨處懷寶自珍彈琴詠歌以思美人者此林壑高蹈之倫也而吾亦不必責之彼蓋自有其一是也若夫二三豪傑欲與中華雪大耻蘇大困弭大亂興大治而猶不免於妬也僞也空談而無用也其安可哉其安可哉大厦之將傾也棟摧榱折然欲修葺之而得復舊觀者必鉅匠之責也病夫之將斃也然欲調治之而獲慶更生者必良醫之任也今日世變之亟大局之壞亦豈異是哉故吾必謂二三豪傑事也不此之責而欲責諸訓詁瑣碎義理空疏詞章俳優之儒是何異使懦者而舉千斤之鼎是何異使躄者而行萬里之塗謬哉謬哉夫豪傑者天下諸儒慕其聲譽想其丰采聆其言論瞻其舉動察其行事窺其心術者也使二三豪傑勿存私見扶持大局真能使中國數千年之積弱一旦而立起富强諸行省之生民一旦而立登袵席彼庸陋空疏拘腐膠執之劣士亦將聞而生耻捐棄故習轉

未完　下期續印

論小兒中暑痙厥不宜驟開心竅

瑞安胡　鑫撰　院次濟一

暑厥非獨小兒病也夏令炎熱氣血內燔嬰兒臟腑怯薄經絡空疏故得之爲尤易乃古法疏襍齟齬無定論　國朝葉香巖氏王潛齋氏章虛谷氏咸有著論嚴寒溫之防頗示塗逕獨中暑一門理晰而藥無中竅吳鞠通雖稱詳備分中暑暑溫伏暑偏熱偏濕之例而方法仍取重於安宮至寶清營紫雪之類與溫病包絡受邪譫語痙厥之證無別未嘗以中暑暴厥討源也胡鑫曰經言先夏至爲病溫後夏至爲病暑蓋夏至陰生太陰濕土用事濕熱火三氣交蒸合而成暑異乎春夏木火司令之溫熱流行也又曰暑熱之名既分而中暑感暑之別尤同源而異流元明以前以陰陽動靜分中暑中熱闢之者固多至論其實中感之輕重傳變之遲速不可不亟求其故焉人之傷於暑也邪由皮毛口鼻而入其氣緩而漸故治法不出溫病三焦若中暑則大火流行暑邪直逼血

絡挾動內風風火沖激盤旋四衝卒從痙厥勢若奔馬此厥陰風木少陽相火太陰溼土三氣戰沸奔竄無常其勢善沖少陰君火蓋肝爲風臟其合膽相火所寄也肝木既張未有不挾火而熾相火一沸必藉同氣賊及君火蓋君相二火異臟同司招引尤易是以得病一日即神昏肢厥瘛瘲煩躁狀類包絡逆傳實非少陰本病也病源既異治法自殊世醫狃於故見每以尋常兒科驚風溫熱之方如羚羊膽星殭蠶天竺黃元參生地牛黃清心至寶之類投之不特養癰待敗貽害無窮而黃犀之開洩雄麝之升竄亦將有開門揖盜之慮況參地潤液之品更非暑濕所宜也其治法則奈何急宜息風泄火達絡疏肝四者而已蓋風火既竄內外煎熬不急折其勢以平其暴反以芳香苦燥貽抱薪救火之烈此吳葉諸家所以爲未備也擬蒼龍絳雪湯主之方用鮮地龍七條滑石四錢生石膏五錢生枳實八分連翹甲二錢五分木防已二錢海

風籐一錢五分鈎籐鈎二錢絲瓜捲鬚三錢白通草一錢五分此中暑痙厥主方也小兒未週歲者酌減其劑其未衛少陰者急護心包宜益元散山梔皮連翹甲葦其已逼宮城者毋輕透發致心陽一閉譫妄遺尿立至急宜釜下抽薪直折厥少之盛宜白頭翁湯待其勢稍衰漸擬清通包絡若厥陽獨盛木火互相沖激爲目赤喉脹頭疼耳眩者加鮮菊葉桑葉蒼耳子射干夏枯花若濕滯經絡骨節痠痛頭痛如裹者加不妨參用蔓荊子羌活蒼朮海桐皮片子薑黃若風火上炎痰涎壅盛者加荊竹瀝貝母若裏熱內熾迫及營分爲吐血衂血者加鮮側柏葉血茜草湖丹皮若三焦木火流入絡脈竄陽明之絡爲口噤咽乾者加金銀花淡竹葉寒水石蘆根金汁有走足太陰之經爲拘攣舌捲者加郁李仁北秦皮人中黃倍地龍若內熱充斥煩躁神昏手足蠕動微作痙者則黃芩黃連亦可參用須處處護防內閉爲妙若厥愈痙止邪熱未

清者仍可覛温熱諸家法茲論不復贅以上諸症均屬暑淫火所傳變臨證酌參活法在人要之風者善行而數變火者炎烈而沸騰風火合熾其燎原飄驟之性不至內亂神明外掣經脉而不已故一發而痙且厥也是以治法急分消其合併之勢其高者因而越之其下者引而竭之中滿者瀉之於內熟味斯言則活人法思過半矣或曰金匱暍暑痙之文原有桂枝加栝蔞根及葛根兩方古初治暑厥率在來復丹蘇合香丸大順散之類何也曰金匱所言傷寒之痙也傷寒之痙從外入故以散外邪爲主元明以前寒温之防鴻溝未畫古法無足徵然致痙之由不一若寒痙濕痙卽柴胡四逆有時爲帝香燥曷在所禁耶茲論乃暑月痙厥之原發明風濕火三氣合病雖補吳葉諸家所未備亦全鼎一臠耳豈治痙津粱悉在斯歟

寸口	魚際	肘
		手少陰下肘內其筋上結肘內
手太陰之筋行寸口外則其本在寸口中	手太陰上魚循魚際其別散入魚際其筋結於魚後	手太陰行心主之前下肘中其
		足少陰之筋上結肘內廉
		手厥陰至肘內廉入肘中其筋

八

	臂	臑
廉	手少陰循臂內後廉其筋循臂下	手少陰下循臑內後廉
筋結於肘中	手太陰足少陰循臂內之筋循上骨下臂廉其筋上臂	手太陰下循臑內其筋上臑內廉
與太陰竝行結於肘內廉	手厥陰下臂行兩筋之間其筋上臂陰其支結於臂	手厥陰循臑內行太陰少陰之間

足心	足小指	足大指
		足厥陰起大指叢毛之際其筋起於足大指之上
		足太陰起於大指之端循内側白肉際其筋起於大指之端内側
足少陰邪走足	足少陰之脉起於小指之下其筋起於小指下	

心其筋入足心

足本節

足太陰之別名公孫去本節後一寸走陽明

足跗

足厥陰上循足跗上廉其正別跗上至毛際

足跟

足少陰別入跟中其別名曰大

上舍黃叔頌合政驗案詳言產後服薑糖飲之害 丁丑仲冬

黃叔頌合政產後服薑糖飲過多漸變痙厥醫以其有寒熱也投以小柴胡湯不愈繼而認爲血少改投當歸補血湯而熱益甚乃乞診治脈數舌絳長熱不解但渴而不能多飲知爲營液虧少所致乃告之曰此證以誤服薑糖飲過劑夫人而知矣其始發寒熱者陽虛則寒陰虛則熱內傷非外感也投補血湯而益熱者病當增液不當補血蓋脉數而非濇也歸芪動火安得不熱投以養液大劑如二冬三膠杞地之類調治旬日而愈計服冬地各觔許吾鄉惡俗新產即投以生薑砂糖調飲溫服或服薑至四五觔或十餘觔甚或至二十餘觔婦媪相戒以爲服薑不多易致產後諸病但平時片薑不能入口之人產後雖食薑旬日或得薑稍緩即胃反不能納食故產家既相沿成俗醫

者亦習爲不察其實檢遍羣書屢詢別省無是法也僕始亦相疑而不得其故近始得之蓋新產之人氣血暴虧內外皆虛故能任受辛甘發散溫中去瘀之品迨服至數觔之後則辛多甘少砂糖之溫中不敵生薑之耗氣於是中氣漸就虛寒若非辛開溫熱之品自不能開胃進食昧者以爲非薑不解豈知其實由食薑過多所致哉夫婦人足月而產如瓜熟蒂落花放水流自然而然自無他故縱有停瘀別疾只一味生化湯隨症加減進退足矣數劑之後自然畏薑如火何勞取鴆止渴哉蓋服薑之害有二偏陽者易致陰虛發痙如此証是也尚可以藥急救之偏陰之人則陽氣無幾復投以辛散耗氣之品無不暗斫其壽元故我邑產婦數胎之後雖在壯年亦同邁婦可以知其故矣嗚呼安得適人之鐸遍儆聾聵而使產家皆得免此大刼哉

定諸等數式舉衡數以見諸等之例餘可一一類推之

有題十二觔五兩入算時必改爲橫行如下　　正字式一二五　籌碼式|=|||||

有算得式　正字式五　籌碼式|||⊥　論說時必改爲直行如下　　三觔十五兩

九章原術說

九章者何曰方田也粟布也衰分也少廣也商功也均輸也贏縮也方程也句股也積線成面積面成體田疇界域束法𢃄稜方田之術也斗斛權衡出入交質傾銀鍊礦求其本折粟布之術也兩物相混必求其等合率加減爲法不一衰分之術也截縱之多益廣之少求線於面則曰開平求面於體則曰開立分田截積束法求周少廣之術也城堤高深求其堅壤用力難易

求其人工奔走遲速求其遠近商功之術也人戶上下求其賦稅負載輕重求其僦值均輸之術也物價多少求其匀停人物隱互求其顯現數本幽晦借此餘缺贏縮之術也諸物繁冗必求其比諸價錯雜必列其式和較相分以明加減正負相對以辨同異無論多色可求法實方程之術也一句一股聯而成矩平矩正繩偃矩望高覆矩測深臥矩知遠環矩爲圓合矩爲方天地廣大山海高深測量之家首明斯義句股之術也

太一術說

太一之術所立有四曰天元曰地元曰人元曰物元環抱太極之四面太極者即已知之眞數也天地人物諸元者即所求之未知數也所求之數雖未即知而其必有此數則無不知故姑立數元以當之所求一物所立亦一所求非一所立遞增既立

元數而後加減乘除之用有所憑依入算之時藉之以得同數相消齊同易位諸法皆在此元此太一術所由立也同數者何眞數之內已有此式虛數相求復得此式兩數雖異其所以爲此數則同故曰同數相消者何眞虛兩式雖曰相同正負相當等於無數任其加減必仍相當眞虛雜糅藉此以除故曰相消齊同者何所立一元僅一同數所立多元同數不一非齊其位不得相當相消之法故亦不一或取兩式中所欲消去者彼此互乘而得其式或取兩數公約彼此互約而亦得式或剔分自乘得其消數或對列左右分爲內外內行相乘得其內式又外行相乘得其外式二式復列消數以明如此輾轉數元可消故曰齊同易位者何一元之位無待於易若立數元則位數不一列位之式直下爲便太一之位天下地左人右物上入算布式

惟天爲順。欲先求地人物三元。必與天元相易而後便。故曰易位。若夫眞虛不可以相混。有位次之表以別之。眞虛不可以竟相加減。有正負之名以存之。除法或有不相受。有寄分之法以通之。此太一術之大畧也。

借根方術說

借根方者。假借根數方數以求實數也。根者方之線。方者根之面。與體術與太一同。多少之號。卽太一之正負。定位之表。卽太一之位次。太一之理明。借根方之理自無不明。要其用法不及太一之廣。太一之術。一元不足。繼以多元。借根之式。所借止一。如題中層節。彼根與此根有比例。無論何數。固可相求。設彼根與此根無比例。亦可以一根盡之乎。故借根方一書。統名之曰比例。足見無比例之算數。非借根方術所能馭矣。

隨勢將身微側向左，左足踢起，高三尺，愈高愈妙。左手掌放下約平，
膝蓋，右手掌從耳後上伸，右足直立，膝微屈，默數三十六字，因
復轉右，如前法。
除腰腎冷氣，肢膝痺痛。
宜側身爽立，督脈直豎，微戾向左，目光下貫指尖。
忌屈强鞭踢，心神不安。

十

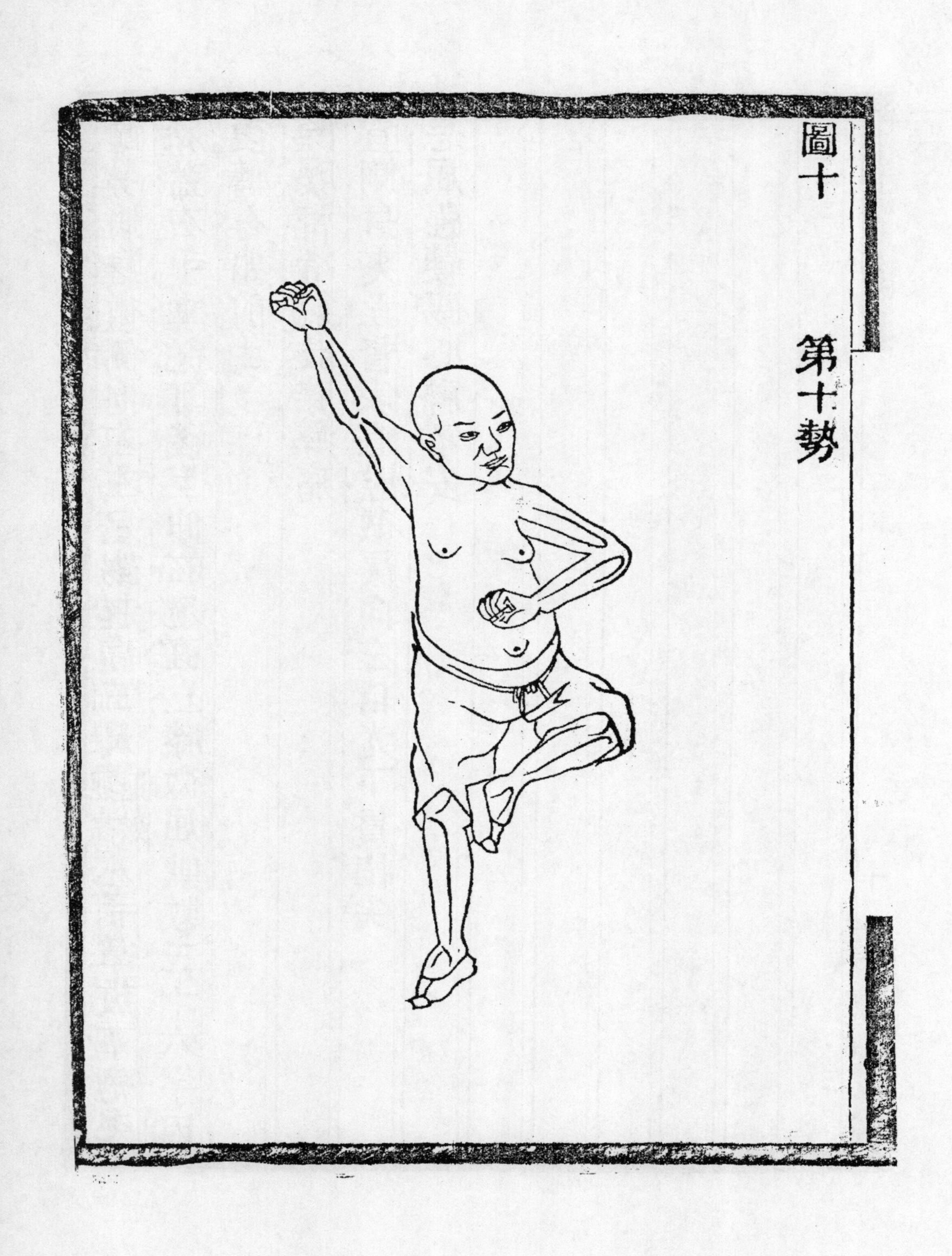
圖十
第十勢

右手握拳上擎，左手握拳曲抱乳前，離身一尺許，左足屈起，足跟斜橫右股前，擻腿六下，右倣左。

陰歷骨痠痛難以屈伸，

宜忌同第九勢。

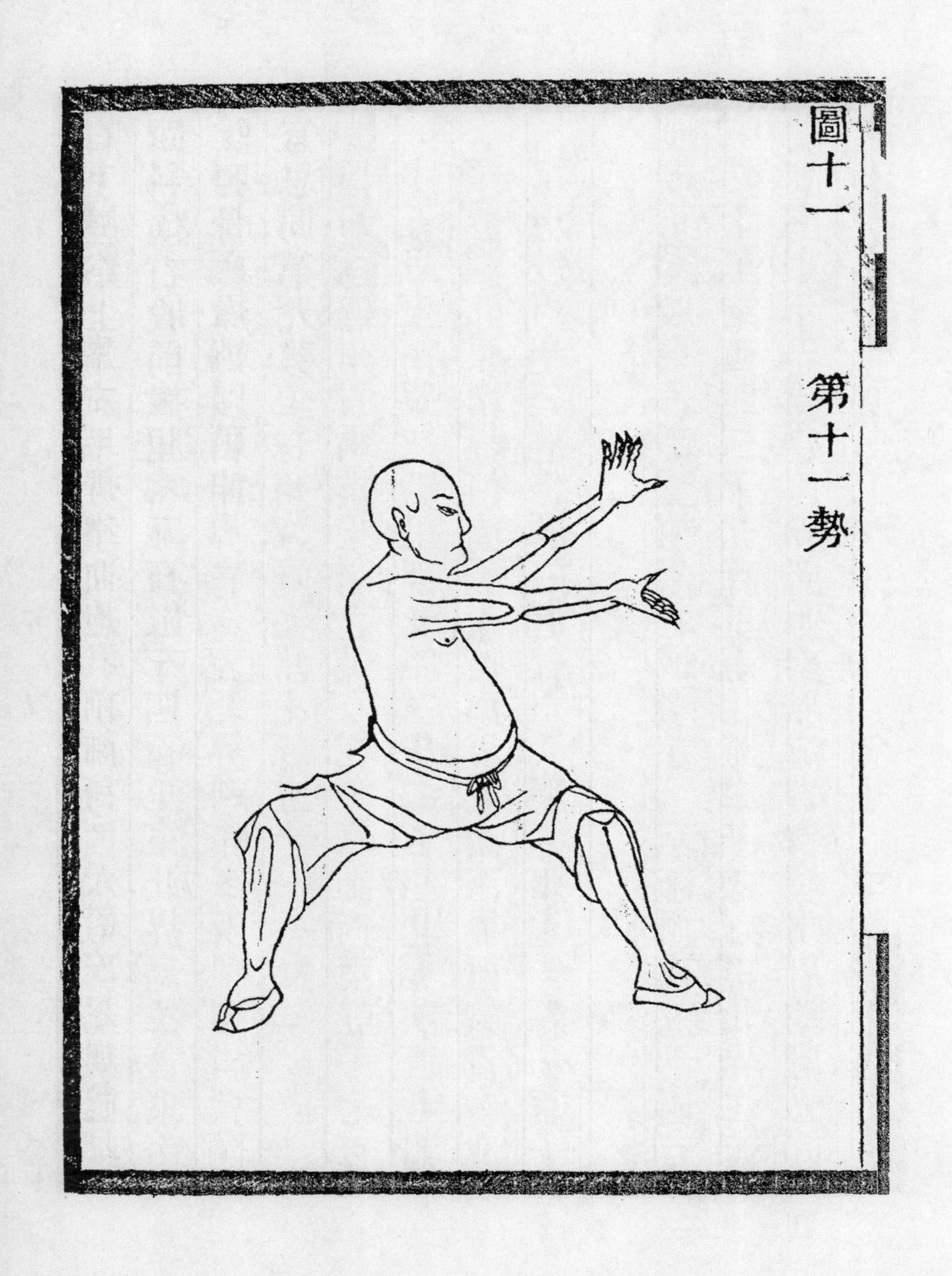
圖十一
第十一勢

問甘肅　答甘肅古域外地今在　京師西四千零四里東西距二千一百二十里南北距二千四百里東北界烏拉善東南界陝西及四川西南界青海西北界科布多及伊犁省會蘭州府統府九直隸州六廳九州七縣五十一

問四川　答四川古禹貢梁州之域今在　京師西南五千七百十五里東西距三千里南北距三千二百里北界陝西甘肅東界湖北東南界河南貴州西南界雲南西界西藏省會成都府統府十二直隸廳三直隸州八廳六州十一縣一百十二

問廣東　答廣東古禹貢荊州之域今在　京師西南五千四百九十里東西距二千五百里南北距二千八百里北界江西湖南東北界福建西界廣西南界海省會廣州府統府九直

隸廳二直隸州四廳二州七縣七十八

問廣西。答廣西古禹貢荆州之域今在　京師西南四千六百四十九里東西距二千八百十里南北距二千九百六十里南界廣東東北界湖南北界貴州西界雲南西南界越南省會桂林府統府十一直隸州一廳五州十六縣四十七

問雲南。答雲南古禹貢梁州之域今在　京師西南五千八百九十五里東西距二千五百十里南北距一千一百五十里北界四川東界貴州廣西西界西藏西北界怒夷西南界緬甸南界阿瓦南掌越南省會雲南府統府十四直隸廳四直隸州四廳九州二十七縣三十九

問貴州。答貴州古禹貢梁州之域今在　京師西南四千七百四十里東西距一千九十里南北距七百七十里西界雲南

北界四川。東界湖南。南界廣西。省會貴陽府。統府十二。直隸廳三。直隸州一。廳十一。州十三。縣三十三。

問吉林。**答**吉林古域外地。今在　盛京東八百四十五里。西南界　盛京奉天府。北界黑龍江城。呼蘭城。西界郭爾羅斯科爾沁旗。南界朝鮮。東及東北俱界海。吉林將軍治吉林城。領城八。廳三。

問黑龍江。**答**黑龍江古域外地。今在吉林北一千七十二里。南界吉林。西界喀爾喀車臣汗部。西南界內蒙古之烏珠穆沁左翼旗。科爾沁右翼中旗。前旗。後旗。札賚特旗。北界俄羅斯。

問新疆。**答**新疆古域外地。今在　京師西八千六百零七里。東西距七千餘里。南北距三千餘里。東界甘肅安西州。南界西藏。科布多。西南界克什米爾。同伯特等部。省會迪化府。統府

二直隸同知九直隸州四縣十一

問中國疆域近有增廣否答不但無增屬地則香港臺灣澎湖北徼等割於外夷矣屬國則緬甸越南琉球高麗等不復循例朝貢矣恢復神洲責在吾儕食毛踐土倘亦有聞尊攘之風而起者乎

世紀章

問開天者何人答中國稱盤古泰西稱亞當

問三皇何人答伏羲神農黃帝

問五帝何人答少昊顓頊帝嚳唐堯虞舜

問三皇在位各幾年答伏羲一百一十五年神農一百三十年黃帝一百年

問五帝在位各幾年答少昊八十四年顓頊七十六年帝嚳七

論中國宜亟變法

近時論中國者有三一爲維令羅伯得孫氏其論云英法親交之時方至矣中國南部實待英法人之來也夫外人旣得開航業於西江今又將强行于與自廣東至揚子江口之鐵路蓋中國之亟務有二曰鐵路曰關稅是也然二者必待選舉委員委託有人而後始决也又有中人某君論云更革中國非學文明之風而能成必待更革官府而後能成也官府鮮清廉之風其在前十年則世人所驚訝之事今則爲之而不怪謂是乃常事耳然則欲更革中國必當先興清廉之風矣哈列得氏亦論云須以中國爲天下貿易之地使各國商賈任往來於此土以管其業然爲中國謀其獨立須使中國抽稅於鹽與鴉片而其餘貨物則不抽稅固甚佳也至抽稅之人不可不委託之於稅務司也其論如此則中國亦當自警倣日本之例而更新其政也此等之論皆西報所錄云　錄時

務報

覬覦兵權

近傳德國政府致書總署請將中國自強軍洋操教習主持全軍之權俾三軍易於用命中國不從有知其事者謂德國欲圖中國兵權故令心腹武員來華充當教習今湖北武備學堂教習某君因學生到館稍遲不勝憤怒小題大做想見桀驁難馴也錄商務報

鉅款虛糜

厦門胡里山建築礮臺一座閱三年費帑三十餘萬近據教習賴啟明稟報礮牀礮架似有未合且堂口與礮子略小碍難試演等語楊西園軍門即咨商制軍根究承辦洋商旋於三月廿四日派委到厦試演近處居民無不心驚膽駭恐有炸裂之虞吁中國虛糜鉅款成效毫無往往如此豈胡里山礮臺也哉節新聞報

劃界要言

浙省開辦通商劃定租界與日領事往返籌商頗費唇舌自去歲至今屢有齟齬始則大憲以租界中一切政權須歸中國官管轄日人堅不依允各大憲只得隱忍從事日前又聞日領事因劃界之時言明有東至運河一語則運河中一切政事及往來人民亦須均歸日官管理繼經洋務委員再三緩頰不激不隨伸以大義始復與訂明以後作公共之地諸事均照上海辦法歸會審公廨判理日人始允於以見杭省官場開辦此事殊非易易矣錄四月新聞報

慎重軍機

軍機處本爲辦理樞密承寫　諭旨等事凡軍機大臣傳述　諭旨章京繕寫均不應稍有漏洩經前年五月整飭後近來漸形玩泄階臺上下窗外廊邊往往擁擠多人藉回事畫稿爲名探聽消

息。摺稿未達於　宮廷。新聞早傳於街市。現復嚴定章程。軍機大臣止准在軍機處。承寫本日所奉　上諭。其部院稿案。不准在軍機處回事。軍機章京辦事之處。不准閒人窺視。自王公貝勒貝子文武滿漢大臣。俱不准至軍機處。同軍機大臣談說。違者重處。自後每月派科道一人。輪流進內。至隆宗門內北首內務府官員值日房監視。候軍機大臣散後。方准退值。如有前項情弊。立即參懲云。錄四月循環報

海軍籌費

中朝創建海軍。經費不貲。每年餉糈需四百萬兩之多。中東一役。悉付東流。現海軍雖撤。不日仍須復舉。故各省餉銀。仍按期運解。粵海關約每歲徵銀三十萬兩。統粵海潮瓊北海四關。洋藥稅銀三十萬兩。九龍拱北兩關。洋藥稅銀三十萬兩。有截留本省者。有撥留南北洋兵餉者。其餘均分批解運戸部云。錄福報

整頓京錢

市間每銀一兩易當十大錢十弔零。低落過甚。兵民咸受其累。皇太后前以銀價日落。錢價日貴。總由商民未知大錢與制錢如何抵折。因是觀望。遂連日向臣工諮詢。經軍機大臣等籌議錢法。拜摺陳明。摺內有按照錢價當十錢一文。折爲制錢二文官民購買物件。及各行商賈均照此出入。不得稍有參差。請明降諭旨。先示折抵章程。及行使制錢時。將當十大錢一項。於捐需稅務。亦照折抵之法等語。已交戶部議矣。錄四月集成報

鐵路定期

去年十二月二十三號。俄皇准東方中華鐵路公司定期。今年八月十五號興工。由黑龍江西境。築至吉林東境。限六年間。可以告成。定必接連西伯利亞鐵路云。錄三月日本時事新報

准用錢籌

蘇藩聶仲芳方伯、以省中制錢缺少、先行官錢票、以濟急需、既復開鑪鼓鑄、並飭各典當商、准用錢籌、以補不足、前日典當紳董潘濟之太守、邀集典商、公同酌議、城中計當鋪二十四家、擬每家各製錢籌三四百千文、每籌二百一百不等、典鋪向例、旁晚閉門、小民昏夜取籌、議託附近錢店代發、以冀流通、如果暢行有效、自當逐漸推廣、刻已製籌蓋戳、大約火烙油漆、兩月可以竣事、夏間當可出籌、節五月新聞報

詳述津蘆鉄路情形

天津訪事友人往來京津、詳詧津蘆鉄路情形、計由天津至黃村合華里二百七十九里、大功均已告成、買票搭客、並運載貨物、宜乎民稱便捷、而　國家亦受利無窮、乃聞諸道路、嘖有煩言、揣情度勢、則知此條鉄路、不順人情之處、難罄簡書、茲撮其大概、詳列於左、並附以說、願當事者俯采焉、　一自天津至楊村、計長六十

五里。其路均用土礅墊實。面上再鋪碎石。如津榆鐵路之法。火車行走亦速。自楊村以上迄至黃村。計長一百十四里。均就平地鋪石墊板。火車行於上殊覺搖簸。且鐵路近在河岸。春水漲發。路旁皆被水漫。鐵石木板。難免受傷。

一各車站買票。去火車停歇地方遠。且一里餘。近亦百步外。站中賣票夥友。又故意挨延。必俟火車將近此站前十五分鐘時。出賣車票。往往有誤。或貨上車而人不及。或同伴二人。一人在車。一人買票悞事。因之怨聲載道。

一賣票處挑剔過甚。明明客商已給制足大錢。而該夥友硬說短數。或稱有小錢。押令換補。客商急於赴車。亦不暇與較。

一車站房屋原爲預備客商休息停頓貨物遮蔽風雨。乃有妄自尊大之站長。不准客商入座。

一津榆鐵路章程。無票坐車者。加倍收價。原爲防弊起見。近有車上帳房。串通車站賣票處。故意遲延。及車將駕。客商鬨然上車。多半無票。帳房查對車票。而祇照常收價。且較車站省一切挑檢推原其故車上所收之價即以肥私並不歸諸公中一火車停歇原爲客商上下乃停車之處竟去車站甚遠又不按規矩傍於站臺兩間客商須攀緣而上跳躍而下往往有跌損者。一楊村之橋不獨有礙糧橋即尋常船隻若遇夏秋水漲亦萬不能行。津蘆鐵路其弊如此不能便民反足害人於此而欲獨攬利權必不能也楊村以上至黃村之路一遇河水泛濫材料工力均遭廢棄須再設施一番不待智者而後知至其賣票查票等事只須用人得當明查暗訪萬無不能盡祛其弊之理停車不按章程定處人咸以爲車主有心不順人情則總辦可與之言洋人素以聲名爲重豈終以人命爲兒戲哉楊村之橋斷難將就與其日後辦事張皇何如及早改造如天津院署活橋之法每日何時准放各船過橋非其時無論何項船隻概不放行自然無事矣願當局者及早圖之（錄指南報）

洋務掇聞卷三　　策編二之二

三國聯盟

聞歐洲大局將又有變更之勢，是以各國謀保太平之局，不敢視爲緩圖。自去年九月以來，德俄與三國都城書牘往來，無非議論聯盟，維持太平局之事。據德國官場傳言，三國議盟之事，目下已有頭緒，果爾，則意國前與德奥之盟，不久必渝，倘將來再爲事勢所逼，意國定入英法彀中，而與聯絡。俄國君臣每謂法國之心，把持無定，雖與會盟，實不足恃，故俄廷決意變計，轉欲與德奥相聯。觀三國舉動，來年春夏，即可盟成矣。或曰俄德與此舉，蓋因英國於歐東之事，變幻無定，故欲聯盟而阻英人之謀也，理或然歟。節四月申報

土謀踞地

英京來電云，刻下紛紛傳說土耳其已預備久踞的煞蘭之

計．所有該處應設巡撫按察等官及學堂教習土廷均已派出各員已由土國攜帶眷屬到彼矣．惟各國公使等日前在批拉地方會議土希和局．英法意三國堅拒土人割據的煞蘭一地云云．由此觀之．土廷雖有欲闢土地之心．恐未必能如願以償耳．錄五月滬報

日新月盛

英主卽位之年．輪船曾試諸紅海．或疑斷不能過大西洋．二年之後．乃有一輪船自美至英．名曰細柳容華．權七百墩．得馬力三百廿四．英亦有一船至美．在路凡十八晝夜．九十六年新造之瘢鴉船．多至一萬二千墩．力三萬匹．速至五晝夜．相去之數．其可比乎．四十年英屬木質商船共二萬三千號．合容二百八十萬墩．其中之輪船．僅七百七十號．容八萬七千墩耳．九十四年．共船二萬一千號．船數減二千號．而全鐵或全鋼之輪船．可容六百萬墩．夾板

船亦可容三百萬墩。計實增六百廿萬墩。電報與英君主並興。初僅通諸陸地。五十一年。乃有海綫通至法國。凡長三十里。六十六年。通過大西洋。直長三千里。七十年。全電盡歸公家。一年中往來電信凡十兆封。今增至七十兆封。其尤奇者。上距廿四年前。一綫僅發一信。西辰一分鐘。僅發八十字耳。今一綫同時可發六信。每分鐘可發六百字。猶嫌電綫之用爲未足。而增德律風綫。可以彼此互譚。按德律風今尚初行。最遠之路。祇英法兩都城相接耳。至於取其光以代燭。藉其力以行機。皆電學無窮之利用也。郵政一事。電報而外。厥惟驛遞。三十七年。公家設局之時。倫敦寄信至蘊壽宮。離宮名。凡廿餘里。需費英金四辨士。合中國制錢一百五十文。英國本境往來一年中共信百兆封。新報七十兆封。今寄費之廉。於昔者不止十之八。而一年寄信一千八百兆封。寄報一千二百兆封。其爲利益。可勝道哉。若夫通商之利。英國本境進出口貨。三十七年。估值一百四十兆鎊。九十四年。

增至六百八十兆鎊。按英國全境僅抵江蘇一省有奇而進出口貨價每年約估四千七百數十兆兩中國之大約年不過四百餘兆兩不及十分之一無怪外人謂中國商務今尚全無動作也五十餘年來幾增五培。又考讀書之法。三十九年。年撥國帑三萬鎊。以充學校諸費。今共撥九千萬鎊合華銀六千三百萬兩中國京師新建大學堂管學大臣僅請歲撥六萬兩是不及千之一也五十餘年來。實增三百倍。作人之化其廣且鉅若此。錄三月萬國公報

俄國軍籍

俄國一千八百九十六年。註册之人。文學兼優者。共九十六萬五千七百四十六名。內有二十萬三千六百四十五名。列入一等寬免當兵。計隸入水陸二軍者二十七萬九千名。未入選者俱作鄉勇。卡士山諸省隸營當差者二千四百名。錄官書局報

西藏鐵路

印度北境武丹地方。與雷不魯地方。當中一小國名西旣母。向係英國保護之國。從招魯招達北上鐵路。通至西旣母國界。若再從

西既毋接至西藏。甚爲便捷。再從西藏東向可直達四川。日下英國决意要挾中國開通西藏鐵路。日與總署商確若商確既定。西藏鐵路直出四川。緬甸鐵路直出雲南。現俄國經營滿洲鐵路。法國經營龍州鐵路。故英公使汲汲於開廣西梧州商埠西藏鐵路二事。不能須臾緩也。錄循環報

美國度支

美國兵部將西歷一千八百九十六年應支款項分定數目。於華盛頓都城刋布。將美錢五他拉作英金錢一磅算計。美國兵部所需款項統合英錢一千零五十七萬五千一百二十八磅。分欵查之則礮臺海防一項。支用三百十六萬四千八百五十八磅。陸軍糧草共支三十三萬一千九百六十七磅。陸軍俸餉共支二百七十萬零四千五百七十六磅。糧臺經費共支四十四萬磅。陸軍雜費共支十二萬磅。住兵營房建造醫院。共支十六萬七千磅。操演

校場支款五千磅。馬隊礮隊所用馬匹共支二萬六千磅。陸軍轉運經費共支五十萬磅。衣服等項共支二十二萬磅。醫藥等項共支二萬八千零四十磅。造礮經費共支二十二萬六千二百磅。武備學堂支用十萬四千三百六十二磅。製造軍器各局共支二萬七千九百五十九磅。屯兵處所及國家所設墳塋園囿等處。共支三十一萬一千六百七十六磅。國家所設兵丁棲厲處所共支六十八萬八千六百四十三磅。前欠打仗受傷兵丁所用假臂假股等物。共支三萬八千二百磅。華盛頓公所房屋及官地等項共支二萬七千九百九十八磅。兵部經費共支二十九萬二千八百四十七磅。河道口岸工程。共支一百零六萬九千八百磅。節四月集成報

日本新定兵律

英士丹特報譯一千八百六十八年。明治元年日本新定兵律云。一

兵士須各矢忠忱縱使難若登山然有勸導之責者必宜設法激勵。二兵聽將令將聽皇命逐層鈐轄毋許玩忽。三兵士須勇猛然非凶惡之謂惟能共抱忠心斯不畏敵亦不輕敵　四兵士須誠實不欺。五營壘須潔淨預杜傳染諸病證觀此五條實仿德前皇之彝訓部曲中人奉行二十餘年遂收效於今日噫誰謂小國之倖勝哉。節三月萬國公報

日款支絀

日本質賢錫穆坡報載云日本庫款支絀至今已極市井蕭條閭閻匱乏之瀕一千八百八十七年日本國計頗有起色不待加抽稅餉一歲之內約餘百兆銀圓發商生息上下得以舒緩自如自中東一役其時境內加稅供濟軍需事尚有說及平定之後仍復照常民何以堪況更以鉅萬賠款無故盡落英人之手此所以雖損下益上而國用終有不足之勢云。錄四月新聞報

希兵奮勇

土耳其與希臘人又戰於乙比羅司埠。希人甚爲勇猛。互鬬至兩日一夜之久。略不稍歇。土兵所紮營壘。連失多處。後以人馬疲乏。軍糧不給。始漸漸退回。目下德國復與土廷商議。略謂議和時定須聲明希廷所償之款。應如何支用。當請命於歐洲各國。然後施行。錄四月申報

採煤計數

目下歐洲各國機器盛行皆需煤力計其採煤之數即可知產煤之盛衰按英國去年共採一億八千九百六十六萬一千噸。次則德國共七千九百十六萬九千噸。僅得英之半。再次法國共二千七百五十八萬三千噸。僅得德三分之一。自白耳義諸國以下採數更減。惟英屬之澳洲新南維爾斯每歲約可採四百萬噸。錄四月集成報

杭垣求是書院課程

求是書院總教習擬定課程。其學生計分三班。已習過英文者爲第一班。已習過算學者爲第二班。一事未習者爲第三班。按時教授。茲將課程照錄於左。

禮拜一　九點至十點。第三班第一班英文。　十點至十一點。第二班算學。第三班英文。　十一點至十二點。第二班英文。

禮拜二　九點至十點。第一二班地理。第三班英文。十點至十一點。第一三班算學。第二班英文。十一點至十二點。第一班英文。

禮拜三　一點半至二點半。第一二班地理。二點半至三點半。第一三班算學。三點半至四點半。第一二三班練字。

禮拜四　一點半至二點半。第三班地理。二點半至三點半。第二班算學。三點半至四點半。第一二三班練字。其禮拜五與禮拜三同課。禮拜六與禮拜四同課。錄新聞報

振興藝學

馬達加斯加島官報載工藝學堂章程淮馬人願習一藝者報名投考但須先知算寫及法國語言文字質地靈巧能會悟指授法術者學期以一年爲限期滿給予工師憑照。錄巴黎時報

粵西書院課程

廣西書院添設算學季課今將所擬章程照錄於下　一算學爲六藝之一豈能廢而不講欲通格致製造及一切技藝之學皆從算學始近日各直省多有精通算學者廣西人文蔚起自不乏留心時務之士茲創設算學一課以覘實學而拔真才　一各省皆有專課算學之地近復有學堂之設築室延師固爲常時急務第廣西經費支絀籌備需時緩不濟急查經古書院爲講求實學之所理應附入事既簡便且歸劃一　一通曉算學人數無多此課蓋爲儲材備用而設無論外省本省舉貢生監童生但能通曉卽可應課無分畛域以示大公　一算學一課既附入經古書院所

有請題收卷發榜發卷一切事宜自應歸經古書院監院經理以專責成　一課期宜仿照廣東學海堂章程分爲四季每季由撫憲命題限一月内繳卷遲則不錄　一算學課卷須繪圖演式與應考文字不同課卷應宜自備交卷時由監院蓋用鈐記給回考生小票一紙榜發後憑票領回課卷及獎賞　一算學爲育才之舉自優給獎賞以勵嚮學名次分爲三等上取四兩次取三兩又次取一兩五錢視課卷之優劣以定每等之多少其並不通曉者概不列等以示限制　一每季算課分問算數算理天文時務四項算數必須合問算理必發其所以然天文已包括算學之内必須實測不得以災異占驗之言闌入時務當求實濟及可行之法不得泛論無歸以上四項能全通曉者固列上取如不全曉而別有精到處者亦可取列貴精不貴多也　一算學浩如淵海何從問津宜先講求入門之法　御製數理精蘊融會中西若能究心

三月卽可全部通曉至如代數術爲通微分積分重學光學聲學化學力學汽學一切格致藝學之門徑不可不學通曉亦復不難又宜兼習幾何原本此書有圖有說精妙無倫精通算學之西人無不專之者　御製數理精蘊亦已採錄惟略而不全欲讀此書另有專本此爲最要之書不通此書不足言算學也　一算學爲培養眞才起見發榜領卷之日必須本生親到領卷及獎賞山長當堂考問以覘見聞如能貫通算學志趣遠到者卽可聘爲教習以示優異　一廣西雖經費支絀未設學堂但三年學成如有精通算學者豈能令其株守一隅所學而非所用屆時自應禀請撫憲咨送京都同文館肄業或咨送各省學堂以期大用而收實效　一算學必須指授乃能通曉廣西靈秀所鐘自有其人考生能自擇師羣聚講習三年之久必大有可觀風氣之開肇端於此勿拘故習勿憚煩難有厚望焉　錄循環報

秦中振學

秦中自古帝王都。漢唐之間。人才走集。近今道路不通。僻塞日甚。督學趙太史蒞陝以來。一意提倡實學。省會有味經書院。劉古愚山長以經義治事。課院生數十年。最得秦士心。近於味經書院中別設時務齋。去年與趙督學會商。派院中高才數人游歷滬鄂。學習機器製造。並聞陝中紳士議開辦紡織。蓋秦中棉花甚富。而豫蜀一帶。可以銷行布紗。其所派諸生。去年抵鄂。在織布局中練閱數月。今春已至滬。欲詳覽諸廠。並購機器以歸云。錄博聞報

招考化學

漢陽湘鄉會館房屋。在鐵廠碼頭南首。鐵廠中前購歸廠內。為堆料之用。近督辦盛欽使。擬在此設立學堂。招考化學。講求化鐵造軌各事。凡年在十六以內。天資聰俊者。方可入選。學生以六十名為額。化學教習。業已向外洋聘請云。錄循環報

申明八旗攷試定例

八旗子弟向以學習國語專精騎射爲事至於漢文往往略而不講籍傳遞爲攷試之常技現經申明定例滿洲蒙古現任三品以上大員之子孫及親兄弟子姪有應試者俱應自行奏開無論曾習漢文精通與否必須國語騎射本有可觀始准其攷試 錄直報

墨興法塾

墨西哥國京城創設法文大學堂一所墨廷准令法國幼童入內同墨人一例學習 錄巴黎時報

招考學生

英國干布泥省馬底連書院招考學生十八名年均在十九歲以下每年封館以前擇選學生四名精通算學者獎賞四十金鎊倘各學生果有進境亦分別優獎準於西三月半前將年歲姓名籍貫呈報院長造冊以便傳考 錄倫敦郵報

番芋考

番芋西人謂爲地果中國有番薯地蕷甘藷等名目性溫厚滋溫補虛解煩助潤食之可積久不飢與米稻無異按芋之爲物名見爾雅漢書或稱爲蹲鴟西人記載番芋始出於亞美利加洲利馬畢魯二處歐洲向無此物三百年前西班牙奪畢魯國隸入版圖芋種始流行於歐境先種者爲婆爾茄國日耳曼次之依蘭脫又次之此前一千五百六十五年以前事也其時種者寥寥至一千七百五十年以後法蘭西英吉利兩國方知種植之法目下推廣通行遍地皆是爲農政中覓利之一端西人每食必需路巷地方生有一種實大無朋結實較地芋爲多惟性粗而淡人不喜食每取以飼豕此外又有數種一種紅皮黃肉結實最多纍纍如貫珠如懸球甚有一莖而得五六斤者一種紫皮黃肉其形圓間以紫色瘢點一種色紅肉白一種皮肉皆黃結實最大又荷蘭國有一

種皮作桃紅色肉似淡葵色性堅質勁非十分火候不可入口今巴黎京城所尙之芋形大而長以紫紅二色爲最佳味亦甚美服食之法中國貧困之家每蒸於飯鍋上臨午食之耐飢特甚泰西人或以上品之芋削皮切片浸水中三日一夜擣爛爲粉後曬乾磨細藏之可爲芋餅惟須和麥麪十中之五否則鬆而不固入手如屑也或以芋作火酒性頗烈或以作假象牙須用藥水浸之令其堅硬尋常煮法則燒於清水中俟熟而去其皮加以生鹽或煎以肉湯或熬以豬油均極可口至種芋之法大約須燥溼寒微適中之地糞壅不宜太多季春下種則初夏開花五月結實初秋下種則仲秋開花季秋結實一歲兩實獲利頗豐形如扁豆花作淡黃色亦有白者考中國下種擇最少者爲之或以大芋切作三四塊而泰西則並不切碎反取大而圓正者西人藏芋擇乾燥和暖之地掘一坑穴鋪以稻草雖越一年可免腐爛之病或藏大酒桶

中盈千累萬載往他國西人航海者往往備此以爲不時之需云

節四月商務報

種西瓜法

西瓜一物暑天爲人所喜啖唯近種者雖多收成亦少何也因肥坭不足之故是以瓜藤每轉黄而朽皆由肥坭不足如欲種西瓜如法植之亦可博利必須犁鬆土坭分開行數每行相去十二英尺每行掘深一尺五寸或深三尺每行用半籮糞溺鋪開用二層薄坭覆面後又加一重糞溺和坭蓋住該糞溺即六畜糞溺亦可用惟初種瓜仁之時再加淨坭覆面其瓜仁埋一寸深惟要疏種切莫排密也錄西三月紐約農務報

治蟲蟻法

國家園林果木傷害皆由蟲蟻所致美國農師名士的交會考究此法於農家甚關緊要倘蟲蟻緣枝成團可能即時治死其法用

火水油和水攪勻拭之。若駁樹種將出根時。欲植地上。先用煙葉末和坭而後植之如此蟲蟻不能上樹。凡果樹必須用煙葉末埋樹頭處。可免蟲蟻之患。但鋤開樹頭。切勿傷及樹根。將煙葉末拌入。然後用坭蓋覆。如地方由樹林改植果園。預先種粟米兩年。後種果樹。此法可以絕蟲蟻之患。倘種樹秧。先將火水油攪水以溼其根。然後植之。亦可先治地下蟲卵。惟種果樹者。應多用煙葉末以覆其根及樹頭。凡遇春天和暖。每樹要鋤開坭皮。置煙葉末復用坭蓋面。惟初植之時。約用煙葉末五六磅。俱按照前法施行。嗣後每樹每年用半磅可免此患。且價甚廉。每年每樹費用僅二仙士云。

又法用卡斑擺所佚鏹水淋地。亦可治蟲蟻之患。惟離樹腳二尺外淋之。方能無傷樹。而有治蟲蟻之功。惟此款鏹水非甚合宜。何也。防工人不盡小心。淋不如法。致傷果樹。不若察知蟲蟻壞樹。即用煙葉末如法治之。更屬穩當。錄西三月紐約農務報

映畫新法

近日法京巴黎時有某格致士悟得一映畫新法歷久不變其法以銀片置箱中以海藍薰之於映畫幕中將物映於銀片之上遂感光成影取出視之尚不見跡再以水銀氣薰之影即發現復以礦鹻洗之則永存不滅矣即以映字而論如照印板更有一簡妙之法有石名吃墨石者以一種墨水書字於紙貼於石上少頃墨字銜入石中復以墨水刷之其有字處沾墨無字處不染與凸板無異任刷印若干無模糊之患若用蠅頭細字筆不能書即以映畫之法令其收小成影映於紙上細如無物以顯微鏡窺之便見大而眞切 節倫敦郵報

日人擬設製造防水布廠

福岡縣人松村雄三郎此次來崎住居新大工町舞鶴座敷地內擬設廠製造防水布其布即木棉紗巾之類惟用藥水浸透曬乾

如是三四次或五六次乾後布身光滑異常以之製作雨衣外罩不但著雨不濕且又易於乾燥可作水陸號衣晴雨皆宜所需甚廣聞松村雄苦思七年始克告成錄蘇海彙報

電鍍鐵線

西四月十號紐約格致報云用鐵線以鍍金銀其法甚易先將鐵線浸於淡硫强水之中次置於濃硝强水之內蝕去其銹此硝强水內先加烟炱小許鐵銹既淨以石灰水洗之洗畢濯以清水然後納入銅水之中此水每二百七十三分含鈉養三十六分鉀鏽酸三十分膽礬七分雨水二百分以鐵線一端接連鉛片或鋅片電氣即通而鐵線面上鍍銅一層次以淨水洗之又置於金銀水內其用金水之方以金綠十分鉀衰一百五十分共化於雨水五百分之內又以一磁器載雨水五百分內溶鉀養三十分鈉養燐養五五十分加熱化之凉後加入金水兩相和勻再復加熱而後

將鐵線納入數分鐘之久卽得金鍍上一層矣若銀水之方則用銀養淡養五一百分鉀衰三百五十分雨水一千分鍍成宜卽以熱木屑覆之使其速乾也錄知新報

海底屋

意人考自多製一圓球灌以壓縮之空氣立方二千英尺球中置小室與氣房通呼吸球房以水爲壓載重二噸可潛伏極深之海近在司卑謝意國西北口岸海中與二友入室將球沉於深三十英尺之海底歷九小時未見出水守者通報海部大臣卽募善泅者入海探視見球穩立海底叩門無應者後以小輪船拕坐舫數艘抵其上縋絡其球提出水外急啟門見考自多面色青紫氣不絕者如縷其二友昏不省人事少頃方甦計球之入水而出也已閱十八小時矣考自多云初入水時呼吸靈通繼思減水輕儎升球出水而手抽水機竟不能動始悟空氣至是已稀無以抵水力設無人

援。待鶩焉耳。已然二千立方尺壓縮之氣。已足供三人十八小時之用。則今之行船海底。競爭新製。而迄無定倫者。觀此不無小補云。約時務報

湘省製造

湖南北門小桃源地方最多空地。刻下湘省紳商。籌得鉅欵。在該處創設製造公司一所。規模極大。不日卽可開工。中有某必思極巧。已造成東洋車數輛。式樣覊巧。又聞將來所造各物。必如洋貨中之火油燈洋傘等類。大都皆民生日用所必需者。錄集成報

藝事稗乘卷一終

澳門免稅

澳門接葡京來電、按照第三條章程施行、凡輪船之由香港羊城北海口及西江各埠到澳者、概行豁免船鈔及別項稅餉云、葡官此舉、大抵爲招徠生意起見、然澳門港口淤淺、灣泊不便、船艘視爲畏途、恐亦難增興旺也。節循環日報

法國貨價

法國稅務衙門、近將一千八百九十六年、統歲進出口貨價刊印、茲錄其略、進口貨價值三千八百三十七兆十四萬七千佛郎、比較前年多一百十七兆二十四萬八千佛郎、出口貨價值三千四百零四兆六十四萬三千佛郎、比較前年多三十兆八十四萬七千佛郎。錄巴黎時報

糖煙日少

古巴今於一千八百九十七年約祗出糖十五萬噸前九十四年未亂之先一年出糖一百一十萬噸煙葉前於九十五年出產五十萬包今於九十七年不過出七萬五千包而已　錄官書局報

商品設所

日商現在沙市租屋爲陳設東洋各式貨物之所門前懸一直牌曰日本商品標本陳列所各貨每種祗有數件無論何人皆可縱觀欲購者先付價銀卽函到本國按期運至所刊章程照錄　一陳設新館開閉每日上午十點鐘起至下午四點鐘止每逢大祭禮拜日停閉　一設立各貨來沙不過看樣非賣品也就其品質與造工之嗜好欲得商人之公平卽評論本所喜聽焉　一若有貨中欲購買者則在日本同業商不問多少照樣運東就囑本所員詳聽所員計公衆之便妥商照辦　一各樣物件俱貼品類價單均係實在情形若擧大概就所員詳問可也　節申報

蘇州關道陸觀察擬租地章程

一編號 蘇州通商。現議定盤封門外。空曠地處。黃道臺遵憲會同日領事荒川定有日商居住界。繪圖一幅。本道督同洋務局委員。定有各國居住界。繪圖一幅。現當洋商議租之際。應先將該兩圖發交勘地公所紳董。按四址覆丈明確。用開方法。以五畝或十畝爲一方。挨順編定字號。以便洋商按號租賃。不致重複錯亂

一議租 洋商租賃地畝。稟由領事官照會關道後。即由道分別知會洋務局委員。及勘地公所紳董。一面照覆領事官。飭令該商人赴公所報明。擬租地段畝數字號。由員紳查無窒礙。訂立草據兌收定洋。仍先報明本道核辦。

一會丈 自本道接到勘地公所員紳報文後。即委員會同該員紳等。三面覆丈。準確於圖內簽立字據。眼同該洋商於地內自行釘立界石。以昭信守。

一立契 會丈定妥後。由經辦各員紳。塡明華洋文合璧。上中下板契三

紙。送道核明無誤。於契內鈐蓋印信。除以中契一紙存案外。其餘上下二契函送領事官加蓋印信。以一紙交承租人收執。一紙存領事署備查。該契以三十年爲度。年滿另換新契執守。一租價議定。無論何國商人。每人租地至多不得過六畝。至少亦須至二畝。日商租價以道路橋樑等費。均自彼出。是以不分上中下等次。每畝一百六十元。各國商人租價仍照原議。上等每畝二百五十元。中等每畝一百六十元。下等每畝一百元。又不論何國商人。於華歷光緒二十三年二月二十五日。卽東歷明治三十年三月二十七日。西歷一千八百九十七年三月二十七日起。十年之內。每年每畝繳年租錢三千文。十年以外。每年每畝繳年租錢四千文。一轉租　凡議租地畝。必須詢明實係該商自已租用。並非代他人出名租用。方准立契租給。設承租後有萬不得已之事。必須將該地轉租他人。應行稟明領事官。照會本關道查明註册。另行換立新契如有並不稟明私相授受自爲輾轉租價者一經查出將此契作爲廢紙　一墳墓　界內墳墓最多之處議明由我國築墻圍護如有洋商議租地畝查係墳墓最多之處應由公所紳士力勸留出以免發掘之慘其餘零星墳塚查係勢難避讓者方由錫類堂紳士代爲遷埋設洋商在於所租地內開掘地基或濬渠遇有骸骨須速通知勘地公所或洋務局設法掩埋不得任便拋棄至洋商塡築地基所需泥土必須向遠處地方購取不得在界內任便掘用致啟爭端　一收款　由公所紳士兌收地價後即行稟解藩庫存儲一面報明本道備查俟收有成數分別提還所墊建造官屋關署及築路等經費仍於每千元內提出五十元以爲勘地公所紳董暨洋務局會丈委員津貼辦公之用歸各該員紳自行公議開支　又擬呈經管建市屋章程　一管屋宜專責也此次房棧建成後應先繪屋圖六分呈送督撫憲暨藩司

職道、並發蘇州府道庫廳分別備案、以後卽責成道庫廳經管、按季將有無損壞及租戶居住緣由、報明司道暨首府查考、一收租宜稽查也、房棧既歸道庫廳經管、所有放租收租等事、應卽由道庫廳辦理收繳、隨時報由職道、加派該租界巡查委員覆查註冊、至年終、彙總造報督撫憲備查、以歸核實、一修理宜限制也、房棧無歲修之費、每易損壞坍塌、擬請十年內、以每租金一百元提六元爲歲修、十年以外、每租金一百元、提十二元爲歲修、其修費應由道庫廳會同住居該屋之租戶公同商辦、註明租摺備查、仍按季彙總造報、一租金宜愼儲也、蘇州新關商埠、尙無絲毫閒款、辦公甚爲支絀、此項房棧租金、應請專儲道庫、以爲洋務公用、但非先行詳奉督撫憲核准、不得擅自動支、錄滬報

中國商務繁盛

國民報云、中國去年貿易總額三億三千三百六十萬兩、關稅二

千二百五十七萬九千兩。蓋爲近年以來未嘗見之殷盛。中國旣失臺灣。關稅之入。猶且如此比之前年則實增多一百一十九萬三千兩。其商務之殷盛。亦可見焉。錄集成報

江鄂茶價

九江茶棧。上月運到毛茶不少。各處價值通山茶每石三十兩。三十一二兩不等。甯州五十兩左右。河口茶五十四兩上下。又湖北之茶。咸甯崇陽通山等處。每石價約三十三兩。錄農學報

西國貿易出入類誌

昨歲美國與各國貿易。其金銀出入之數。輸出總額十億五百八十七萬八千四百十七元。比前年所輸之數。共增一億八千一百萬元。輸入總額六億八千五十五萬六千二百三十三元。比前年所輸入者共減一億二千一百萬元。其輸出之多。爲近年所未見。輸入之減。則由於進口之貨多無稅之故也。去年德國與各國

貿易其出入之數輸入者一千六百三十五萬磅輸出者一千三十五磅。法國關稅局報告云一千八百九十六年與九十五年比較其與各國貿易輸出之數共增百分之一輸入之數共增百分之三。錄日本經濟新報

火油獲利

法屬雅爾涉利地方有火油泉得於一千八百八十九年源長數里取之無窮十年之中已獲利四百七十二萬佛郎一點鐘已取得火油五千桶刻聞中國四川地方有人新開油井惟油質混濁須參以格致之學方可燃燈云。錄商務報

添開租界

德人擬在上海開闢租界駐滬德總領事謂此舉現未定妥聞去歲德人在天津漢口設立租界今復欲在上海彷辦英人因此不悅蓋上海商務向屬英人故恐德人分其利權也。錄華北新報

習奧軍法

日本提督德勞志偕機師歆古臘。抵奧國京城學習奧國行軍用兵之法。錄官書局彙報

測量志畧

漢口蘆漢鐵路公司。某西人。日前在把商碼頭。考較歷年水尺。聞考得近數十年來。湖北地方惟庚午年水勢最大。嗣該西人又至躉船手持千里鏡。向北方高瞻遠矚。詢及從者。則謂將來鐵路。必自漢口發軔。須經灄口地方。而由漢至灄一帶地面其中水陸駁雜。高低不一。故爲持鏡審量云。錄四月新聞報

西教械鬬

離江西省垣進賢門外五十餘里。白沙步潭小市鎮。向有天主耶穌兩教堂。由來已久。從之者衆。要皆各立門戶。兩不過問。不知因何起釁。有歸教舉人傅啟心等。各率教黨。約期交綏。竟致激成械

鬭兩造肉薄血飛殉是役者共有二十餘名受傷者更不堪枚舉
錄四月滬報

金鋼鑽石喜

英自立國至今歷代君主康强者若夫享國之長不過周甲而止惟維多利亞君主即位於一千八百三十七年六月廿號至今年六月廿號適滿六十年之期西例凡事滿廿五年名曰銀喜五十年則曰金喜金喜後復周十年跨祖宗踐阼之年歲而上之於古未有所名因創名之曰金鋼鑽石喜英人引爲大慶頌以南山之壽不騫不崩者盈耳洋洋節三月萬國公報

泰西報館

查泰西報館之數英有二千一百八十餘家法有一千二百三十餘家德有二千三百五十餘家俄有四百三十餘家其最多者惟美竟有一萬四千一百五十餘家其報有一日一出七日一出半

月一出一月一出一季一出一年一出之不同其報之名亦不同所論之事亦不同如士報則論學農報則論農工報則論工商報則論商淫詞穢語弗登焉朝政國是咸備焉故民人閱之而獲其益節四月商務報

花收日光

英公論報云玫瑰花大都紅色綠其花瓣皆有微細之孔孔內有流質質能收日光之光線（日光分七色因有七光線其七者謂紅黃橘綠紫藍青其中以紅綠紫爲本）是以日光入花瓣復由內層回出已先經過花孔之流質將日光之某光線收入而所存之光線入我目時自失日光本有之光線矣凡日光入玫瑰花瓣後其先所有之綠色紫色光線均爲花瓣所收僅從紅色光線回出此花之紅色所由來也又曰日光照花入花之質內原有一定分寸而日光之光線大半仍由花瓣內層回出故欲知花色之來由必先知日光照花後其光之性有感與

否。蓋凡物之有色者。莫不有此收光線之力也。節四月商務報

臺民內渡

近日臺南紳民之離台內渡者。不下三千五百人。均樂爲中朝赤子。不願爲東國蒼生。尙有欲內渡者甚衆。臺民之所以不願在臺者。其故有三。一則因日本政令。必須剪去髮辮。二則因臺地時疫流行。三則因橫征暴歛。剝削不堪。因此三者。故均以宗邦爲樂土之適也。錄西字報

園寢大觀

京都離城十餘里。昌平州所屬之𡶶高峰。相傳上有法源寺。係醇賢親王園寢地。廟內有白菓樹兩株。合圍數抱。一枯一榮。皆數百年物也。樹後舊殿正座。卽龍脈吉穴。控山石數十丈。前後左右甃平。砌以方磚。長一丈六尺。寬一丈。脩造鞏固。內有石室一間。居中安砌石牀。爲停放金棺之所。朝南設石門兩扇。上蓋八角亭樓。

周圍如城朝北設鐵門兩扇奉安後下千斤石錘封鎖對面蓋造朝北享殿五間旁有配殿俱用綠琉璃瓦居中祭文碑亭則用黃瓦以祭文有　御名也偏東爲王府所造陽宅三百餘間亦有殿座膳房預備府中四時祭享住宿今添設　御座預備　皇太后皇上於福晉金棺奉安時在此駐蹕計並改造祠堂其需銀一百四五十萬兩錄華報

空氣可用

昔人陸行以足漸變而乘輿更變而爲車推之用馬牛近百年則以火機其捷如飛誠非古人所能及矣而十數年間以電力代之更爲輕便紐約道路廣長行人壅滯凡通衢皆設鐵軌或在地面或在空中以便來往遠近車費不過五仙今更得一新法將空氣以力壓實置之車上漸放其力以動輪惟試用未久法未盡善將來比電力或勝一籌歟約三月紐約喜羅報

島石吸鐵

奧京三月二十三日報載有吸鐵山其吸力甚大不拘何船行近是處皆難備禦相傳之言亦非無稽又德國左近有一著名之島曰望呵爾姆在鮑爾鐵克海中屬於丹國此島可爲一大吸鐵石雖不比吸鐵山吸力之大能將過往船隻中之鐵釘吸拔而出然該島石之吸力已足爲行船之患因船上向盤中之吸鐵針被石吸動能使其船從應走之路偏其所向而致斜出此固確有之事離此島九個半海里即可見其吸鐵之力矣相近之處又有一礁石亦能吸鐵云　錄五月時務報

臺檄日罪

臺北義民詹振林里咸二人撰就檄文聲討日本十大罪遍貼大稻村艋舺各市其中有總督爲乞食之徒警察官皆貪財汚吏等語後附責日本十大罪第一大罪不敬上天不敬神明第二大罪

不敬孔子不惜字紙第三大罪貪財汚吏輕藐百姓第四大罪法律不當刑賞阿私第五大罪不顧廉恥行同禽獸第六大罪忤逆天意善惡莫分第七大罪效日處置情同乞丐第八大罪措施穢鄙惟錢是貪第九大罪把持買賣暴斂重征第十大罪强迫臺民下一句缺又該義民聲勢極其洶湧日人遇之亦無法可施也約長崎鎮西日報

地輿學會

泰西向重地輿之學合各國計之共有地理合九十二處皆由國資助經費以成其測繪之功當前歷十年時法國地輿會二十六家在會者九千二百人日耳曼二十四會在會者九千人意大利十會在會者三千人蘇彝士與意大利同英國五會在會者五千人美國二會在會者一千五百人其專論地輿日報館法國四十二家日耳曼三十八家俄國八家英班葡三國各六家丹瑞日本

三國各一家。錄四月商務報

臺灣近聞

臺灣現將改籍全臺百姓以限期太促廹得晝夜難安義民之自盡者約數百人忠憤之士欲爲立祠未之或敢惟於某處繪畫一人狀如宰輔作拜跪狀由各義民相率唾罵彷彿杭郡岳王坟之秦檜也者籍中公憤者因日人示諭第廿七條內第一婦人生產歸官設立養生堂生有男女盡須入册第二凡大小便均須在屋後設厠老幼男女不準在家便溺第三不準敬奉祖先神明第四病者不準延醫診治須赴醫院求治死者不準兄弟父子見面第五吃食洋烟者均須赴局報名領照憑照買烟如有私相授受者斬第六娼妓每禮拜赴醫局驗病一次並須將陰戸以水沖洗違者究罰第七所生之女祇准婚配日人之子不准私自定親云云以至人心愈覺皇皇無不戟指向畫像罵詈不止云。錄新聞報

探出病源

法德之役德國武官華耳馬受創殘廢非扶杖不能行走近日瘡口復裂醫者以電光映照見有二扁彈緊夾足骨中設法取之遂與平人無異 約巴黎時報

俄設醫會

俄國舊都木司科設立萬國醫生會開會日期自西七月二十一日起至二十九日止先由該會執事備柬邀請各國醫士赴會現已知會環球各國并聞亦行文中國約請華醫前往赴會不知中國有意派往否 錄集成報

粵省創建醫院

前出使美國副使容觀察閎以美國女醫士富氏精通醫理在粵多年施醫贈藥極著靈驗擬在省建設醫院延請專治小兒婦女二科首先佽助若干金並代向各大憲勸捐以襄善舉聞不日即

須擇地建造房屋矣。錄集成報

疫蟲備驗

臺灣安平時疫流行。外宮後街某店一夥適遭疫症。舁入避病院。醫藥不效。主病院官醫以爲中疫後兩膀傍腫如核起則不治。因揣核中必有結毒。乃將該夥之屍割出腫核。以顯微鏡照之。果有疫蟲蠕蠕而動。兩頭各有黑點如眼。與糞窖之蟲無異。乃以法取出疫蟲。貯以玻璃罐。以備考驗。按此蟲爲空氣積毒所化。微不可見。每乘日光未出之時。已没之後。羣聚而飛。遇物輒伏。人食其物。則蟲入臟腑。胎生卵育。頃刻繁滋。一身氣血盡成蠱毒。或身上奇癢。搔損皮膚。此蟲觸之。便由毛孔以入血絡。吸取人血。隨時長養。皆能生出疫病。既病則毒發而死。然當嚴寒之候。或日光映照之處。則疫蟲立刻死絶。凡衞生者於該疫流行之時。務必明窗淨室。令此蟲無自而伏。且衣服寢具尤當每日披曬。既無瘴濕之氣。並

可祛疫保身。至飲水必須煮沸。食物時常掩蓋。不可貪涼露處。戕足當風。乃可免傳染之患。錄滬報

善醫傴童

法國有醫生名卡列者。意大利國人。專醫童子駝背之疾。原駝背之疾。皆因脊腰之骨曲不能伸。且醫治此疾。下手時十分痛楚。卡醫士憫世人多患此疾。故悉心研究。習練十數年。學成將其法筆之於書。闡發醫理。分送各醫院。使操斯業者各奏其能。其所經醫愈各童。非徒徵之以圖。更可面詢受疾之人。確鑿可據。醫法先以蒙藥迷童。用四人護助。醫士雙手輕輕按摩其背。俟該童脊骨之節鬆開。約二刻鐘可以復原。惟最難醫者。腰脊骨輒偶錯手。法立斃。最為危險。今卡醫士自出心裁。造成機器一副。專醫此疾。惟醫後仍用藥帶縛其脊腰及駝背之處。必先令該童臥於牀上。然後縛束約在十五刻鐘之久。縛妥合醫及[illegible]歷二十刻鐘可以完

備惟東此藥帶後切勿任意放鬆必歷三四月之久方可除下而疾漸愈初醫之時用頭度機器可以直腰未能行走及用二度三度機器縛緊胸背始能步行自初醫至收效之時必十閱月方能全愈此法專爲醫童子而設至年已及歲者不敢爲之施醫也計卡醫士經手共醫愈三十七人皆獲安痊並未失誤自云此法亦甚容心惟有兩人患此疾醫時十分棘手無非膽大心小將患疾之童用刀斜割以疎其骨挨復其骨之部位後亦全愈如常人錄知新報

防瘟考論

查一千八百七十八年時波斯患瘟曾染及俄阿似特拉汗省是時歐洲公派防瘟會體察情形謂瘟疫傳染起於濕潮不至春陽不止蓋春暖氣和日光直射陽氣則鬱氣消矣印瘟初起數月前各處房鼠多無故自斃庭除藩溷枕藉汙穢其機蓋已先兆土民

不知爲備未幾而災作矣八十八年冬俄阿士親州即有灰鼠瘟灰鼠千百成羣逃出窩穴卒死於田間獵戶利之爇皮取油以販於市於是瘟疫大作傷亡多人　按波斯瘟疫其病首傷肺精此次則病在傷腦傷肺者可治傷腦者不治也總之防瘟之法掃除房屋務使潔淨凡歐洲聲名文物之地雖偶或傳染不至大厲者此也。節官書局報

會議行醫章程

日本上議院集議行醫章程照錄　第一款醫道人命攸關如欲行醫者須照例考驗　第二款凡醫院各學生學成欲爲醫者一概免考　第三款凡考取醫生非犬干法紀地方官不得拘束　第四款凡國內醫生不得另務別業　第五款各處醫生須各自設立醫院診症所有醫院情形稟報該處地方官　第六款如診遇傳染病症須即稟報　第七款遇有瘋狂等症亦須即日稟報

第八款凡病人非眞沉重不起者醫生不得推諉　第九款倘病不至死雖極難雜症醫生不得畏難苟且　第十款省府鎭埠各處醫生須立一公會　第十一款不入公會者不准行醫　第十二款凡醫生犯科等事由會首稟呈地方官轉呈內大臣懲辦　座中那喀吉馬曰行醫原期濟世救人倘庸醫誤人應科重罪喀西谷來曰各醫院學成者行醫亦須考試即學西醫西法亦應一律辦理　節日本郵報

治聾新法

西五月一號香港士蔑報云有比利時人名打臣者新製一治聾機器若置之聾人耳邊卽與之細語低言亦無重聽之患今擬推廣其法更製大機一具俟三年後賽會時攜往會場賽演卽招集聾人踰萬亦可使人人聽說一一無訛云彼向之所謂治聾機器者今則瞠乎後矣　錄知新報

粤西銻産

廣西山水以桂林爲最五金之礦則到處皆有日前招商開採如貴縣天平寨之銀礦梧州金星尾之金鑛等處由商人稟請開辦者已指不勝屈茲查南甯太平兩府附近有礦一處多産銻石其力勢甚猛可作火藥之需近有礦師前往察探確有可用業已稟准大憲發劄想不日可購機開採攷西書賤金類二十四種銻居於六顆粒爲正方形其色藍白畧同於鋅而堅脆過之可研爲粉嘗爲鉛硫鈣弗石英諸質同見雖無獨用之功然與別金配合其用卻大如銻五養鉛養可作黃顔料銻養三果酸鉀養果酸可作藥材銻養三與鉀養緑養和勻卽成大礮之拉藥再與水炸藥和勻卽成銅帽藥據此以觀銻之爲用實甚大也　錄商務報

沙魚厚利

法國有商人名阿里墨勞者本作沙魚生理每極道沙魚之利言

其肉可煎油翅可供膳膠可織綢皮之麤者可爲磨擦之用皮之細者可作金玉器皿裝飾即餕餘之骨亦大有用魚之一身絕無棄材故業此者無不厚獲其利然人雖聞其言亦多忽畧因無有與之爭利者所以數十年家貲積數百萬利誠巨矣 錄循環日報

生人全體

一人之身毛骨筋血中國醫書言之詳矣然中國但言其理之所以然不如西國實言其理之所當然茲據西報云周身之中大小骨共二百五十塊大小筋五百條大小腸共長三十二英尺頭腦重二十五安士心高六英尺半圍大四英寸皮有三重毛竅共二百五十萬孔毛管長英一寸四分之一以全身毛管接續一氣長應九十英里每點鐘呼吸一千次大人周身血重三十磅一分鐘血從心出入者得兩安士半計一日夜血從心出入共七噸三蘇古約三分鐘之久血能周身行滿按十六安士爲一磅云 錄申報

派充局董仿照總稅務司貿易總冊式樣年終由督撫咨送臣衙門以備參考業奏准通行遵照在案此次絲紗各廠應仍由各省將軍督撫查照前奏辦理各廠中如有弊混自應將經管之人勒賠重處第須附有股本始能入廠查詢原奏所稱不論何人皆准赴廠辨詰恐滋紛擾至督轄大吏原當竭力維護嚴剔弊端但秖能握其要領不能瑣屑躬親似難深悉廠中有無弊混若有人舉發而該管大吏不爲查理或竟迴護自應如該給事中所奏量予處分以儆玩泄相應請　旨飭下各省將軍督撫各就本省情形切實籌辦毋得徒託空言至南北洋大臣能否各籌二三百萬兩以爲倡導應並請　旨飭下王文韶劉坤一迅籌辦理所有臣等遵議緣由理合恭摺具陳伏乞　皇上聖鑒訓示謹　奏

奏請裁汰冗兵摺　戶部

奏爲冗兵耗財過鉅亟宜大加裁汰以紓餉力以濟時艱恭摺仰

祈 聖鑒事竊維方今之計莫急於理財理財之計莫急於節用節用之計莫急於去冗兵是以近年 臣部因需款緊要先後奏請裁減綠營七成勇營三成騰出餉銀聽候撥用均奉 諭旨允行上年軍機大臣總理各國事務衙門會同 臣部議復盛宣懷條陳自强大計摺內亦請 飭催各直省將裁減兵數及切實辦法速行奏明毋得含混延宕並聲明內外軍務均已平定如江南之楡關撤囘各營陝西之善後防軍因應一律盡裁卽直隸之練軍旅順之毅軍長江之內河水師亦應分別核實裁減以節虛糜奉上諭練兵一條爲各省將軍督撫專責不論綠營勇營當此餉項支絀均應大加裁汰該將軍督撫等奉到此旨務須腳踏實地見諸施行毋得粉飾因循一奏塞責欽此是裁減一事 朝廷本期必行乃自 臣部奏准行知各省以來惟山東巡撫李秉衡請將山東制兵分限五年裁減五成又請裁減防勇一萬六千餘人練軍

一千九百餘人最爲認眞辦理其餘各省綠營除同治年間裁減兵數毋庸併計及近時湖廣總督奏請酌量裁減尚無成數可計外四川則裁減一成廣東廣西則裁減二成江蘇江西安徽河南則裁減三成各省勇營除東洋事定罷遣各營及近日旅順毅軍裁減綠營不計外四川則裁減一百二十餘名江蘇則裁減四百八十餘名安徽則裁減一千八百餘名湖北福建各裁減三千餘名此各省裁減兵勇之大略也查各省兵勇約共八十餘萬人歲需餉銀約共三千餘萬兩而裁減兵數勇數僅止如此此亦奚濟於事哉夫各省之所以不肯裁減兵勇與夫稍爲裁減而不肯大爲裁減者在腹地則曰伏莽堪虞在邊陲則曰外侮可慮耳然如山東一省西接河南則腹地也東濱大海則邊陲也二者蓋兼而有之山東兵勇既可大爲裁減他省獨不可大爲裁減乎自古兵愈多者國愈弱史策所書不可枚舉我　朝廷定鼎中原當時所

用僅八旂勁旅而已無敵於天下.其後外額設綠營制兵.多或六十餘萬人.少亦五十餘萬人.較之八旂勁旅.不啻倍蓰.乃粵匪捻匪川匪回匪之亂.制兵竟不足恃.於是加餉挑練.而有練軍.招募勇丁.而有湘軍楚軍淮軍毅軍.及日本之役.練兵練勇.又不足恃.於是仿照西法.添設新軍.而有袁士覬聶士成兩軍.及湖北之洋操隊.江南之自強軍.夫明知制兵不足恃.而終不肯大爲裁減.明知練兵練勇不足恃.而亦不肯大爲裁減.豈非甘棄有用之餉.空養無用之軍乎.且招募之勇丁.以有事而來.即當以無事而罷.此亦古今之通義.乃昔日之因粵匪捻匪川匪回匪而招募者.今粵匪捻匪川匪回匪事定垂三十年.而勇營猶未盡去也.昔日之因越南搆爭日本開衅而招募者.今越南罷戰.已逾一紀.日本講和.將及兩載.而營勇亦未盡去也.無事而於綠營制兵數十萬人之外.又養此數十萬招募之勇丁.歲費帑金二千餘萬兩.庫款幾何

勸釋纏足說

趙增澤

罪莫大於違背君師。禍莫痛於斷折筋骨。雖極愚陋亦知其然也。況賢士大夫。崇王制。畏聖言。儼然自謂為豪俊者哉。若我中國女子纏足一事。則大有不可解者。稽諸雜說。或近託李唐。或遠託商周。苟且因仍。遂至今日。然我　朝定鼎之初。固有禁止纏足之令。徒以殷頑負固。致梗教化。今則食毛踐土二百餘年。縱使　皇仁寬大。聽斯民以自然。而猶以纏足之風。甘與　皇上相殊異。遠棄君教。其心何居。肢體受之父母。不敢毀傷。讀聖賢書。謂當若何崇奉。今則舉數歲女孩之足。嚴加綑縛。淋漓膿血。務使潰爛斷折。以期瘦小。毀傷之訓。其謂之何。是蓋獲罪君師而虧體辱親者也。國家教化天下。滿洲蒙古。以及漢軍。素不纏足。初未損其尊貴也。近時直隸兩廣。連遭兵燹。漸知纏足之非。已半化其惡習。我四川之蓬州蓬溪洪雅夾江等處。昔有明敏特達之士。改纏足為長足。

合境咸化其風。今古不殊。安見今人之不古若也。外洋英法德美數十國。環列宇內。絕無纏足之苦。計同生天地中者。獨我華愚陋之民眾。猶甘沈苦海。爲父母者不聞以四德三從諸大法。教訓女子之心。而獨以此惡陋之習。殘毀其足。旣背 聖君之教。又非聖人之意。曾不思娼妓足雖纖小。不能入君子之門乎。貴賤之分。與足何涉也。況乎 國家法令嚴治兇暴。然除淩遲斬絞而外。雖身犯重辟。但有一毫可原者。則減爲軍流等事。未聞有毀其一肢一體者夫 國家待兇暴之徒。尙復如此仁厚。平人相毆。毀人肢體。亦且律有常刑。今乃舉幼女之足。故爲潰爛斷折。使之哀號痛苦而不顧。猶悍然自謂爲能愛惜。不思弱女所犯何辜。所得何罪。而使其晝夜痛苦。竟百倍於兇橫盜賊之受笞受杖乎。況受笞受杖者。半月卽能平復。女子則終身殘廢。斷不能反本還原。揆諸吾人愛女之情。必非所願。而或者曰。吾祖宗累代如是。今改易之。是背本也。曾不知若祖若宗。有無窮寬厚仁恕。後人不能則效其萬一。乃欲以無辜幼女。甘爲殘廢。而自矜上紹先型。冥頑不靈。誠堪痛恨矣。腐儒意氣自高。攘臂而談利濟。乃近在膝前之幼女。甘視其哀號苦痛。而至於四體不全。由此靜思。能無自笑。所尤恨者。纏足而後。舉止艱難。猝遇兵戈。莫能逃避。以致父棄其女。夫棄其妻。各爲性命而奔逃。甘視妻孥之俘掠。完節者墜巖投井。偷生者喪節亡身。揆其毒禍之由。實爲父母之罪。伏願世有豪傑之士。點頭相許。有足莫纏。使諸女子平居而忽逢禍變。既可操梃以衛身。昏夜而猝遇非常。亦可負姑而出走。女子亦知執鋭。可以敵愾於其國家。強寇無敢至門。可以自全其名節。既忠孝之克盡。亦常變之攸宜。則娶一媳。或遠勝於弱男。亦生一子。可資力於佳婦。豈不快哉。然積弊既深。轉移匪易。當先於里閭親婭。互約婚姻。誓有足而莫纏。庶同力之易舉。人皆有女。常思聖賢啟足之言。父戒其兒。莫爲流俗嫌妻之事。爲丈夫者若以不纏之故。遽起憎嫌。當思汝今日娶人之女。以不纏足爲嫌。即他日人娶汝之女。以能纏足爲樂。誰不爲父。誰不生女。相率而纏。不能改易。設當禍變。或罹穢毒。是汝憎人之女於前。且可謀生全團聚而不爲。實汝害汝之女於後時。雖痛哭悔恨而無及也。況乎禍變之至。富貴者首罹其毒。蓋其婦女素慣安逸。不能奔走。一朝有事。惟有坐以待斃。視彼不纏足者負重持械。奔走迅疾。既無離別之悲。又無死亡之禍。夫非判若天淵乎。若令嫻武備。雖土寇刦奪。尚可爭戰而獲安全。同免危機。是爲快事。而愚者曰。保衛之道。不責之男子。而望之婦人。陋矣。曾不思自古迄今。有仗義將相。而不能自保其妻子者。滔滔皆是。庾子山瀕遭誅滅。可痛也。又況纏足之禍。不徒女子受之。而男子亦同受之。何也。賊寇未至。其男子本可遠避。然既有妻子。勢不能棄之而去。徒辱於他人之手。於是稍存冀望。尚盼神天保祐。或可無事迨賊人迫近其妻女已俘已戮乃思趨避不可得矣亡身破家哀何如哉是女子因纏足而受禍其男子本可免禍轉因女子纏足而同罹於禍也所望諸君子共勉爲中智以上而不爲下愚不移則大幸矣方今海疆多事兵禍未靖外洋婦女皆長足勇能習戰從戎多剛猛之風我國婦女多纖足弱不勝衣退處習娉婷之態直自弱之術也亦自斃之道也儒生未用於世當求有益於人卽此一端未必非革薄從忠之漸我川人稠地密失業尤多意外憂患何堪設想有心世故者其何說乎

丁酉利濟學堂報藝事稗乘卷一目錄

天上行車　創辦紡織　電廠新機

考工記　水底腳車　气球鐵路

創造新章　救火新船　法造新船

法製新槍　創造洋麵　汽爐已到

腳踏火龍　泅水新機　從御气球

電製堅鋼　擬設織廠　織席機器

製炸彈　御風行舟　兵演气球

浮船新法　饅頭造鐘　雷船新製

鐵路新法　製麵最夥　鍊鋼要術

電气火車　銅水獲利　攝聲新器

電渡精奇　鑿井出油　西人造紙

蘭油正旺　水中起物　水底行舟

銅鋼利器　敗絮製絨　飛船異製

飭辦新機　巡船試行　電機製紙

玻璃造像　無煙火藥　玻磚建亭

電製輪船　擬製菱船　礟子穿鋼

水力製電　輪船新式　壓力水基

製造地球　試驗礟彈穿力　演放暗礟

彈子新製　考求銅質　水機妙製

以草製磚　映畫新法　電鍍鐵線

日人擬設製造防水布廠　海底屋

湘省製造

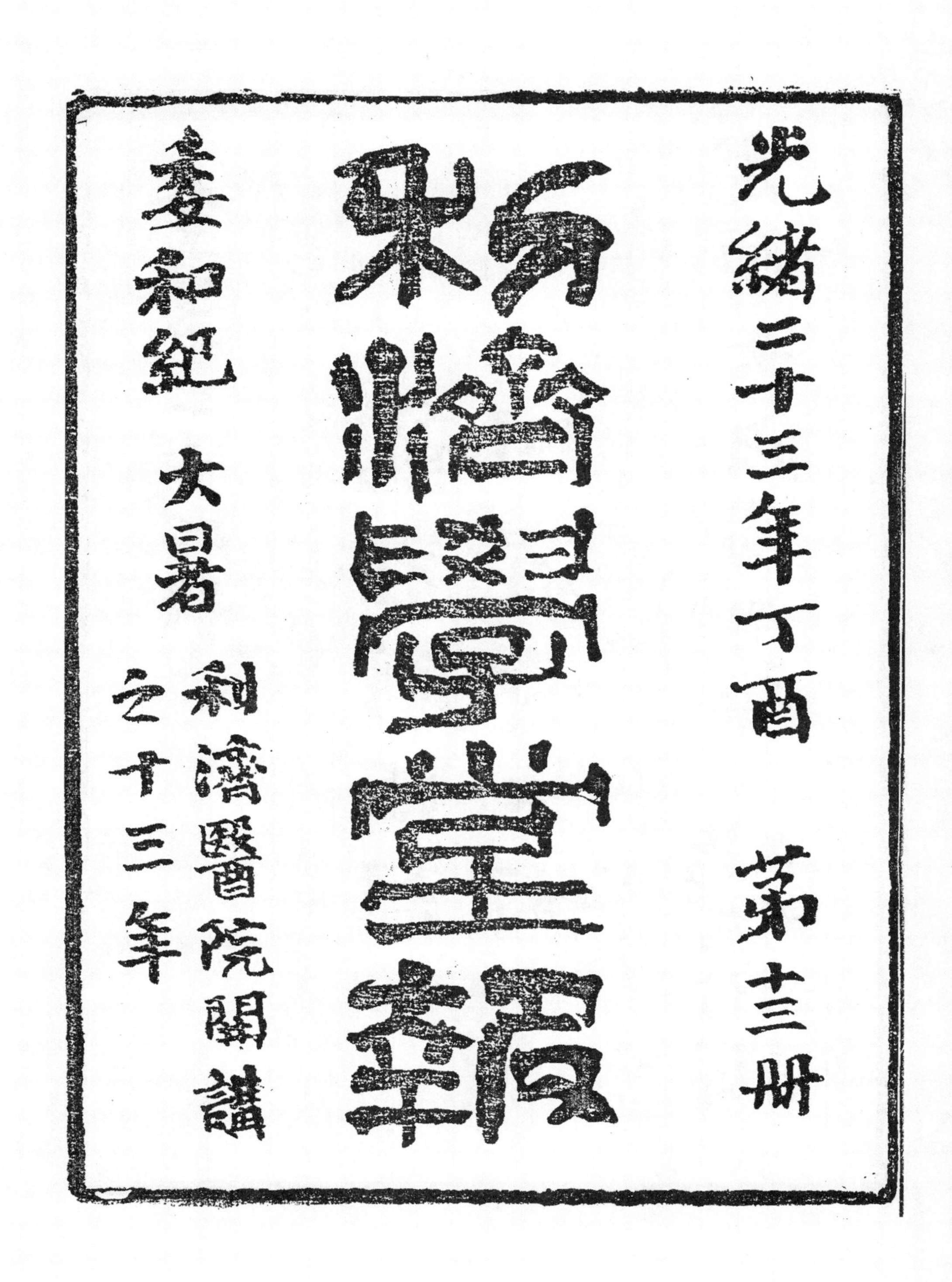

光緒二十三年丁酉　第十三冊

利濟學堂報

耋和紀　大暑

利濟醫院開講之十三年

全年二十四冊

館在浙江溫州府前大街

定價大銀圓四元

先行付資

不准拆賣

利濟學堂報丁酉第十三册目錄

文錄

農學瑣言叙　東甌陳　虬撰

鍼儒續前稿　樂清陳　明撰　院次濟四

論中國議院既不可行宜直省府州廳縣徧開報館有裨吏治　青田周鴻年撰　院次道三十三

官方匪細

書錄

利濟元經　蟄廬診錄　算緯前編　衛生經

教經答問

報錄

時事鑑要　六則

洋務掇聞　七則

目錄

學部新錄　八則
農學瑣言　四則
商務叢談　八則
見聞近錄　十則
格致巵言　三則
近政備考　鄂督　張會奏設武備學堂摺
經世文傳　侍御　陳奏請添鑄銅圓摺

農學瑣言敘

東甌陳　虬　譔

環球鉅利百穀爲首芻狗樹藝國將萎瘁西士先覺神明茲道上設農部則鉅責乃有專司中開農會則風氣自能大暢下建農院則新理於焉日出吁嗟我夏稼穡維艱耕斂不足補助之聞荒歉一遇餓莩載途振作稍緩斯藝恐牿近日報章率多議及錄輯其要不無裨補一則可以興中華固有之利權一則可以敵外洋勃起之商務斯亦有志之士所樂觀乎

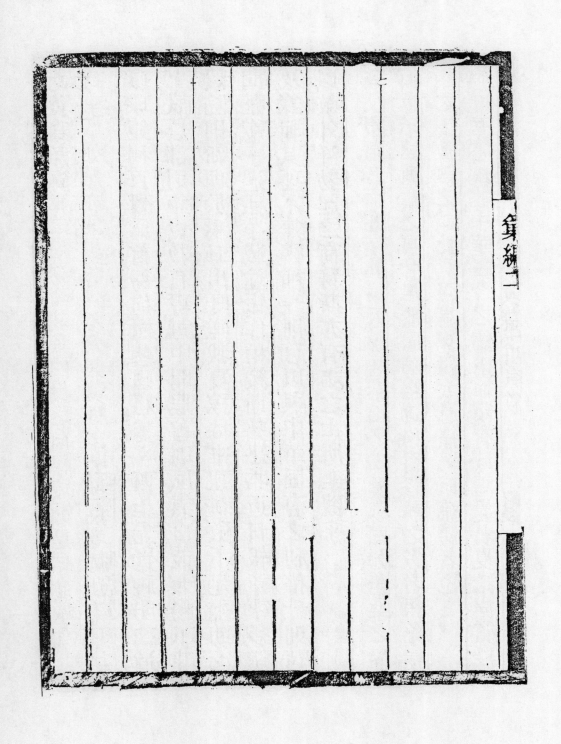

而從事於當世之急務苟我華四民之向學咸如是結念咸如是行事咸如是亦奚患孔教不大興黃種不大進英俄德法美日諸邦不大懼哉若猶不能轉弱而爲雄起衰而爲強者則真天心使然也國運使然也是誠無可如何者矣雖伊呂復生管葛重起亦莫能爲力矣而二三豪傑之用情均不出此也其議論舉動不過假公義以取私譽抑同類而揚已侶於天下究奚裨也於民艱究奚濟也於大局究奚挽回也此吾所大不解也不但我不解也恐環球千六百兆人亦不能解也甚矣哉惟私之故於是庸陋空疏拘腐膠執之劣士反起而有言曰彼赫赫鉅儒盛談逼人煌煌閎議反覆溢耳而亦不能措天下若泰山之安奠家國如苞桑之固而返不逮我輩之自甘居於庸陋空疏拘腐膠執之劣者得免橫議之譏放誕之誚此真可爲撫膺太息痛哭而流涕者也

嗚呼吾嘗縱觀中華古今之儒術而竊有感焉曩者夏氏尚質殷

人尚忠周人尚文質不逮忠忠不逮文斯固然矣然忠之弊易趨於僞文之弊易入於浮而均不若質之誠悃款愚出於生初而自然也是以孔子刪詩書定禮樂欲於文之中寓以忠忠之中寓以質由文而返忠由忠而復質斯其指也而無如樸趨於華真趨於僞愚趨於智拙趨於巧者天地自然之運萬物必至之理而無可如何者也故中土數千百年以來長當周末文勝之弊而莫能更弦而易轍三代之儒尚已自素王既沒諸子蠭起著書立說各明一宗論其獨到之專詣雖鄒魯亦間有變色而卻步而偏矯不純貽害靡盡非聖無法之談其患甚於洪水猛獸其毒流於千齡萬禩尼山一脈不絶如縷矣迨子輿氏出正邪說距詖行放淫辭陳堯舜之道以告列侯排楊墨之議以昭正學而斯文賴以不墜者洵其功偉哉此儒術阨而復振之一轉機也秦政出六籍焚羣儒坑遂使三代養民之法教民之方蕩焉罔存漢初經師掇拾殘灰

抱遺守缺聖道稍存然大義微言類能通曉非如近世之専從事於聲音詁訓者比也武帝罷黜百家獨崇正道故兩漢人材號稱極盛如董仲舒匡衡劉向諸大儒接踵而輩興者非武帝有以隱培而徵植從而出焉者也斯儒者遭秦劫以後之一大幸哉此儒術阨而復振之又一轉機也東漢之代經學益昌白虎一觀鴻儒鉅生師師濟濟講其同異斯亦盛矣魏晉之間清談風熾勝流士夫各爭語妙由玆以降莊老盛行佛學大興儒者益淪溺沈醉於其中而不知返而戎禍亦稠疊來矣迨至趙宋之世關閩濂洛之學與孔孟之道如日再中此亦儒術阨而復振之又一轉機也至有明一代以帖括取士而儒術之壞莫壞於是矣錮天下之心思閉天下之耳目挫天下之志趣牿天下之才藝此眞開闢以來第一戕人之物也故吾嘗戲語曰時文一工卽斷其通其爲害蓋昭昭然矣總而視之統而議之蓋中華儒術其間雖歷漢魏兩晉隋

唐宋元明之累代興衰得失各自不同而其中周末文勝之弊而不能解者則皆一邱之貉也至於今則中外互市華洋錯處環球之大幾若彈丸時局之奇莫能思議歐洲新學日出愈昌震旦斯文轉瞬墮地彼西人之傳教於我華者幾徧內土其始不過愚夫、婦信而奉之而近日則服儒服言儒言行儒行者且舍孔而從之者矣况泰西數十年來勵精圖治發憤爲雄大邦小國咸懷一統之奢望其欲滅我國絕我教没我種者屬至鱗萃而二三豪傑通時達變亦歷歷議之論之嗟之悼之扼腕而太息之何不一洗空談專求實事以袪已病以藥時艱以保利權以振國威之爲愈乎而蒙之上下反覆抑揚以鍼儒之痴也僞也空談而無用也豈深文巧詆哉亦猶春秋之義責備賢者庶言之無罪聞者足與焉耳

論中國議院既不可行宜直省府州廳縣徧設報館有裨吏治官方匪細

青田周鴻年撰院次道三十三

上下議院之制謀及庶人上之人慮其姦也則爲築室道謀之誡以拒之時之後知其尼也則爲盈庭誰咎之譏以阿之夫大勢所趨積重難反隆古美誼姑讓彊鄰之獨步勿謗黎民以非常抑天下事創力因巧苟因之善利徒於創且要無弊無弊之利厥利不啻創一而因百也斯其爲今之舍議院而拳拳於增報館哉

請即言議院之獘之見西國者法之苦歷力也孚號革故而世家不絕覬覦美之尚共和也詢謀僉同而孱主緣之貪贓美今總統麥見尼氏貪戀位祿至承順議員替自主之權自餘大小之邦凡置議員率多營賂甚而新黨舊黨民黨君黨昌言於國聲殷四鄰政體既病其汙臣心亦滋不靖墨西哥於一千八百三十三年改行民政嗣是內訌時作民希總統之尊夫從逆吉凶厥幾甚微徒法未善古今一轍中外一邱今誠欲舉二萬萬里保國保種之圖

而勸求四萬萬人羣策羣力之助大雅曰民有肅心尚書曰不和政龎議院之不必可恃以爲治非盡贅言也

若報館之利則蒙以爲行之不力推之不廣矣通商三十年時務之策新學之議爲枕中鴻寶爲帳裏論衡爲时後備急爭欲有之然鐵路彊兵要著而輕沮於嘗西游之大臣銀行富國權宜而失圖於未東敗之全力夫皆日報月報先未暢行海內緯蓌縱抱霣危欲陳無路諸公衮衮又不及詢芻蕘每有創舉發難一人懷疑滿座仰資　　膚斷誰慰　　殷憂矣如其不然五載瓜分三年艾蓄胡爲武備郵政礦務農桑中西各學堂學會官辦紳倡之舉之核武也豈非時報諸君子精於比例反覆覈論感其腦筋鼓其血輪長其愛心消其抵力以成而遠之者耶

然則如之何其必推之廣行之力也曰直省所屬州縣按其地之大小僻衝區爲一館二館資用官紳協籌取償本報售值以其贏

餘譯西書立學會至於報論空諸忌諱俾夫通達政教有心時局之賢得伸儻論破俗疑參　朝政之末議佐交涉之便宜利云夥矣而蒙竊竊然爲有切近二大利者一裨吏治俗吏胥無古今揣摩迎合以治疲難瘠民凋俗移於劇邑圓活黠綴埶富頌仁編戶蕪棘事涉民教抑扶趨避免議爲賢猾幕倀之足覊黃類若夫科舉仕進彈丸一割或登上考然入境觀治尚文而止猶囿詞翰稍進博雅語以經世之學救時之才堂哉皇哉夙昔陶甄之弗及也且夫州縣親民之任而亦儲材之司也由庠序而躋春明八比八韻弄丸承蜩一行作吏舍而讀律詢六部之則例惟習處分問各國之約章不諳新舊自淑如是淑人可知科第如是他途可知且國家之治腹地其在今日似較口岸爲輕然通國寸土通體寸膚何有愛憎今報館聽自開設忠讜之士名利之徒大郁萃於滬粤津口輪交車錯之區見聞易通風尚易轉抑尚難得才學風誼之

員爲政府分憂國民益智而況四塞山城一官地大瞽聾啞痴酣飽嬉鬪猊乃耶教蓁誕不御榛莽小黃三五螟負繩繩爲同胞者能無悲乎　貴爲宗子不其勞乎今誠欲通國起一脈之衰莫急邇國新一切之學莫先通國行一例之報一千六百州縣之布置綏其一不能缺其一尤不可也此報館徧開之利一也

今夫彊國之道推本彊民欲民之彊在惜其財恤其生二者非有澹泊惻怛之志未足與語則官方其所貴矣乃者毀瓻媚上斲珪自便始縱繼怠而終於汨沒天良於是黷貨以濟其肆淫威以流於殘故中民四百兆人其數成於道光之季而今攷實反少至三百八十六兆嗟乎彼十有四兆之減損消滅三二劫於兵荒疾札一則死於貪酷州縣煅人獄而釀天殃矣夫推今之州縣小者百里大之不等方古列侯之封而介長之尊居然父母不幸不學無術夜郎自大美疢不受惡石致此大咎匪直州縣自不幸吾民實

不幸吾古初文明麗大之國實不幸也今誠徧開報館一政之乖一令之違一無藝之賦一濫刑之獄館中發論危之以罪惕之以亡慼愧之以名使忠國而愛種璺覆黑奴善字黃子更能開拓興學講武使男婦老穉效西衛生體操同仇敵愾更能推廣尙廉好讓使僚屬兵弁風古惡貨棄地務開利源力行三稔五稔遲至七稔各州各縣各戶各人胥通達曉暢於政藝得失精麤興替救補所以然之故胥可與議又何必汲汲步趨泰西議院之設哉然不徧設報館則必無如此之效此報館之爲利又一也

	踵	核骨	內踝
			足厥陰去內踝一寸上踝八寸交出太陰之後其筋上結於內
		足太陰過核骨後	足太陰上內踝前廉其筋上結於內踝
鍾當踝後上跟入跟中	足少陰並足太陰之筋結於踵		足少陰循內踝之後其筋並足太陰之筋邪走內踝之下其別

十

	足脛	腨	膝
踝之前其別名蠡溝去內踝五寸走少陽	足厥陰之別經脛其筋上循脛		
	足太陰循脛骨後	足太陰上腨內	足太陰上膝股內前廉其筋直
名大鍾當踝後遶跟走太陽其本在內踝上下三寸		足少陰上腨內	

	輔骨	膕中	股
	足厥陰之筋上結內輔之下	足厥陰上膕內廉	足厥陰循陰股其筋上循陰股
者絡於膝	足太陰之筋直者絡於膝內輔骨		足太陰之筋上循陰股
	足少陰之筋與太陽合上結於內輔之下	足少陰出膕內廉其正至膕中	足少陰上股內後廉竝太陰之筋上循陰股

十一

髀	陰器	毛際	睪
	足厥陰過陰器而絡於肝其筋結於陰器	足厥陰入毛中	足厥陰別者上睪結於莖
足太陰之正上至髀其筋結於髀	足太陰之筋直者聚於陰器		
	足少陰之筋並太陰而上結於陰器		

許方蓀直中厥陰證驗并明厥陰治法 丁丑仲冬

坿 乾薑黃連黃芩人參湯方論

光緒丁丑秋冬，疫癘大作，吐泄厥逆，頃刻隕命。患病之家接連數醫，或以爲熱而議膏黃，或以爲寒而用桂附，然愈者百一。倖中而已。時予初習醫，日從事於靈素難經傷寒金匱甲乙諸書，人以爲泥古而險無過問者。故予得扃關藏拙。冬仲初旬，予友許小岳令郎方蓀亦患前症，吐泄厥逆，囊縮唇青，踡臥而胸膈熱懣，大渴引飲，無脈睛停。惶恐乞方，因辨之曰：此直中厥陰症也。厥陰爲六經之盡，陰盡陽生，風木主令，而手厥陰心主相火，乃化氣於風木者，緣木實生火也。故厥陰之症多寒熱互見。方亦溫清並用。風性疏泄，開於上則爲吐，開於下則爲泄。寒邪直中，陰陽之氣不相順接，故爲厥逆。囊縮唇青踡臥者，足厥陰之脉起於右足大指環陰器抵少腹循脇肋上唇口邪循所過而爲病也肝開竅於目肝既受邪故睛停脉藉氣血以行肝本藏血而冥被寒閉隧道泣而不通故無脉胸膈熱懣大渴引飲者此卽厥陰提綱中所謂消渴氣上撞心心中疼熱蓋厥陰之藏原有相火上竄也反覆推明証屬厥陰直中無疑世醫或以熱渴引飲而議石膏大黃者是誤以厥陰之化氣作陽明經府之實熱也不知果屬陽明熱厥似寒脉必沉滑傚古原有厥應下之之例但陽明証斷無囊縮而唇青者故知非陽明証也其或以爲少陰直中者亦影響之談也此症諸候皆少陰所同有但唇青囊縮心中疼熱三候爲本經所獨故直斷爲厥陰直中擬當歸四逆湯去大棗倍木通加生薑川連當歸三錢桂枝甘草二錢細辛一錢白芍三錢生薑二錢木通四錢水連三錢此方加減別有心法特詳繹之足厥陰肝以

風木主令而手厥陰心主以相火從化。乙木不病。則相火從母化氣而爲風。而風爲和風。乙木失職。則心主自以其氣橫行於本經。故心中疼熱消渴者。渴爲熱化。而風性善消也。此實本經化氣爲病。諸家皆解爲少陽之標熱。竊所不取。豈有提綱明言厥陰之爲病。而尚泛引少陽耶。仲景厥陰篇中烏梅丸白頭翁湯皆有黃連。皆取其瀉心主之熱也。故小柴胡有七加減法。而獨不及黃連。纔易黃連。便名瀉心。彼此參觀。可以知其故矣。既知熱渴爲心主之熱結。則重加川連。倍木通。自足以折炎上之威。況又有白芍以善泄相火乎。當歸辛溫入血。故以爲君。薑桂藉以散寒。細辛取其利竅。大棗泥膈。故去之。甘草安中。故留之。木通本主寒熱。通血脉。令人不忘。實心主藥也。本方預入此味。實有防患於未萌之意。前人誤以爲通竅之品。是與細辛複矣。

豈足以知仲景通天之手眼哉、果服一劑、而吐泄均止、厥回脉起消、渴亦減、但反增身熱腹痛、此表邪欲出而不得少陽之樞轉也、投以小柴胡湯、去黃芩半夏、大棗、加芍藥栝蔞根、倍人參而折原方之兩為錢、去渣重煎、再服得汗全愈、所謂自陰之陽必愈、蓋厥陰之本為陰、而少陽之標為陽也、尋常談笑間而能起九死於一生、孰謂仲景法無補於世哉

按乾薑黃連黃芩人參湯、本治厥陰寒格吐逆之方、王叔和原編入厥陰篇中、後人不解方義、或以為瀉心湯之變劑、或疑為太陰篇之原文、於是厥陰本來之面目盡隱、厥陰以風木主令、胎於癸水、而孕丁火、母氣勝則寒、子氣勝則熱、故証多寒熱互見、方亦溫清並用、此實厥陰正治法也、此方原治傷寒本自寒、復誤吐下、而寒格吐下之方、請暢論其旨、蓋人

中氣不虛則藏真充足經府互相挹注涵固故陰陽和平而無偏勝之病今中氣既虛則乙木泄氣而行疏泄之令於是上吐下利之症見矣木既泄氣無以胎孕丁火而手厥陰胞絡之火遂橫飛旁爍大肆其炎上之威於是心中疼熱消渴之症起矣今火欲上而寒格之使下故不見消渴寒格之使下而火仍欲逆上故見格逆格者一上一下如兩人相格鬬也故曰格逆方以乾薑之辛溫其寒而即以人參補中宮之虛已上得補則乙木自安其藏土木無忤震坤合德而吐利止復以芩連泄君相之火者蓋火雖生於木火盛反以刑焚其木所謂反刑也火平而格逆自安此症之起由於中之虛寒木肆而火熾故只與溫補中藏而木自歛抑所謂木得土而平也症屬厥陰而不入肝藥一味無怪二千餘年無人悟

及也。世醫僅知烏梅丸爲厥陰主方。豈知其卽從此方脫化而出哉。

代數術說

代數者以眞數之演算甚繁不若命所代之數以代之之爲便其書恆以起首之字母代巳知之數以最後之字母代未知之數中國譯之以甲乙丙丁等字代巳知之數以天地人物等字代未知之數以卯字代級數以周字代周率以訥字代訥氏之對數命所代之字曰某元以從太一之例天干不足繼以地支地支不足繼以卦宿天地人物不足繼以三光三光不足繼以方位無論何數皆可以本字代之又有記號代一切算法代數之術西人之艮法卽中國九章之古義也

算例說

古人立算每剏一術必有一例九章之例各種所通元代正負與九章異借根之式又曰多少究其義與例不出九章之外何

則實數相求不分正負眞虛錯出必明多少故太一借代有用位次以明九章之例者有用記號以代九章之例者算例之理統歸於一今一一列之於左

九章原術算例

法 樣數也　實 本數也　加 增添也　減 少去也

乘 以數生數也　除 以數分數也　因 乘之單位也　歸 除之單位也

倍 再加一本數也　併 二數相合也　積 乘成之數也　原 初數也

通 齊同其數也　約 量其可少而少之也　變 改換其數也　和 相合之總數也

較 相減之餘數也　差 多少不同也　挨 隨身變換也　截 割斷也

分 撥開也　帶 有零數以附其尾也　相乘 彼此相生也　自乘 法實同數也

再乘 自乘而又乘之也　遍乘 以一法通乘諸實也　互乘 兩行易乘也　商 心與手商量其數也

商除 商其可除而除之也　開除 無法之除也　帶縱 長短不同之方也　益積 加積也

翻積不足減，而反減之也。　平方平面之方也。　立方立體之方也。　隅小方角也。

廉長廉也。　三乘以上借此為法，非可形求。　正應有之數也。　負欠數也。

容相容也。　合得算數之定奪也。　幾何謂算得之後此數當得有幾也。

若干干之文從一與十，一為數之始，十為數之終，未入算之初，數未能定其始終，故曰若干。

太一術算例

一元位次表

眞數	太極
元數	天元
平方	二天
立方	三天
三乘方	四天
四乘方	五天
五乘方	六天
六乘方	七天
七乘方	八天
八乘方	九天

左行二天者，二天元相乘也，即天之自乘也。三天者，三天元相乘也，即天之再乘也。係借代數式用之，餘依此例推即得。

二元位次表

太	地	二地
天	地天	二地天
二天	地二天	二地二天
三天	地三天	二地三天

天地者，天地二元相乘也。二天地者，天平方與地元乘也。二天二地者，天平方與地平方乘也。下二表可一例推之。

地三	地三	地三	地三
天三	天三	天三	天三

人三	人二	人	太	地	地二	地三
人三 天	人二 天	人 天	天	天 地	天 地二	天 地三
人三 天二	人二 天二	人 天二	天二	天二 地	天二 地二	天二 地三
人三 天三	人二 天三	人 天三	天三	天三 地	天三 地二	天三 地三

三元位次表

地人相乘，無位可居，寄在別位，必須另行作表。舊法以地人相乘寄太位右上角，似不必泥。既曰寄位，唯所便寄之可也。自行作記，不致忘混。此爲第一要義。如下三元寄位表。

承上勢將右足放下，左足向前分開，兩手放掌，隨身運轉，橫推至左，與足正，左覆掌，右仰掌，兩掌上下約三寸，左右兩尺許，隨卽轉右，如前式，左右六次。

治諸痙强直，筋骨痠疼。

宜機神相得，肩膀脱空。

忌屈曲不遂，掉搖着力。

十二

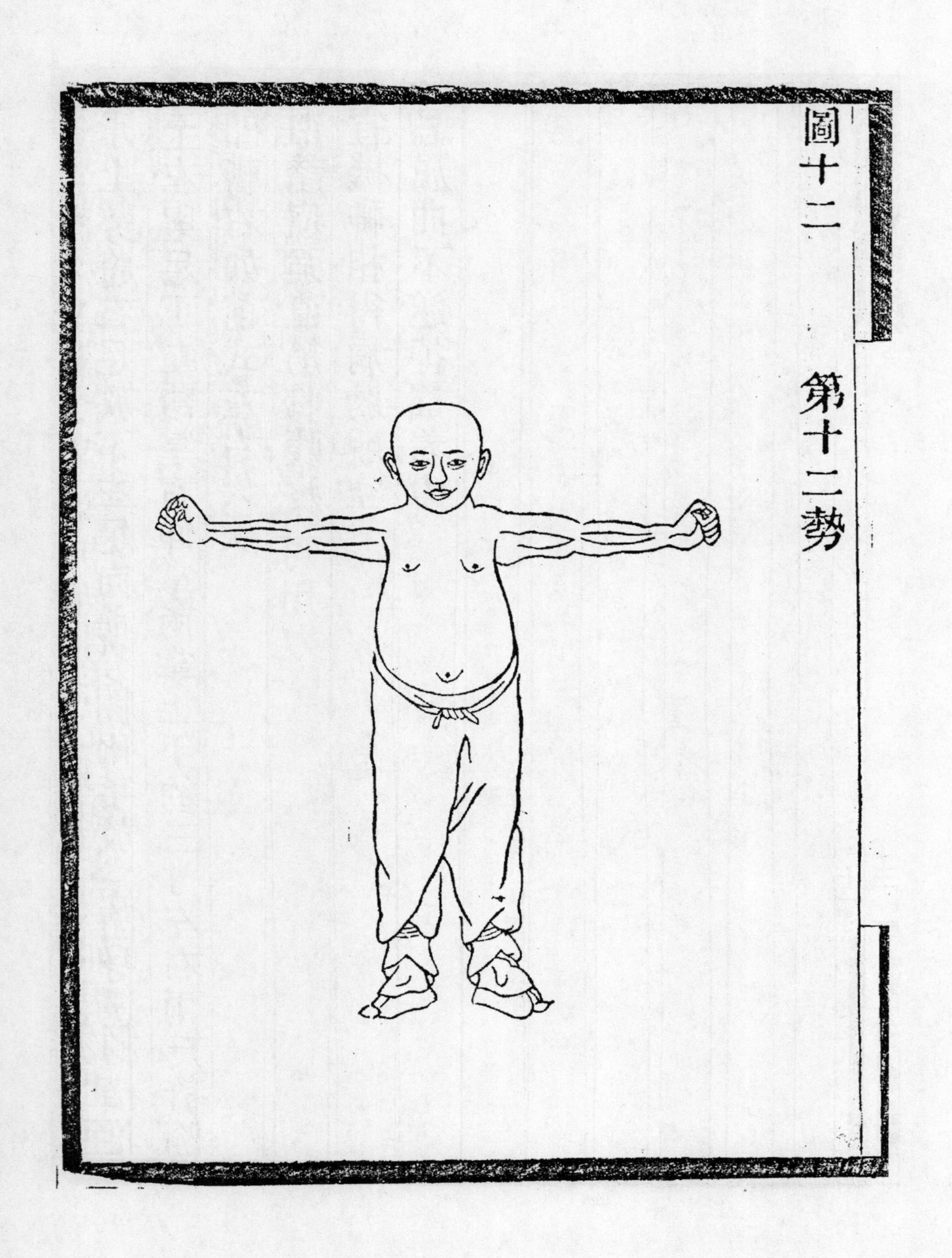
圖十二
第十二勢

隨將兩足收底。兩手握拳伸與肩平。虎口朝上。狀如揭物。上至耳前。下至季脇。上下三十六次。

治背痛項強。寒濕流注。

宜安神蟄氣。漸行推揭。不可用力

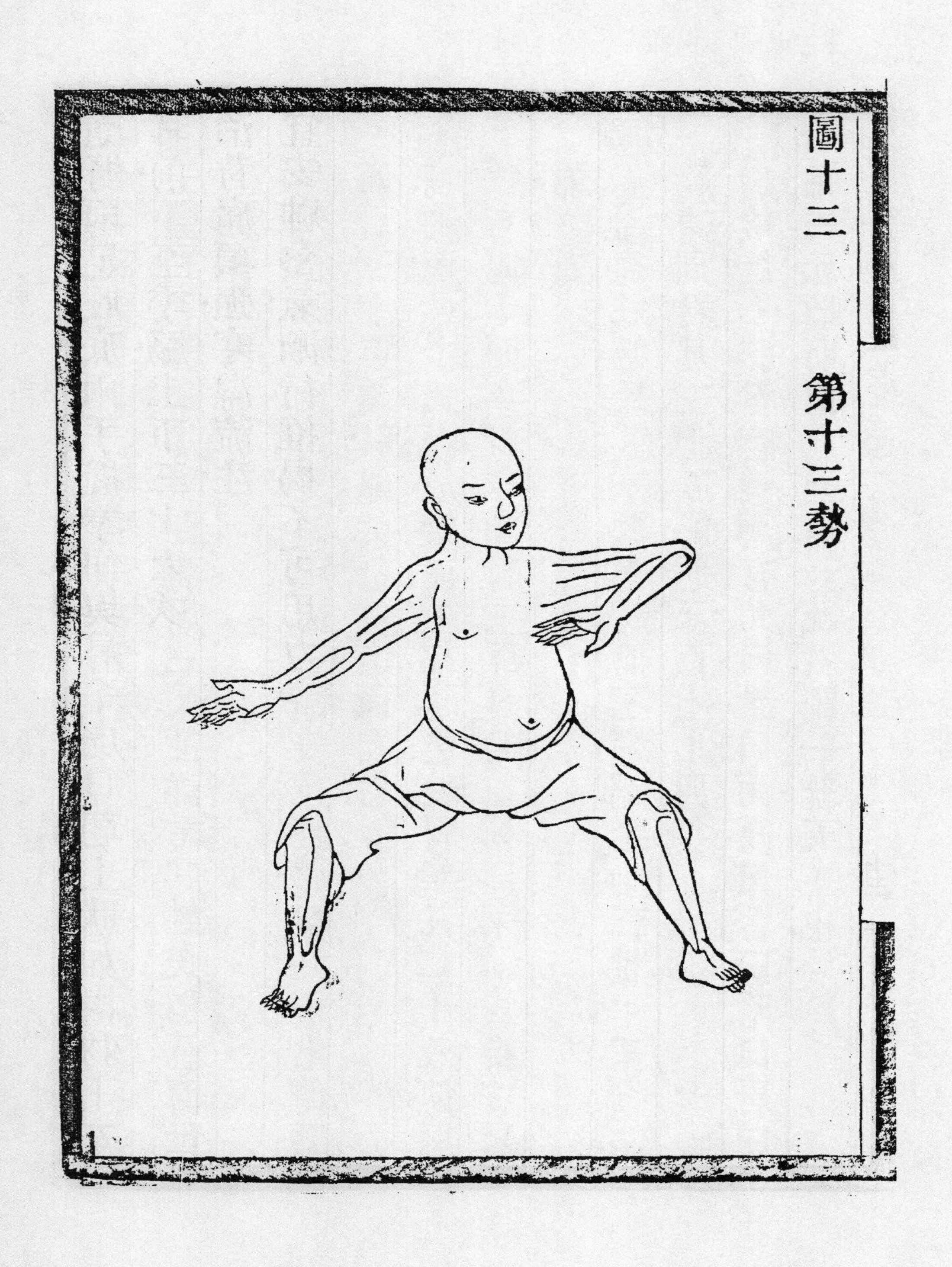
圖十三
第十三勢

十年．帝堯七十二年．帝舜五十年．

問 三皇五帝既聞其略．夏商周三代能詳言其姓氏都邑傳世歷數歟 **答** 能．

問 夏 **答** 夏姓姒氏．禹受舜禪而王．都安邑．終履癸．凡十七傳．歷四百五十年．履癸卽桀也．無道而國亡．

問 商 **答** 商姓子氏．湯放桀而王．都亳邑．終紂辛．凡二十八傳．歷六百四十四年．紂辛卽紂王．與夏桀並稱曰桀紂．爲自古暴君之首．

問 周 **答** 周姓姬氏．武王發伐紂而王．都鎬．至十三世平王遷洛．終東周君．凡三十五傳．歷八百七十四年．

問 周以後一統者有幾 **答** 有九．曰秦．曰兩漢．曰晉．曰隋．曰唐．曰宋．曰元．曰明．曰 聖淸．一統者謂一統天下也．

問偏安者有幾答一十有二曰蜀漢曰東晉曰宋曰齊曰梁曰陳曰後梁曰後唐曰後晉曰後漢曰後周曰南宋偏安者謂偏安一隅也

問割據者有幾答二十有六蜀漢時曰魏曰吳東晉時曰二趙曰三秦曰五梁曰四燕曰蜀曰夏南北朝時曰北魏曰東魏曰西魏曰北齊曰北周五代時曰吳曰南唐曰西蜀曰後蜀曰南漢曰北漢曰楚曰吳越曰閩曰南平兩宋時曰遼曰夏曰金割據者謂割取一方而據之也

問秦答秦姓嬴氏始皇名政滅六國而一天下都咸陽終子嬰凡三傳歷四十三年

問漢答漢姓劉氏高祖名邦滅秦併楚而帝都長安至孺子嬰凡十二傳歷二百二十三年篡於新莽又十五年是爲西漢

問東漢。答東漢自光武秀中興。終獻帝協。凡十二傳。歷一百九十六年。

問漢末分三國何名。答蜀。魏。吳。

問蜀。答蜀亦劉氏。昭烈帝名備。以帝胄卽位成都。終後主禪。凡二傳。歷四十二年。

問魏。答魏姓曹氏。文帝丕。簒漢自立。據中原。終常道鄉公奐。凡五傳。歷四十六年。丕。卽操之子也。

問吳。答吳姓孫氏。大帝名權。承父兄業。據江東而稱帝。終烏程侯皓。凡四傳。歷四十九年。權。堅之子。策之弟也。

問晉。答晉姓司馬氏。武帝名炎。簒魏。併吳。都洛陽。至懷愍。凡四傳。歷五十二年。是爲西晉。炎。懿之子也。

問東晉。答東晉自元帝睿中興。都建康。終恭帝。凡十一傳。歷一

蒙學二教經答問二　十五

百四年，

問東晉間有十六國何名，**答**二趙，三秦，五涼，四燕，蜀，夏，

問十六國中何國最大，**答**五胡，

問五胡爲誰，**答**匈奴劉淵據平陽，稱前趙，羯石勒據襄國，稱後趙，氐酋苻洪據長安，稱前秦，羌姚弋仲據長安，稱後秦，鮮卑乞伏國仁據金城，稱西秦，

問五胡外更有何國，**答**曰五涼，張軌據涼州，稱前涼，氐酋呂光據姑藏，稱後涼，鮮卑禿髮烏孤據廣武，稱南涼，段業據張掖，稱北涼，匈奴沮渠蒙遜繼之，據姑臧，李暠據燉煌，稱西涼，曰四燕，鮮卑慕容廆據鄴，稱前燕，慕容垂據中山，稱後燕，馮跋繼之，據昌黎，稱北燕，慕容德據廣固，稱南燕，慕容冲據阿房稱西燕，李特據蜀，稱蜀，匈奴赫連勃勃據朔方，稱夏，

准用洋車

近畿鐵路已成火車業經開行今據商紳某某等擬創東洋車由蘆溝橋起直至京師前門外珠市口止開辦車道業經具禀步軍衙門經榮協揆批准云　錄蘇海彙報

郵政章程解釋

一明片信即不封口信每張收洋計銀一分封口信每件計重二四六錢以下收洋銀二四四六分餘類推每洋銀一分合京當十錢五枚外省足制錢十枚寄外洋信酌加　一章程內有商民擅自代寄信件者每件罰銀五十兩輪船行主船主水手搭客違章代寄信函者每次罰銀五百兩係專指私帶郵政局應寄之信而言如有人為朋友便帶書信或為人投遞信件儘可隨意由水陸各途行走斷不致阻滯盤詰　一搜查一節本局實無飭令厮役人等搜查旅客之事如有不肖闗胥及假冒厮役婪索等弊許受害

人赴關喊告至商民私帶違章漏稅貨物經海關收罰者。與本局無涉。錄直報

創演行軍

行軍操法。爲泰西軍政之要端。蓋得古人春蒐夏苗秋獮冬狩之意。今軍門蕭公由制軍奏請創演行軍。已於上月下旬統率中左右三軍步隊起節出關。蓋公自東事行成實日有臥薪嘗膽之志聞此次率隊七千五百名之多。行路數百里之遙。嚴肅整齊。秋毫無犯。所歷各州邑城鎮。必一試其陣法。先命洋學生測地之高低。而後與衆將議陣之進退。日則列隊以演之。夜則設警以習之。尤妙在以旗鼓爲號令。三軍之衆。閴然無譁。其啟行之始。身與將士各裹有餱糧。無取於日中之市。晝行五穀不生之地。夜宿於人踪不到之區。沿近居民若不聞有此事者。然則軍門用心之苦。號令之嚴。誠當代不可多得者矣。錄直報

鐵路述聞

五月初一日倫敦來電云。中國向比利時國貸銀開築由漢口達京師之鐵路。西字報又曰傳聞鐵路督辦盛太常接得總理各國事務衙門電咨著就湖北省垣與比國經理此事之人先就草議上畫諾。英國公司聞此事。爭來攬價。願較比國所定從廉。太常聞而喜甚。卽欲與英人訂立合同。張香帥謂須仍照比國原議。蓋以漢陽鐵政局等處皆由比國承辦。故此次不欲畀之英人也。并聞此事若成。則正合同寄至京師畫諾。時英德二國使臣擬出而阻止。其意謂國有大事。須擇善者而從。不能讓比國之獨攬利權。初三日又接倫敦來電云中國向比利時國借貸開築鐵路之款。計共英金四百五十萬磅。中國目下將鐵路應用各物料及築路之工師。獨准比國公司辦理。並將來欲築緊要鐵路。亦准比國承辦。節申報

洋債又益

近日朝廷擬向英國借款一萬萬兩以五千萬兩付還日本兵費其餘作爲正用由赫鷺賓權使居間將江蘇全省釐金歸洋人管理以所收之款作爲利息云錄博聞報

借款償費

朝廷欲將前次短欠日本兵費一萬萬兩一律淸還除在倫敦已償還一千六百餘萬兩外李傳相擬一律償淸與醫士德貞議訂約條今錄於左 一貸借一萬萬兩按時償九四出息金五分約期五十一年歸還 一前十年祇給利息後四十一年本利並付每六個月付還一次 第一條約卽於四月十二日早九點鐘時傳相與德醫士二人在賢良寺定立 第二條約係在倫敦定立其所定者係屬收取款項之日期並聞第二條約定妥總在十日之間錄道報

版圖式廓

英之疆宇以本境論祗島國耳歷代拓土於外固已遞有所增及君主蒞年即位遂規印度以爲英屬實占廿七萬五千方里以英程計合華二百七十五萬方里下文諸地以此類推復闢地於亞細亞洲他處指緬甸國之類得八萬方里於斐洲之南得廿萬方里斐洲之東得一百萬方里更得亞美利駕北半洲澳大利亞全洲直合全球陸地九分之一統而計之凡一千萬方里大於俄國而倍於中國其餘則莫可比倫矣英之民人本境寥寥無幾既得諸地遂有男女三百五十兆丁口天下四人中認英爲主居一人焉全地之人約共一千四百餘兆人有恆言皆曰中國之民四百兆要之仰　大皇帝而食者度亦不過此數也若英自相比例前朝有百人者今爲百五十人蓋增一半云更以民業之進境言之十八年不言一千八百者省文也下皆仿此君主誕生之際鐵路未有一寸電氣亦未知所用三十六年君主即位之前一年倫敦築鐵路以達於

北境。三十八年告成。是爲路政之嚆矢。四十二年。鐵路漸多。然一年中藉火車以來往者。祇十八兆人耳。九十六年。竟增之九百兆。其中入百兆人。俱坐下等車位。知趲程之速。惟貧民尤利賴之。鐵路之資本。其始僅英金五十兆磅。約合華銀三百五十兆兩今全路共接長二萬里。資本凡一千兆磅。非遞增至二十倍乎。節三月萬國公報

英使額俸

中朝駐紮各國欽差。每年額俸。自有總理衙門議定章程。而泰西出使各官。其額俸亦有可稽者。聞英國欽差駐華使臣。每年九百磅。駐日參贊八百磅。廣東漢口領事。一千一百磅。上海領事。一千五百磅。福州領事。一千三百磅。天津領事。九百磅。牛莊領事。九百磅。甯波宜昌汕頭溫州領事。八百磅。鎮江厦門蕪湖烟臺領事。七百磅。九江淡水北海瓊州領事。七百五十磅。共計一萬五千九百磅云。錄五月滬報

一劃界確聞

蘇州開埠後日本領事屢索閶胥門外山塘南濠等處爲租界上月又照會各大憲會議經趙展如中丞委聶仲芳方伯及通商局員會同該領事珍田君面議一切許以自盤門外吳門橋起由青楊地繞道至閶胥門以達覓渡橋爲止劃爲租界而山塘南濠兩處則不在其内以三十年爲限須輸租價若干該領事悉照中國原議遂於上月二十八日會同畫押又聞自外國橋起至覓渡橋止劃爲英租界自覓渡橋起至小石橋止劃爲美租界 錄四月集成報

照錄蘇埠約章

第一條中國以蘇州盤門外楚王廟對岸青楊地西至商務公司東至水嘉記北至沿河十條官路南至采蓮溪河岸所有四至附入租界之中者悉在圖内以紅線界劃分明四周建立界石認作

日本租界彼此應允沿河十條內有官路四條官路之上不能建造房屋兩國人民來往無阻河中亦准船隻來往以及停泊如以後列國開闢租界將沿河地面編入租界之中日本亦一律照辦

第二條租界內道路橋梁及巡捕房權悉歸日本領事由中國官將附近道路地址劃明後凡關人民水利道路便捷諸事彼此可以互商

第三條日本租界內如中國人願往居住開張營業者均可如有游民以及犯罪不守本分者均可逐出租界之外所有界內中國人詞訟案件悉照上海會審章程一體辦法界內宜設會審衙門一所

第四條租界地價自定約之日起每畝定價一百六十元十年之內不准漲價十年以後租界內鄰近之地如有租借悉照公平時價不得故意高擡

第五條租界內地租稅定一畝一年付錢四千文自定約之日起在十年之內租界未興租稅減收一畝一年收錢三千文十年後則照收四千文納租之

期定於華歷正月十六日起至三十日爲止凡租地人備錢繳納所有納地稅章程照上海各國一律辦法凡官路橋梁井溝概不納租亦不准租與人民　第六條凡有在界內租地必先具稟日本領事官由領事官將本人姓名並所租之地畝數目照會中國地方官派員會同領事委員踏看無訛然後允准租地人將地價地租一年皆繳納由中國地方官給地劵三張一張存於本衙門備查一張移交領事領事蓋印一張交與租地人收執一張留於領事署以備調查所租之地恐與鄰人之地轇轕不清准本人自立界石每人只准租地二畝以上六畝以下如租六畝以上者必須先將多租緣由具稟領事再由領事照會地方官酌辦　第七條租地人或有事故此地讓與他人必須先行具稟領事核實再行照會中國地方官始准換給地劵　第八條租地劵以三十年爲滿期滿期之際租地人向領事官具稟申明由領事照會中國

地方官換給新券以後皆照此例辦法換券費用不取分文倘屆滿期地方官應隨時通報領事官喚租地人稟請換給地券如過期兩個月不稟報換給地券即將該地券撤銷　第九條租界以內舊民房有礙之處飭令移開拆毀則由中國地方官給價給費界內墳墓則由地方官諭令遷葬倘墳塋叢雜之處遷不勝遷則由地方官建築圍牆以護之界內凡日本所租之地尚未興造之前恐中國農夫因而失業仍准其照舊農作　第十條租界內預防火患凡草房板屋不准建造如有違犯立即拆毀　第十一條凡租界內不准收貯火藥爆裂藥諸危險之物恐妨礙財產人命倘有違犯則照日本法律處分倘若為工事必需之物則須稟明領事官由領事通知稅務司派人檢查之後始准上岸存儲一定之處即速取用不准存儲倘久儲不用則由領事飭令遷運租界之外　第十二條日本領事官與中國地方官協議在租界之外

僻靜空曠之處。租地十畝。為日本墓地。如將來地面不足。隨時與地方官妥商擴充　第十三條以後蘇州開拓別國租界。若中國在他界別徵賦役。而日本租界則一律辦理。　第十四條約章之上尚有瑣事未及備載者。屆時彼此照會酌辦。務使兩妥。不得偏執。錄蘇報

協治朝鮮兩約

大俄羅斯日本國派駐朝鮮漢城欽差大臣。惠陪小村各遵政府之命。會同商訂條約。開列於左。　第一款朝鮮國王移駐俄國使館。應否還宮。本宜從王自便。倘兩國使臣之意。料王安處宮中可保別無顧慮。自宜勸王返蹕。屆時當由日本使臣承嚴轄日本壯士之責任。　第二款朝鮮政府諸大臣。均係王之所特簡。且諸大臣於近二年來曾膺內閣及其他重任。眾知其心地寬和。今兩國使臣常應勸王簡似此之人同執國政。俾出其寬和之德意。恩待民人　第

三款查照朝鮮目下情形漢城至釜山一帶電綫必需日本兵士妥慎分防惟俄國使臣意見日本使臣亦具有同心者日本現駐之護電兵三營亟應妥速撤退所遺護電之職由日本另募巡兵大約於大邱電局戍五十名江鴻電局亦戍五十名漢城釜山間電報子局十所各戍十名倘尚有不便之處不妨酌量分并惟巡兵總額目下不得逾二百名且俟至朝鮮安謐諸事復舊之日即行一律撤退　第四款漢城及通商各口岸日本租界常恐鮮人猝起肆行攻擊日本不得不留兵防護今俄日大臣會議准日本派兵三營二營駐紮漢城一營駐紮仁川元山之間每營兵數均不得過二百名均於租界鄰近擇要扼守一俟鮮亂就平即行撤退俄國則因保護在鮮使館及領事署起見亦准在上開各地駐兵惟不過於日兵之數俟朝鮮內地一律平靜全行撤退　一千八百九十六年五月十四號在漢城訂定惠陪小村署名

俄主升冕慶典。日主使兵部尚書山縣侯有朋往賀。兼奉會議朝鮮善後事宜之命。爰與俄外部大臣會議諸甫親王議定四條云。

第一條朝鮮度支艱窘。亟宜設法挽回。大俄羅斯日本國政府。當飭駐紮朝鮮漢城使臣。商勸朝王刪汰一切冗費。年中量入為出。務使足以相抵。如因吏治所關。有迫不及待之改革。即應有萬無可省之經費。俄日政府當代會商籌借國債事宜。以資周轉。　第二條朝鮮刪除冗費之後。不致入不敷出。俄日政府應聽朝王自以其力創練陸軍。增募巡役。兩國尤必視為足敷策應。自能養贍。無藉他國之協助。　第三條朝鮮所立電線。利便傳遞音信。惟目下實為日本之業。當歸日本政府管理。其自漢城以達俄邊。俄國亦當有設桿通電之權。所有俄日電線。俟至朝王力能購取之日。自應聽其估值購回。　第四條以上各款。如應照訂較為詳盡之注解。以及日後有所爭辯。俄日政府可派公正人員。和衷商議。　一

千八百九十六年六月九號訂於俄國木司寇舊都大俄羅斯國日本外務大臣王爵魯八諾甫欽差大臣侯爵山縣有朋署名錄三月萬國公報

天津新拓英租界章程

天津海大道以西之地向爲中國民人所居近英國在道西租地八百畝建蓋房屋修築馬路經北洋大臣允准除海大道外議定界址東至海道西圍牆北自舊租界道口迤西直至圍牆南至小營門迤斜至英講堂爲止四至之內統歸英官經理由關道飭派租界委員加添武弁就近照料謹將章程照錄於後　第一條華人自有之地自係華人產業然須遵守工部局章程界內遇有行止不端或不守法禁人等准英國巡捕拘拿送交租界委員轉送關道署懲辦不得徑交捕房管押其清除汙穢開通溝渠等事專歸英官經理並禁止停棺埋葬原有塋地有願遷讓者應由中英官員妥商善法遷移者自行修理整潔　第二條界內所有娼寮

賭館。及不守規矩傷風敗俗房舍。應由中英官員妥商善法限期一律封閉。　第三條所有界內擬開馬路地位方向將來一一標明。繪具圖說送交華官會商辦理。出示曉諭。自示之後。此項馬路之上。不許建造房屋。將來租地造路。如必須兩國官員會同定價者。仍按照附近地畝時價。給付業主。　第四條自示後所有華人土房。與汙穢房屋。若仍係自己產業願租與洋人者。憑公給價。其未經租與洋人者。限三年之內。一律拆去。如不願拆者。須按照英國章程修好。　第五條三年之後。中國業主有家資者須捐資以供修治道路等費。遇有公議事件。亦可一體隨衆會議。所有章程。應候兩國官員商定。　第六條所有水坑地爲華人產業者。務須一律塡滿。如無力自塡。須與英官憑公給價。自行整築。　第七條自示之後。凡界內民人買賣地畝。須赴英領事署報名。賣與何人。三年之內。不取費用。　第八條海大道爲中國人民必經之路。將來英國修造房屋。務須寬留街道。華人俱不得侵佔。以便車馬來往。第九條海光寺製造局搬運物料車輛。應准照舊行走。拿犯章程。凡華人住在新地者。爲數尚多。俱由津關道或天津縣出票派役拘拿。領事官亦不追問根由。即飭會巡捕不得干預攔阻。嗣後隨事設立章程。遇有與華人干涉者。應由中英官員會商之後。始行諭飭遵守。三年之後。界內之地如盡爲洋人所租。所有新地章程。如有與華人交涉者。屆期公同再議。錄直報

渡臺須知

凡華人赴臺者。須帶本地官或日本領事執照。及護照註明鄉貫等字樣。到臺交日官驗明。方准登岸。臺地通商口岸。但指基隆滬尾安平打狗四口爲界。業經臺灣總督府示定在案。其蘇澳舊港後壠梧棲鹿港東石港東港媽宮澳等處。均非通商地界。不准他國船隻前往。錄福報

黑山興學

近日黑山王頒內帑一千福祿蘭。令京師建設斯拉文書舖一處。博物院一所。書舖中專買斯拉文各色書籍。及塞爾比人之著作。博物院專藏黑國古董。所有都克拉城尋獲之貴重品物。置諸院中。已頗有可觀矣。節巴黎時報

日本擬興感化學校

日本名士某甲等。醵銀十二萬五千元。擬興感化學校。聞其所立宗旨云。孤兒犯罪者。服苦役於牢獄內。蒙赦免之後。無親友可依。必致良心易銷。惡心將動。故欲收養此等釋放之孤兒。教以人生當務之事。將使漸得衣食之計。為社會之良民也。錄官書局報

講求地輿

馬塞來電云。該處講求輿地公會。自開會日起。已屆二十年之期。會中紳士。開筵慶賀。藩政衙門大臣魯波恩為會長。宣言曰。地理

一門歐洲各國均極講求英德較他國尤精以後法國更宜急力講求無使彼等獨擅其美 錄集成報

津郡擬設幼塾

津郡自前歲軍興以來當道力爲整頓如在泥圍外設立頭二等大學堂東局內設立俄文學堂以及育才鐵道等學塾次第舉行現又擬在河北望海樓地方建設幼學堂一所以便幼年子弟亦得向學云 錄集成報

論女學校

西四月七號時事報云頃女大學校旣開培成甚衆當世顯貴之士皆贊成之因開會演說其筆記曰一國教育之本在家庭家庭教育之重在母德女學之設卽所以造賢良之母也今教育之要旨不外使婦德造乎淑善乃異論紛紜豈不可怪不知振作女子之教化實我國之要典勿論大學校之成立者甚多卽高等學校

與中等學校之人材振起隆盛可指日而待大學校所創旨要更爲家庭母教之本蓋女子之教育關繫甚大凡相助良人教養子女何莫非正室之務是故我國於家庭之實事爲最重然正室之外又有側室名分不正不免相爭但爲人妻者能産子即有母教之責今之人求其妻之出處只問都鄙之遠近華士之姓族其生平從何等學堂何等教化來弗顧問也新橋柳橋處概創側室學校其如何設教如何學藝惜未能詳然彼如此或已能達其意歟凡子女於家專受母之教誨專師母之德義其如何感化尤須詳察總之正室教育我輩須展發贊助之斯一方所行之事實上開正室之善良下挽家庭之頹俗其演說始末隨分次第者大隈氏一人耳嘗以日本男女之關繫喻貨幣制度其說曰日本之社學惟男子專有是單本位矣但社令本男女成立應進女子之程度爲男女之複本位云夫以日本人正室之外飼養側室或藏內或

匿外。貴顯紳宦之輩尤多然世間毫不之怪。且誇示其眾焉。今演說者。欲使人人明家庭本位之單複男女之關繫。然女性端方者。行複本位固善。然複本位有正室側室之別侍女外妾之名其情狀如金銀複本位之外有銅鐵之本位沾貨謂爲雜本位者也。雜本位之通用。如人心之變化。通貨之價格。升降之原委致金貨漸生和風。銀貨獨占春色。或有時白銅之價。劇變突飛意外壓倒金銀一等。故如此譬喻者見一上一下。家庭之間。輒生愁怨之容。失怡和之色。雖令正室淑德善能教育。亦未免鬱鬱自苦矣。故欲置女子於複本位。須先爲學校。以涵養教訓之頭。學校建立人之贊成者。似有夙因。今日之情形遂顯我日本家庭之制度其單本位。只限正室一人側室外妾。決不許可。故發男女之複本位先於正室之教育獎勵之。側室教育亦續興焉。他日卒業有成。可無滿水濾其旁泥水注其側之患矣且有此大學校。可掃除以上諸流弊。

建至堅之基礎。然則女子大學校內爲家庭至寶之要事。外爲國家致治之本根。今欲定我邦男女復本位之制度。先發內室之單複論以明人心。則舉國之大幸。即人人之大幸歟。錄知新報

新學大興

查光緒二十二年刑部左侍郎李奏請推廣學校摺內稱京師近設官書局。請推廣此意。自京師以及各省府縣皆設學堂。又稱與學校之益相須而成者蓋數端焉。一曰藏書樓。二曰儀器院。三曰譯書局。四曰立報局。五曰派遊歷。等因經總署議覆允准後。各直省因地制宜擇要開辦。除沿江沿海一帶口岸舊有各書院暨各學堂不計外。京師添設大學堂。天津添設中西學堂。山西添建儲材館。陝西創設格致實學堂院。蘇州變通正誼及平江書院。上海添設師範學堂。湖北添設武備學堂。湖南創設藝學館。湘鄉改建東山精舍。貴州創設官書局暨中西書院。浙江改設求是書院。餘

如安徽山東福建江南兩廣之擴充整頓尤難縷指云。節申報

設立學校

臺灣土民愚蠢異常。非開學校不足以資治理。小學校僅教人學習語言文字不能推廣人才。現擬添設師範學校俾學者可底大成。西人並重女學。前有英人在臺灣曾設女學教習頗屬不易。茲由伊澤學務部長倡建女學校教習。一切女紅略涉書算定於八蘭地方開設俟辦有成效逐漸推廣。徧及全臺再設勸工博物院。陳設各種女紅開人知慧。錄時事報

俄國教務

俄國教務部。議定啟蒙章程。爲諸生習練國中古今事故起見。凡初學之時。應令留心斯拉分人及俄國史記。他國古今史記。列爲第二程功課。至古來字音文法。應與今通行俄文相附而學。錄巴黎時報

講求茶葉

俄喀福喀山一帶。種茶日見興旺。日前各茶主議定。湊集鉅款。選派行家。分赴錫蘭山。及中華產茶之區。學習種茶修茶收茶諸事。俟將來學有成效。即歸故鄉。該茶主擬在俄適中之地。集資建茶學一所。使之教習子弟。錄考查東方情形報

論麥病害

麥有病害。其故因蟲蛀。害麥之蟲。西名鐵絲蟲。另有蠅類。名海生。亦能害麥。尙有綫蟲居中盤據。此外各類黴蟲甚繁。中有一種。羣名的藍恩邱司斯堪恩特司。如有霉壞等穗。約每粒有蟲蛋十蟲。居其中可歷多日。極寒時亦堪存活。如播麥子。蟲即鑽入泥土。旋遁入新輭麥中。以度冬。在麥長時。該綫蟲由根蜿蜒至穗。此蟲具雌雄。雌者生子。老者旋亡。新子旋生。延綿不絕云。錄農學報

猛開土產

越南猛開城自土匪肅淸後民間安居樂業佃莊日見廣闊松家弄河右岸昔爲荒野今亦逐漸開墾土產有白米山藥豆花生葱蒜南瓜間亦樹桑養蠶所種白米山藥豆不敷供給本地食用產絲不多質地亦不佳僅可供越民紡績之需檀香茶紙黑糖菓菜皆由中國運往出口貨物爲木料棉花漿粉粗蔴藥材草席等類　錄越南海防捷報

養小鴨法

養小鴨之法須待毛羽豐滿防護方可稍疏毛未出齊不可經溼愼勿以大鴨比如令其任意浮水或入溼草往往有縮脚之病竟致不可救藥若身不乾潔雖見其無恙而忽然行走搖擺頭繞轉過背有立刻不生者矣小鴨每日行走不得過三四點鐘之久見其縮脚之病當不入水許時如喂小鴨以切碎煮熟之物或用湯汁最爲有益　錄博物家報

茶商日困

厦門英領事官加吾拿君。將去年該處茶務情形詳報。千八百九十六年。本埠茶務無大起色。按本埠茶務向藉臺灣爲漲落。查是年該處運來本埠轉售別處之茶。共六十兆五億三萬三千磅。比昔年增多一兆二磅。其中有茶二十七兆六十萬磅。爲本埠茶商由淡水辦來販往別埠。又有三十二兆九億三萬三千磅。爲淡水華商付來轉售者。是年茶葉收成頗佳。而市價亦得中。淡水茶稅自歸日本征收。祇有出口每百觔稅銀一圓一毫二仙。並無別項稅餉。不若前日中朝所抽稅釐。共銀五圓八毫二仙之多。故今日之茶雖美。而價反廉於昔也。至於厦門土產之烏龍茶。祇得一兆二十萬磅。比去年減少十分之五六。因種此茶之地多荒蕪不治。實因重稅之故。如出百二十萬磅之茶。祇值銀十三萬六千圓。釐金去其二萬圓。出口稅復耗其三萬五千圓。業茶者所獲贏餘。尙有幾何。況能值廿萬餘圓之價者。猶恐未必皆是。即以厦門之茶務而論。其所受之害。亦與別方茶務相同。皆中國釐稅爲之仇敵也。傳聞中朝有意整頓厦門茶務。如有實意整頓。非將茶之釐稅盡除不可。即不能盡免。亦當訪別國產茶之法而行之。中國之失計。莫此爲甚。蓋重抽茶稅無異禁其出口。甯使茶地拋荒。農人失業。中朝於此果何益之有哉。豈中國深恨西人。欲以此法而絕之乎。獨不思其民之生計日困。則朝廷之餉源日竭。百姓不足。君孰與足耶。是年中國之出入口稅。曾稱豐裕。此不過華稅之皮毛耳。若當道誠能爲國愛民。整頓茶務。將見稅項之多。何止倍蓰。不然竊恐厦門之茶務無補救之法矣。近聞福州漢口有茶商創設捲茶葉之機器廠。當道不甚阻壓。聞者無不額手。惟有識者則曰。天下最妙之機器。亦不能補救中國之茶務。惟有將釐稅二項盡行豁免。兼用機器相輔而行。庶可振興焉。節知新報

稽察商務

德國已派探察商務員八人。游歷東洋。將至上海。並欲稽察棉絲繭絲製皮鑛物等之情形。中有理財學家某君。又領事胡那勃氏亦同往。擬四個月在中國。四個月在日本。約國民報

大版商務

日本通商之埠。雖有八處。然中西商客之薈萃者。除長崎神戶大阪橫濱四口之外。餘皆寂寥無幾。而四口之中。商務之盛。當以阪府爲首。按大版卽浪華。又名浪速。屬畿內道。倚山面海。天然形勢。爲西京之門戶。豪商巨賈。莫不聚集於斯。茲据該埠每日新聞云。近年府下貿易。非常進步。就中商工二業。尤覺發達。而資本亦巨。爰查得現有農工商諸公司會社。工廠銀行。都計二百四十一所。內農業公司會社十四所。其營業分八種。工業公司會社。一百十七所。又集貲合辦者八十二所。連名合辦者十六所。其計二百十

五所。其營業分八十二種。商業公司會社七十四所。連名合辦者三十三所。其計一百九十二所。其營業分六十六種。觀此則商務之旺。亦可想見一班矣。錄蘇海彙報

預定船期

日本有公司郵船。兼搭客載貨。周行天下。而福州一港。因海程不順。向無定期。茲聞該公司擬定每月來閩一次。此次入港之相摸丸。即該公司之船。下期定於在本月廿五。有長門丸者到。更聞日本現製有商船四艘。曰基隆丸。淡水丸。打狗丸。安平丸。往來日本臺灣及厦門福州等處。攬載行客貨物。大興商利。日廷撥出帑款貲助該公司。俾不慮乎虧折。而福州輪船公司。所購之十餘船。屢請當道准行福甯興化等處。未經批准。現除內江所駛數艘外。尚有四五隻停泊無所用。甚爲可惜。然則福甯興化等處。將至終不駛輪船乎。抑留此港以待强有力者爭利乎。噫是固皆未可知者

也。錄福報

浙省商務

浙東西所設礦行。今年大半停閉。報開者不過十之二三。而衢州商辦之礦務。所得不償所失。業已中止。電氣公司亦以集股不成。作爲罷論。錄集成報

杭州租界記

日本在中國新開蘇杭口岸。前在蘇州購買地基。開辦租界等事已經辦理就緒。茲又在杭州購定地基二十萬坪。作爲租界。聞每坪計日本尺六尺四方。價銀一百六十元。一百六十五元。一百七十元不等。想不日當即開辦租界一切事宜。從此東洋貿易日益繁盛矣。錄指南報

鑄錢日增

英報載英國錢局。於一千八百九十六年。異常忙碌。是年鼓鑄金

銅錢。多於九十五年者有二千三百餘萬元。而三項錢文。無一不增。代新疆屬地鼓鑄之錢。銀者減少。銅者增多。十二個月中鑄成之英鎊及半鎊之金錢等。計共六百二十八萬零六百七十枚。較前一年具報鼓鑄之數實多一百餘萬。鑄成之各式大小銀錢統計二千五百九十七萬零八百三十九枚。亦比去歲約增百萬。至於本土與半本土及法屬等式大小銅錢。添鑄二千四百五十萬枚。爲數尤鉅。收回之金錢。計值二十二萬六千一百六十八磅。收回之銅錢。計值十二萬二千八百六十磅云。錄新聞報

德美市場

近日美國鋼鐵價極昂。煤價亦頗騰貴。銀行間有閉歇者。惟銀市尚屬暢旺。德國生理興旺。煤斤銷售甚多。凡礦金機器及木料等俱蒸蒸日盛。日前有小銀行數家。因各處生意場中俱獲厚利。郎議加增資本。錄集成報

租界繁盛

滬人租界內房屋洋人日事擴充巡捕房麥總巡嘗談及去年工部局報册謂西人一年以來虹口已造洋房四五十處華房一千一百零二處雖有許多新造之屋然照一千八百九十五年房租加倍尚有人滿之患由此觀之可見滬上商務日盛一日房租亦日增一日矣節中西報

商船推廣

羅馬某西報載西博士綜計天下各國商船除中國墨西哥及各小國不計外共得有輪者大小七萬五千一百十七艘無輪者七萬二千五百零九艘兩項中在海洋行走者得一萬二千零四十六艘外洋內河失事之船在西七月中得二百八十四艘按西歷一千八百八十六年各國商家帆船共四萬三千六百九十二艘火輪船四千三百九十四艘至今不過十年其數幾增一倍又是

年各國水師兵輪船。四千八百五十二艘。帆兵船一萬四千九百三十九艘。統計兵船英國爲第一。二法國。三德國。四美國。五班國。六荷國。七意國。八俄國。九瑙國。此就堅利言之也。若考數之多寡。則英居其首。次美。次瑙。次德。次意。次法。次俄。次班。次瑞。而荷蘭居其終。今又越多年。惜無人爲之比較精粗耳。錄四月商務報

催解黃茶

浙江省應解內務府二十年分。上用黃茶一千四百觔。迄尚未解。刻奉戸部咨催。趕緊將前項黃茶。委員解京。以備應用。撫憲寥中丞。業已札行藩司。查照辦理矣。錄四月新聞報

臺灣近事

科摩沙商輪前日由臺北至廈述。及有自淡水目覩臺民近日情形者。謂上月初六夜。有義民二千餘名。圍攻府城。日人堅守不出。至天明。日兵出隊。用大礮環攻。義民抵敵不住。散隊野戰。殺死日

兵五十餘名。搶奪洋槍數十桿。至辰刻後收隊回山。日人無可如何。而商民則異常驚駭。聞各茶商均將銀洋沉於水井。各自逃避。迨至義民回山。方敢回行料理。至於臺中一帶。亦甚不靖。臺南鳳山及臺東一帶。亦均震動。安平旗石各海口。行人跡斂。頗覺荒涼。故過兵地者。咸有黍離之慨焉。錄五月新聞報

自强軍洋操記

吳淞自强軍自張香帥聘德員來春石泰統之。教練成軍。計步隊八營。共二千人。礮隊兩營。共四百人。馬隊一營。共一百八十人。步伐整齊。進退有度。營務處沈仲禮觀察特擇三月三十日操演。各式陣法。計第一次爲步馬各隊。全軍排列一字陣。步驟井井。第二次爲步馬礮隊。全軍走陣之法。進退連環。指揮如意。第三次爲步隊一營。橫分三排。操演槍法。步代陣式。第四次爲步隊一營。直分三排。操演槍法。步伐陣式。槍法起落。悉遵西國軍制。第五次爲步

隊。下馬操矛陣式。長矛在手。揮運自如。第六次爲礮隊兩營合操車礮陣式。計法國四生特半礮四尊。礮出二十餘響。正煙霧蔽天。忽另有預行埋伏車礮二尊。砉然發聲。殊覺出人意表。第七次爲步隊右翼四營合操槍法陣式。連珠迸響。谷應山鳴。第八次爲步隊左右翼合操攻守陣式。一時伏兵齊起。恍如飛將軍從天而下。令人目炫心驚。而伏地連環進步槍法。亦頗靈活。少頃鳴號收隊。殿以第九次馬隊上馬操矛陣式。霜蹄飛駛。雪刃紛揮。乃畢。錄四月集成報

希國奇境

大地下面極深之處。皆火氣也。有時火力上迸。地裂土飛。世界下陷。所有大樹被火氣烘蒸。蘊成煤炭。此即火山之說也。茲據西報云。希臘國王因博覽羣書。察知某處當前一二千年之時。係大都會。因火力上迸。大地裂陷。其中必有藏畱。飭令礦師率令人役齎

往某處開挖。聞於兩閱月前。該礦師報云。現經挖得一所。別成世界。中有石城一座。城中有塔有屋。又有極美屋一座。屋牆概用白石雕花。花鳥人物。整飭雅致。并無剝落。屋內羅列大小神佛。寶銅神像。古董玩物。金銀銅圓及各色花盤等。希王大悅。飭令再挖等語。又聞意大利國數年前亦挖一所。中有城市屋宇。戲臺朽骨龜殼等物。但其街路。均係鋪石。不甚寬大。而龜殼極大。格物家言該龜活至二百年始死等語。錄博聞報

津創譯報

近來中國講求洋務。風氣大開。華字報館。日盛一日。茲聞駐津俄領事。現擬在津創開一報。名曰譯報。專譯外洋各報以及緊要政事。一俟機器齊全。即行開辦。錄四月新聞報

民病天變

宜昌近日陰雨太多。居人患時症者。皆不知人事。昏昏沉睡。多有

病斃。上月十九日。黃沙蔽天。日光無色。二十一二日。又陰雨連朝。河下米糧。因之長價。市中蔬菜柴草。亦莫不陡長。謀升斗者。莫不仰天歎息。錄五月申報

破冰新法

俄國近有丹國定造破冰輪船。告竣後。由丹國出口駛往琿春。大一千二百十二墩。機器可抵馬力四千匹。其破冰之法。憑機力直衝。能使堅冰力碎。卽用輪船繼之而駛。錄中外新報

酣睡未醒

有西人名魯伯斯者。沈幾觀變。留心時事。嘗語人曰。中東之役。據我西人看來。以爲中國酣睡。日本拿大門閂。對腰間一下。當必從此醒矣。孰知打一噴嚏。依舊睡着。夫以中國時勢如此危急。不思旰食宵衣。臥薪嘗膽。而乃偷懶貪睡。若此終日昏昏。在大夢中。雖大聲疾呼。亦不之應。冷眼旁觀。看其何時方醒也。噫。錄指南報

樹葉照相

西四月十號紐約格致報云。有法人演說樹葉能照像之事某報館擇其要旨而錄之略謂凡小粉遇碘質。即變爲紫紅色稍識化學之人皆知之也。綠色樹葉。見光則化成小粉。避光。久之復爲樹汁。惟葉之綠處有此功效。其梗與木紋皆無之。又察知樹葉離其枝梗根荄之後。既化小粉。則不能復爲樹汁於是某法人將荳樹一枝。移置極陰之處。令其葉內小粉。盡爲綠汁。乃連梗收取其葉一大片。以錫薄夾之。其錫薄以刀雕刻法文碘質一字。露置日光之下。二日後。取其葉以濃酒沸之。綠色盡滅。變爲無色。乃加碘酒淋之。其字即見。此不過粗法。彼又取大葉如上法去其小粉後置於影相底片之下。以日光曬之。又以碘酒顯其影。則得正面像。濃淡得宜。若加銀水淋之。則其色轉深。亦可久存。與過金水同式。實屬深奇。但惜其法緩。或他日精究其法。能捷如乾片。則樹汁可代

銀粉。水礇質可代顯影水。照像之術更爲簡捷矣。錄知新報

石鐵淘金

澳大利洲之西。有礦地名蒿勤。有水晶石出。將水晶一百墩磨碎。即能淘得金一百兩。此水晶祇在礦面。若再開下一墩水晶石。有金二兩者。有金四兩者。有金十兩者。更有一等黃水晶石。將三十墩磨碎。即淘得金三十五兩。又有一等水晶石。如羊氈色者。每墩可淘得金四兩。凡開礦者。必深探礦穴。乃爲善策。又云潘士羅衣勞之礦。每日淘洗鐵礦。用七千卡倫清水。可以敷用。此礦現淘出六百墩生鐵。在六百墩生鐵內。更淘得金二兩。若再開深。將生鐵四百六十墩磨碎。淘出金有八百七十兩。錄知新報

考論腦質

西三月十三號紐約格致報云。人之聰明在於腦。男女皆有。前數年已有人考之。今俄國復有醫士細心考究。常與人論云。爾以爲

男聰明愈於女耶女聰明愈於男耶有云女聰明愈於男又一醫士曰聰明半出於教化非盡由乎腦也澳大利洲未歸英屬之前人皆蠻野既歸英化之後人漸智矣可知半由教化半由生成也嘗考該洲男子之腦積體大於女子四百八十一分半彼古埃及人最稱教化之美備人皆有學然從方平量其腦所別於澳人有六百二十六分半即波斯人之腦亦大過澳人六百九十九分以此論之可以能辨人聰明之高下故俄國醫士特究心於人物之間以考其腦之大小而卽以知人之腦實豐滿於萬物故人之聰明亦嘗勝於萬物也惟可異者物之中如貓腦則重約二兩八錢犬腦則重約八兩羊腦則重約十二兩獅子腦則重約二十五兩熊人腦則有四十兩大牛腦則重約五十兩馬腦則重約六十五兩人腦則重約一百三十六兩已上諸物腦與人腦比較則不能相勝惟物中有二大獸如海鰍腦獨重有二百八十兩象腦則有

四百六十兩是二物腦大過於人數倍於人而聰明不能過於人抑又何故然則謂男子必聰明過於女子亦未甚當醫士曰男女聰明既不能偏勝而其中亦分別於有學與否矣乃有時有學問之人偏於人情不能理會無學問之人轉能理會人情到透處可知從腦上分別聰明與否亦有難言之處觀於俄國前時有一武員精於用軍惟其腦極小又有一天主教神父深明天道人道而其腦亦極細小可以知聰明優絀似不能專以腦之大小決之矣推之有謂凡人腦壯大卽身體强固人腦細小卽身體薄弱又不足言矣惟有時其人之體貌奇偉魁梧故其腦亦從而增大此亦如海鰍與象體大而腦亦從大耳未可信其聰明之必大也觀此論說紛紛未衷一是想業醫家尙須許多察驗始能知其眞確也前謂判人之聰明優絀不能專於腦之大小辨之然有時觀其腦中所現之筋條幼細明朗者卽知其人爲聰明如其腦筋所現係

粗大無靈秀之氣者。卽知其人爲愚蠢。此又不可不知也。至於論腦之生長。如魚鳥之無腦筋而一味柔滑。固無足與人較論。卽如海鰍與象之腦。筋紋甚多。其生長與人不同。亦不能與人較論。若男女之腦。其生長亦有不同。蓋因其腦筋位置總有異也。更可異者。魚鳥既無腦筋。而一味柔滑。乃有一種海物名爲海騾者。獨精強捷巧。越山超海。尾能鋸木架屋而居。智慧幾與人同。此種物如以腦考其聰明。又解人之難索。故嘗考之愚拙之人。其腦筋常多於智慧之人。然則專以腦分愚智。亦不然矣。更有一醫士考知腦分前後。合男女兩腦旁之前。其腦男常重於女。故謂男獨聰明過於女耳。惟俄國醫士考驗之法。獨與此不同。係先察其腦之輕重。復將其腰骨內之髓肉而察之。謂人之一身筋節概從腰骨之髓肉處鼓舞運動。欲考人之聰明優絀。當并腰髓肉考之。始能分辨。故該醫士又嘗卽鳥獸等物之腰骨髓肉而考驗。如生雞腰髓僅得本身腦肉一分之半。白鴿牛羊馬。僅得本身腦肉二分之半。貓僅得本身腦肉三分。狗與海狗。僅得本身腦肉五分。鼠子僅得本身腦肉六分半。海鰍得本身腦肉十分。象僅得本身腦肉十八分。惟人則多得至四十九分。以此數計之。宜乎人之首出萬物矣。惟天地間之物。如鷄之能司晨。貓之能捕鼠。諸物能出其知覺。以效用於人。而天之所賦畀。獨較人為薄。亦甚可異矣。凡此論人聰明之所由生。俄國醫士考論為詳。而緣其所究得之理。固在俄前武員精明强幹。腦小而智大。因而考之。而亦在於考察腰髓之一道也。按其考知該武員腦肉重得一百三十九兩。其腰骨髓重三十八兩。實得其本身之腦肉四十九分零。又女子之腦重得一百三十兩。其腰髓重二十六兩。實得其本身腦肉二十六分零。是男女之稟受既殊。故其聰明亦因之而異。俄醫士其考之詳。宜其識之卓歟。錄知新報民力幾何豈能堪此在昔乾隆年間增兵六萬餘名增餉二百餘萬兩當時大學士阿桂已言後難爲繼及嘉慶十九年阿桂之言果驗　仁宗睿皇帝乃特降　諭旨令廷臣會議裁汰嘉慶二十五年　宣宗成皇帝御極之初復　諭令各督撫核復抽裁夫國家全盛之時增兵六萬餘名增餉二百餘萬兩似於庫儲尚無大礙而三十年後竟以帑藏不支一再議裁況今日之增勇數十餘萬人增餉二千餘萬兩而可聽其長年耗蠹竟無可已時乎現在中外相交兵事利鈍已可概見謀國者祇當以先籌賠款爲急務各省兵勇但取足爲鎮撫之用而止誠不宜因仍舊習耗鉅費而擁多營以致借無可借抵無可抵民生日蹙而國計因之愈窮擬請　飭下各省將軍督撫等恪遵上年十一月初二日　諭旨腳踏實地不論勇營綠營迅速大加裁汰其直隸之練軍淮軍旅順之毅軍長江之內河水師亦即切實裁減他如江南之楡關撤

飭各營浙江河南之新募各營陜西之善後防軍尤應一律盡裁毋得藉詞推宕至裁減勇丁或應分別遠近酌給一兩月遣餉以資旅費裁減制兵或應體卹貧苦酌給半年一年餉銀餉米以資生計均聽各該將軍督撫體察情形奏明辦理其裁減兵數勇數及節省餉銀統限文到一月內切實復奏各將軍督撫素著公忠當不致瞻徇情面意存見好而不念冗兵之弊不顧公家之急也除將直隸綠營練軍留防淮軍南陽防軍河南浙江各防營專案奏明辦理外所有臣等請催各省切實裁減兵勇緣由理合恭摺具陳伏乞　皇上聖鑒訓示謹　奏

會奏設武備學堂摺　兩廣總督張之洞　湖北巡撫譚繼洵

奏爲鄂省設立武備學堂以教將領之材恭摺具陳仰乞　聖鑒事竊照光緒二十一年閏五月二十八日奉　上諭練陸軍整海軍立學堂皆應及時舉辦等因欽此又光緒二十二年十一月初

二日奉　上諭武備學堂能否於各省會一律添設著妥籌具奏等因欽此亟應欽遵辦理臣查自强之策以教育人材爲先教戰之方以設立學堂爲本湖北地據長江上游南北樞紐又將來鐵路所發端尤爲用武之邦當此時勢多艱自宜開設武備學堂以儲將材而作士氣臣於上年回鄂後卽經欽遵　前旨力籌舉辦一面電致外洋選募洋員教習一面規畫籌款建堂招考學生等事查近年外洋各國講求兵事益爲精密向來中國學堂所教多係俊秀幼童及各營兵勇文理旣昧氣質亦粗斷難領會精要且資地寒微出身向遠數年之中斷不遽膺文武官職安望其展轉倡率廣開風氣況所教學生若僅可充末弁兵勇之選則一堂之經費數年之功力止成就弁勇百餘名多設則爲數不貲少設則無裨實濟大率外洋武備學堂分爲三等小學堂教弁目中學堂教武官大學堂教統領學術淺深難易以此爲差今中華爲救時

之計。雖不能遽設大學堂而教武官之學堂。則不可緩取材精而經費省。用功約而收效多。今擬專儲將領之材。專選文武舉貢生員及文監生文武候補候選員弁。以及官紳世家子弟文理明通。身體强健者。考取入學堂肄業。緣上項諸人皆科名仕宦中人。將來効用。國家引伸會通。展轉傳授。上則可任帶兵征戰之事。次亦可通營務幕府軍械局所之官。蓋此輩卽未能有衝鋒決勝之才。然於考核弁兵籌備餉械。整飭製造各局。察閱礮臺營壘諸事。則固優爲之矣。裨益多而收效速。似乎無逾於此。嘗惟兵事爲國家之大政。古者學校中人無不先習射御。與我 朝八旗文員兼習騎射之意相同。而司馬法一書列入禮家。故卿士大夫皆爲軍官。伍兩卒旅。悉入鄉校。春秋傳云。雖有文事。必有武備。此先聖身體力行之效。經義昭然。以至孔門諸賢。多能戮力行閒。執戈衞國。唐宋以後。文武分趨。殊失古人教士良法美意。泰西諸國民皆爲兵將皆入學頗於古義有合今擬合文武爲一途雖曰因時制宜實則反經復古也查武備學堂功課分講堂操場兩事講堂以明其理操場以盡其用講堂如軍械學算學測繪地圖學各國戰史營壘橋道製造之法營陣攻守轉運之要操場功課如槍隊礮隊馬隊營壘工程隊行軍隊行軍礮臺行軍鐵路行軍電綫行軍旱雷演試測量演習體操等事皆須次第講習通曉始有實用經 臣於上年電致出使德國大臣許景澄向德國兵部商派都司法勒根漢千總根次二洋員來鄂教習曾與德兵部議定到華後法勒根漢加給副將銜根次加給遊擊銜令其體制較優以資表率管束並議定歸總辦道員節制惟學生百餘人教習僅止兩人不敷講授疊據該洋員堅請添募數人以資協理現經電商兩江督 臣劉坤一於江南自强軍洋員中調撥洋員三人來鄂乃法勒根漢挑選甚嚴僅留德守備斯忒老一員令入武備學堂隨同教習尚

短一員允俟隨後再行訪募其餘何福滿賽德爾兩員派入護軍
營洋操隊教練弁勇其功課章程令洋教習酌議總辦道員核議
轉稟由臣核定飭辦洋教習課程餘暇即令其誦讀四書披覽讀
史兵略以固中學之根柢端畢生之趨向另派華教習經理考選
學生百二十名並選派粵津學堂出身久充教習者十二員爲領
班學生按照洋教習講說課程譯成華文華語轉述指授諸生入
堂以後無論何項功名統爲學生均須恪遵規矩虛心受教違章
者即行屏除除火食操衣均由學堂供給外每月給贍銀四兩分
定月課季課年終大課以考其優劣如果將來學有成效擬請援
照直隸江南奏定學堂年限章程請獎並擇委差缺以示破格
鼓勵茲於湖北省城東偏黃土坡地方購地建造武備學堂該堂
未造成之先暫借鐵政局及該局附近租賃房屋爲棲止之所派
委署江漢關道湖北候補道蔡錫勇總辦該學堂事宜令該道督

同洋教習妥定課程認眞激勸並委奏調分省知府錢恂浙江候補府聯豫充學堂提調令其考核經費約束學生整飭一切責令該員等與洋教習商酌協助隨事維持以期有實效而無流弊查武備學堂歲費甚鉅鄂省之力本難辦此然當此時艱事急閒暇不易得人材不易成若再一因循蓄艾已晚反覆焦思不能不勉力爲之現擬暫在鹽務雜款及銀元局贏餘項下設法湊撥惟此係國家經武儲才之要政若零星湊補勉强支持亦爲非體將來尚須籌定常款奏明辦理以期經久除咨總理衙門外所有設立武備學堂緣由理合會同湖北巡撫臣譚繼洵恭摺奏陳伏乞皇上聖鑒謹奏

近政備考卷一終

奏請添鑄銅圓摺　御史陳其璋

竊維圜法之壞至今已極各省督撫或請購外洋機器以鑄銀圓或請減制錢銖兩以節銅耗因時制宜無非爲國用民生計也銀圓之利始濱海之區漸及內地現如河南山西等省亦皆擬鑄鄂省以資行用風氣所開愈推愈廣數年而後不難收利權以塞漏卮矣然近來各省錢價之昂日甚一日每銀一兩易錢一千二百文每一銀圓易錢七八百文民間則搭用錢籌官場則給發紙券眞僞雜出民情驛騷際此振興商務之時尤須錢市流通以資周轉若不設法補救恐國計日蹙民不聊生難保不激成變故臣一再籌思計惟仿照外洋添造大小銅圓以補制錢之不足蓋以銅圓者制錢之母制錢者銅圓之子兩相濟則自然流通一不備則諸多窒碍查外洋銅圓分爲三品上品重四錢中品半之下品又半之三品均用紅銅每百觔價銀二十兩若以白鉛搭配則爲黃

銅每百觔僅十三兩五錢而上品大銅圓可鑄四千枚除去火耗新工以入折核算每作制錢二十文計可得制錢六十八千中品下品以次遞減成本既少獲利自多而議者或謂銅圓無異當十大錢與其改造銅圓何如整頓大錢尚屬我行我法不知大錢雖係當十而輕重不一大小不齊勢不能信行於各省且私錢充斥禁用爲難若以機器改造銅圓則其利自不可勝算需銅少而值錢多其利一成式定而抵值準其利二分作三品市廛適用其利三不穿中孔工省價廉其利四銅色精瑩人知寶貴其利五往來商賈便於取攜其利六鼓鑄既多則銀價自長其利七行用既廣則物價自平其利八然此僅言其利也以言乎弊則不禁而自絕者又有四花紋精工僞造難以摹仿一也銖兩分等私鑄不能混射二也值錢既多燬鎔无可圖利三也抵值既準兑换无可低昂四也或者謂銅圓利厚難保私購機器以僞亂眞然奸民設爐必

求隱僻之地機器重笨豈能暗藏況一經查拏即機器亦歸公是所得不償所失也或又謂洋人摹仿更不難奪我利權竊思香港專鑄一仙等錢獲利已久從未聞有別國洋人奸偷爭利者況鑄明中國年號尤非洋人所願爲擬懇　皇上飭下戶部妥議章程先於直隸兩江兩湖兩廣等省附入鼓鑄銀圓機器預行試辦其餘各省如有殷實紳富願照銀行集股興辦即由藩司給照責成該紳經理仍令藩司董其成所需銅觔就礦購買其無礦之處則由該紳領照採買照章納稅每具機器日可鑄銅圓若干枚核歲入之利酌提幾成以助鐵路歲修經費似此變通辦理於庫儲兵餉民用商務鐵路均有裨益而其最要關鍵尤在庫中各項支發各省釐稅錢糧准將銅圓一律行用無庸再照咸豐初年當十大錢章程拘定搭用成數致多窒礙庶商民信服歷久通行矣臣備員苦諫竊見各省錢荒民困情狀全局有關不敢安於緘默謹

將管見所及繕摺具陳是否有當伏乞
皇上聖鑒施行謹奏

利濟醫院學堂報秋季辦事姓氏

院董瑞安陳黻宸介石　瑞安何迪啟志石

院長樂清陳　虬志三

監院

瑞安池志澂次滂兼總理　瑞安陳葆善栗菴兼總理

總理

樂清陳國琳雪嵐兼襄訂　樂清陳　麟湄川

永嘉張昌堯岐候兼分校　瑞安張懋衍松如

協理

瑞安何　烱禹農兼撰述　瑞安林　欒湘巖

樂清葉麟風魯山兼總校　永嘉姜周臣廉生

教習

樂清馮　豹隱南兼襄訂　玉環季騰霄仙卿兼襄訂

瑞安羅慶瑱佩卿兼總校　永嘉劉錫麟玉如兼分校

襄訂

告白

泰順周煥樞麗辰　永嘉陳　琮厭夫

纂修

樂清劉之屏藩侯　瑞安胡　鑫潤之　張　烈燡卿　陳　俠醉石

撰述

樂清陳　明宗易　瑞安陳兆麟滌齋　陳偉典韞莊　程　雲石仙

永嘉王　復六菑

總校

樂清高炳麟雲騏　瑞安王　瀚墨仙　郭鳳鳴瀲霞　林　獬養素

青田周鴻年琴溪　金華蔣瑞騏蓮生

分校兼校字

永嘉伍贊熙襄宸　永嘉陳祖訓鸞庭　吳紹泰子讓　毛宗漢卓仙

樂清葉　蓁月舫　瑞安羅以禮蓀莊　邱　緘小亭　林　翰星垣

樂清陳　沅叔濤　瑞安何　樾帥木　胡鳴盛芝山　陳平東茗軒

平陽楊　炘志遠　玉環余　瑾召棠　張諸紳小梅　陳玉明覺生

青田金　銘緘三

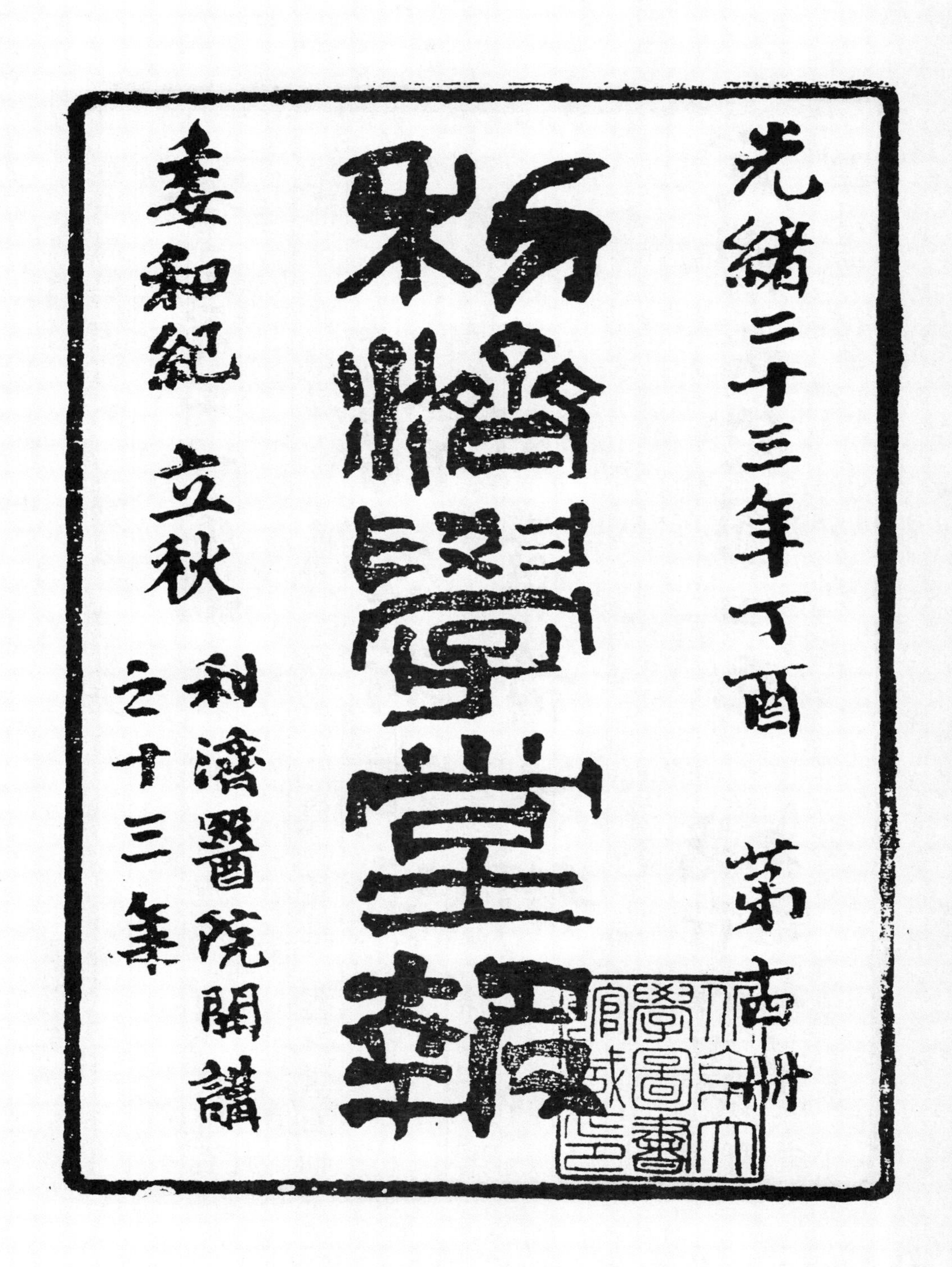
光緒二十三年丁酉　第十四册

利濟學堂報

委和紀　立秋

利濟醫院開講之十三年

全年二十四册

館在浙江温州府前大街

定價大銀圓四元

先行付資

不准拆賣

利濟學堂報丁酉第十四册目録

文録

箴時　東甌陳　虬撰

論强國必先强民　瑞安陳　鍾琦撰　院次道三十二

原才説　青田金　銘撰　院次道三十九

書録

利濟元經　蟄廬診録　算緯前編　中星圖畧

教經答問

報録

時事鑑要　九則

學部新録　二則

農學瑣言　二則

目録

藝事稗乘　六則
商務叢談　三則
見聞近錄　九則
利濟外乘　三則
格致巵言　四則
近錄備考　直督　王統籌河道全局分別應辦已辦未辦各情形據實覆陳摺
經世文傳　御史　華請講求務本至計以開利源摺

箴時

東甌陳 虬撰

呂秦已降二千餘禩濫弊既崇坎气四效西治大來資以刮滌環古煥新則有時政五洲萬國商戰兵爭大學工藝周利者聖孔武者帝性法公法彊羸弱絀則有時務遠鏡天道輿爥地寶民政婦議行人四方厥兆陰掮唯否治亂勿膠故常則有時論夫未有俊傑而不識時者矣夫甯獨今時爲然自古在昔易象蕃變莫大時義素王丁周之季道易天下欲居九夷志在春秋傳法三世尤聖之以時者廣之及門述諸後賢則忠信勿疑乎蠻貊素行無擇於夷狄富哉言乎彼孰非時之爲用也雖然舍其舊而新是謀欲奚啬棘抑速之不達矯之過正則患又有不可遽悉數者矣且夫周官古訓無不問學之妾園先子高誼致多材蓺之師資然上遡東周下訖西漢百家罷黜而後質之用洽讓西日躋遲之遲時乎時歐美學周秦師匪艱於知難於爲儻必抑中而楊西比於忘在莒

而不辱會稽也气既衰矣志則隨矣行將隳矣吾未見爲白人之佞臣諛僕而郎成黃種之諍子佳兒也有能鍼西學更新之膏肓者乎有能起西法近古之廢疾者乎有能發西人務實之墨守者乎吾與讀子今夫管子墨子范子春秋列國之識時俊傑也管子所言於今泰西洵爲興王商之胎息貴金鐵之胞蒂晏子之學有待以顯若子范子之以弱圖疆以小覆大則自越語而外越絶書吳越春秋遷史之越世家貨殖傳約畧可稽而已然其所云天時人事弗客以始男女同功民衆無曠者今歐美富國之策善戰之謀或未能先至於戰傷死亡弔問䘏養彼士嘖嘖詡爲善政吾儒唯唯允推公理不猶愚黠句踐之故智耶矧夫候陰陽占金木謹八穀諸與時消息之術彼西士格致厤示爲經世之學者安必其遂邁吾昔賢而尙之耶或難之曰　中土長城之役自大不拔之基迄於今日鎖國不得乃猶不悟藩決不憂棟撓狎爲虛憍子

言其守舊黨之寒談錬物不足自燔有餘矣釋之曰鄭人有鬻美珠者盛飾其櫝途遇宋人買櫝而還珠周鄭之璞同名異物周人囊其鼠之未腊者號於鄭郊則一鬨成市也夫　中西交涉逾三十稔覘日本之維新界前後耳目先致求西之政學而後其商與兵　中則汲汲於槍礮戰艦甲午一蹶乃馳鶩於各學力不能備勢不能專復不能不兼顧水陸之軍而政治大綱顧未遑焉時哉時哉其諸昔之言時者不免珠櫝而今之言時者未暇論鼠玉也夫我不敢知曰西商西藝軍旅之學匪當務之急我亦不敢知曰西商西藝軍旅之學無僞亂之疑抑誠舍已而從人借材於異地盍亦反證諸子氏本其精卓刻厲之恉變詭宏括之能堅定昭灼以我馭時毋俾時驅我他山攻錯伐木丁嚶新治之成軌隆豐鎬若夫葑菲之采芻蕘之詢則耳謀目論之從依聲附響盈庭之咎執者其誰蒙是以閔嘒鳴蜩懲訌蝨賊而為時舉諸君子易昌陽

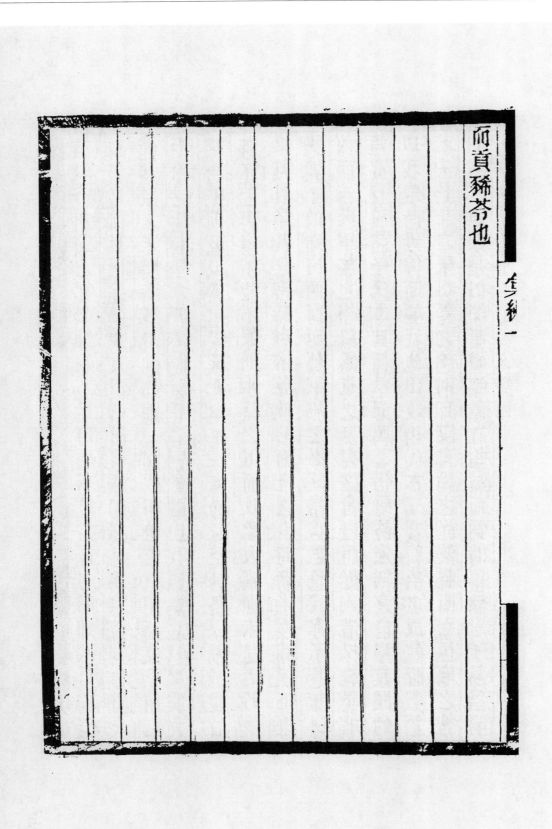

而貴豨苓也

論强國必先强民

瑞安陳鍾琦撰　院次道三十二

悲夫痛矣哉中之弱於西也始猶侵我口岸覬我物産攘我利益虐我華工今且欲奴我族滅我類而瓜我國矣黃種緜緜煢獨誰憐曷其有極彼蒼者天嗚呼中之弱於西也我實爲之其又奚尤夫羣海內四萬萬之民之才之力之心思之術藝攘臂爭起以力出於自强之一途然猶惕其不逮也而況薾然敝然朝遊而夕愒然江湖之魚相與處於陸相呴以溼相濡以沫我知其將死而無救也燕雀處堂而自以爲安焉是必終身大惑而不解大愚而不靈者矣嗚呼此開闢以來我民未有之奇變也然則我又何望焉雖然中國之弱以弱民始以中國之弱而務强則亦自强其民始李斯佐秦皇帝有天下愚黔首以爲治名法之學加詩書而上之後世踵其弊不變蓋自滅學燔書以後至今日無强民也夫漢高祖駿雄鷙狠之姿輔以良平之智樊灌之勇然能滅秦併楚於百

戰之餘而白登之役困於冒頓而不能救武帝席文景富庶之業傾府庫竭貲財競雄略於沙漠萬里外彼時匈奴特一小蠻夷無識知而非有器械之利戰勝之備人才政治之盛且美如今日西方日本諸雄國也然以衛霍才智之將師數百萬之師轉戰無前謀之數十年僅乃克之然且屢克而屢叛也當塗以降外患益亟晋人清談細入無間羌胡異族杖戟入關蓋蔓延至唐數百年華夷敵立藩統之禍安史之難我民之不强非一朝一夕之故矣遼金接肩有宋南遷聞鼓而伏羽毛不前文弱之漸其效固然又況宋併於元朱氏夷於我　朝莫不以利制鈍因瑕爲堅固亦人事之至常也抑亦天運之有開而必先歟嗚呼民之不强而甯有國爲我行見我今日文明之冑禮義之遺忝然隨緑睛奴而西下而不能自保其種也

我　朝入關之初滿兵號稱無敵剪張李流賊之禍宇內喁喁以

望太平矣然而中外一統異方之族陸讋水慄奔走而來賓者數萬里故於下民有思患預防之意而於外敵無止亂弭禍之思遂乃除前明之苛政而閒存其舊制夫亦文網之稍疏矣然君民之氣上下之情其壅塞而不相聞者猶昔日重門萬里呼天無聲此亦積弱所自來也夫使海禁終不開地球終不闢白種終不通寰宇悠悠以嬉以遊俯仰嘯歌揖讓千秋雖後此萬世不變可也然而英吉利之踞我香港也法蘭西之侵我安南也日本之割我臺灣也我嘗以十倍之衆數十萬之師拒敵海外然再舉而再蹶矣今而四百兆之人民皆知中國不可以一戰矣又况俄攬我之鐵路美燒我之羈民德拒我之使臣而恫我以瓜分嗚呼中國衆民環球稱首而竟至於今日耶而又何怪法侵安南不已益進而割我江紅矣英踞香港不已益進而併我緬甸并我緬甸不已益進而劃我科干劃我科干不已益進而謀我雲南鐵路矣約章不復

重公法不復遵顧且耽耽然挾其强以臨我曰中國之弱也中國之弱也夫豈中國之真弱耶中國之不知自强也何也以强戰不强彼固能强其民者也法也美也國號民主其民之强無足惑也然英以三島之地界絶海宇卒能因民之力闢亞墨利加滅印度越非州跨南島轍跡所經赫然徧於六大洲矣顧其益民之智護民之利結民之心兢兢乎所以强其民者未有已也俄踞西北廣壤俯視天下如高屋之建瓴水其民好勇樂闘有我中國古燕趙遺風近人比之强秦誠然哉若夫德亦故弱矣法皇拿破崙兼并小國普地盡爲所有當是時也普王事法維謹甘爲臣妾之役而不辭然猶賴俄皇助乞法以一郡故地齒於附庸此亦越王勾踐棲會稽之日也然而威廉第一發憤修政行寓兵於農之策訓鍊數十年舉國皆兵德軍之强甲歐域遂以蹂丹勝奥入法京擒拿破崙而梏之執牛耳日耳曼之邦赫赫稱盟主甯

原才說

青田金　銘撰（院次道三十九）

有辨才有任才有謀才有斷才有敏才有通才有全才有偏才才之生也有起點有引線有行度有合體有分數有機有吸力有攝力有漲力有制力有互相抵拒之力而要必先有質太空之質能聚日日之質能攝地球地之質能藏熱熱之質能發風雷水火風雷水火之質能生物能殺物人之質能成才質之成也有良有窳有巨有細有正有負有速率有變率問源碧海要皆有本之泉探玉荊山甯非自然之寶若電之引於機若聲之激於浪若光之迴於照若熱之限於度順之斯適逆之斯馳道之斯受抑之斯辭太虛無利氣化隨之以愛以離挾空而飛君也相也師也民也所以化才而分之者也教也學也乃其傳之之器而俾以神其用利其行者也若夫怨毒之積媒櫱之端則才之逆力矣猥瑣骫骳之習則才之散點矣錮於名錮於俗沉溺於榮利則才之流焉消焉而

爲空氣所齧蝕者矣困之辱之殺之戮之束縛之馳驟之萬端以
挫折之則其才壓力之過重鬱久不伸激而爲變將有疑爲奸爲
賊爲妖爲孽爲陰陽之沴而莫識所自來者矣血之輪耶腦之筋
耶我耶人耶僞耶眞耶果耶因耶吾奚足以知之吾奚不足以知
之而不見夫諸恆星行星之麗於天乎其起有度其伏有軌流質
溶溶浮游長空質化氣融積熱在中而不見夫大雨之暴至乎膚
寸雲合崇朝滿天遇冷而結得熱而消抑輕抑養何氣使然而不
見夫潮汐之一往而一來乎吸空補虛晝夜乘除日月併力怒如
呺如豈造化之莫能端兆而必本於一氣之吹噓而不見夫動物
植物之生而復滅滅而後生乎譹者宊者枝者芽者渺者忽者微
而生者大而培風背負青天而莫之夭遏者孰主張是孰綱維是
炭吸養呼養吸炭呼變化萬態奚有奚無而何獨疑於才爲或曰
今中國亦亟需才矣宰相言變法　天子以爲憂衣冠俎豆如

陵如邱捜剔俊異拔取其尤戈矛匝地風鶴貽愁白人纛午揪技來遊雷奔飈急陵駕神州外侮益亟內政誰脩嗟我黃族長此悠悠今中國亦亟需才矣奈有才而無才何曰是非才之罪也夫力莫大於風能折大木蜚大屋而不能止指我斂我者之勝我行莫急於電能吸鐵激機於數萬里之外而不能穿玻璃越絲綢火漆而過之吾聞賜憲歧趣師商異科染絲斲梓致用則殊塞師曠之耳不能與凡聰爭聽蔀離朱之目不能與凡明爭視不務知此而曰中國無才中國無才豈眞中國之無才耶作原才說

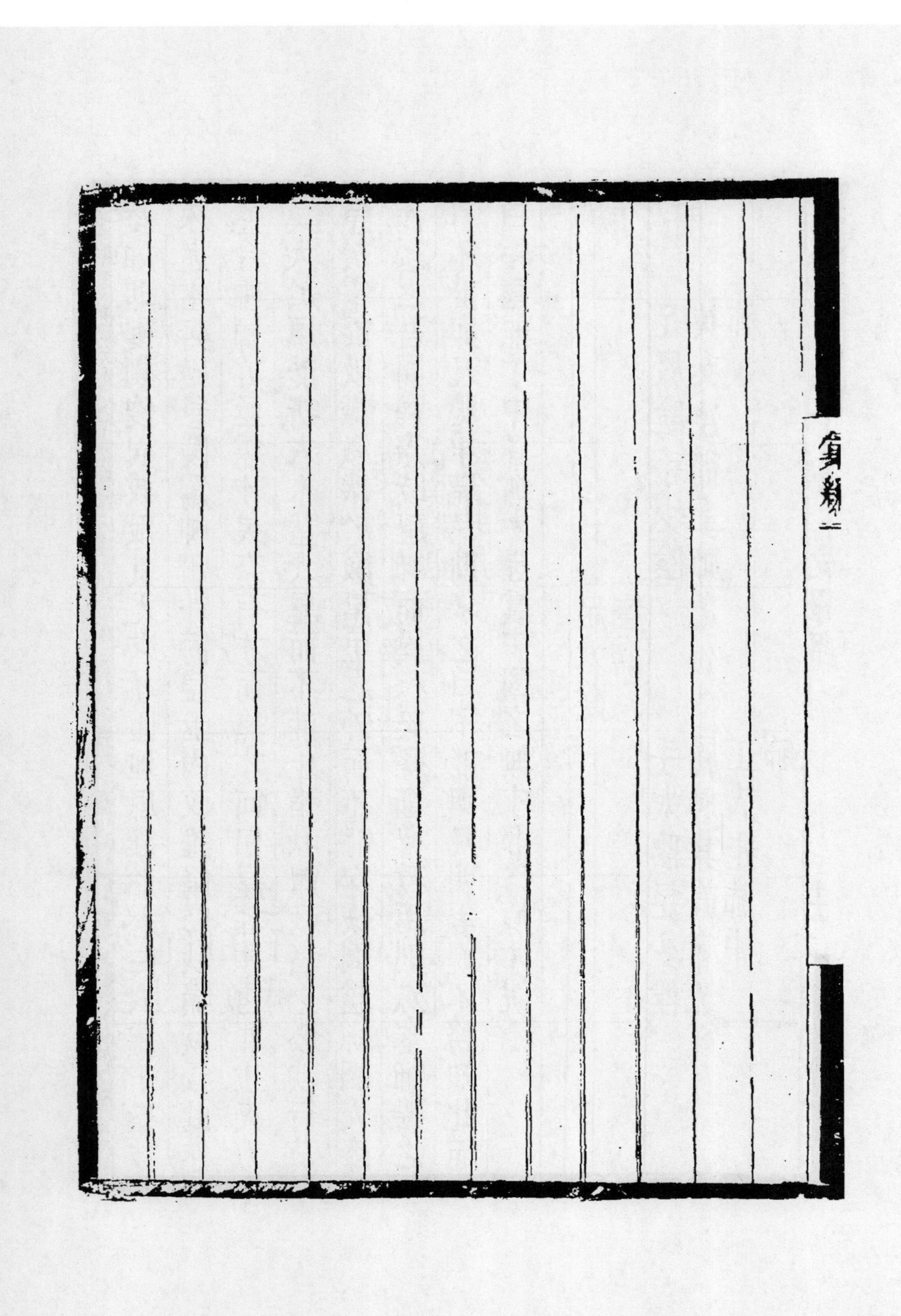

肝	心	脾	肺
足厥陰屬肝			足厥陰其支注肺
	手少陰起心中出屬心系其別入心中		手少陰卻上肺
	足太陰支者注心中	足太陰屬脾	
			手太陰屬肺其正入走肺
足少陰之直上貫肝膈其正散之上肝	足少陰絡心之正貫心		足少陰直者入肺中

十二

腎	心包	膽	胃
		足厥陰絡膽	足厥陰挾胃
	手少陰之正屬心主		
			足太陰絡胃循胃口貫胃屬脾其支屬胃
			手太陰還循胃口其筋散貫胃
足少陰屬腎其正走腎	足少陰之別者上走心包絡	足少陰屬膽	
	手厥陰出屬心包其別上系包絡		

大腸	小腸	三焦	膀胱
	手少陰絡小腸		
足太陰之別入絡腸胃			
手太陰下絡大腸			
			足少陰絡膀胱
		手厥陰絡三焦其別屬三焦	

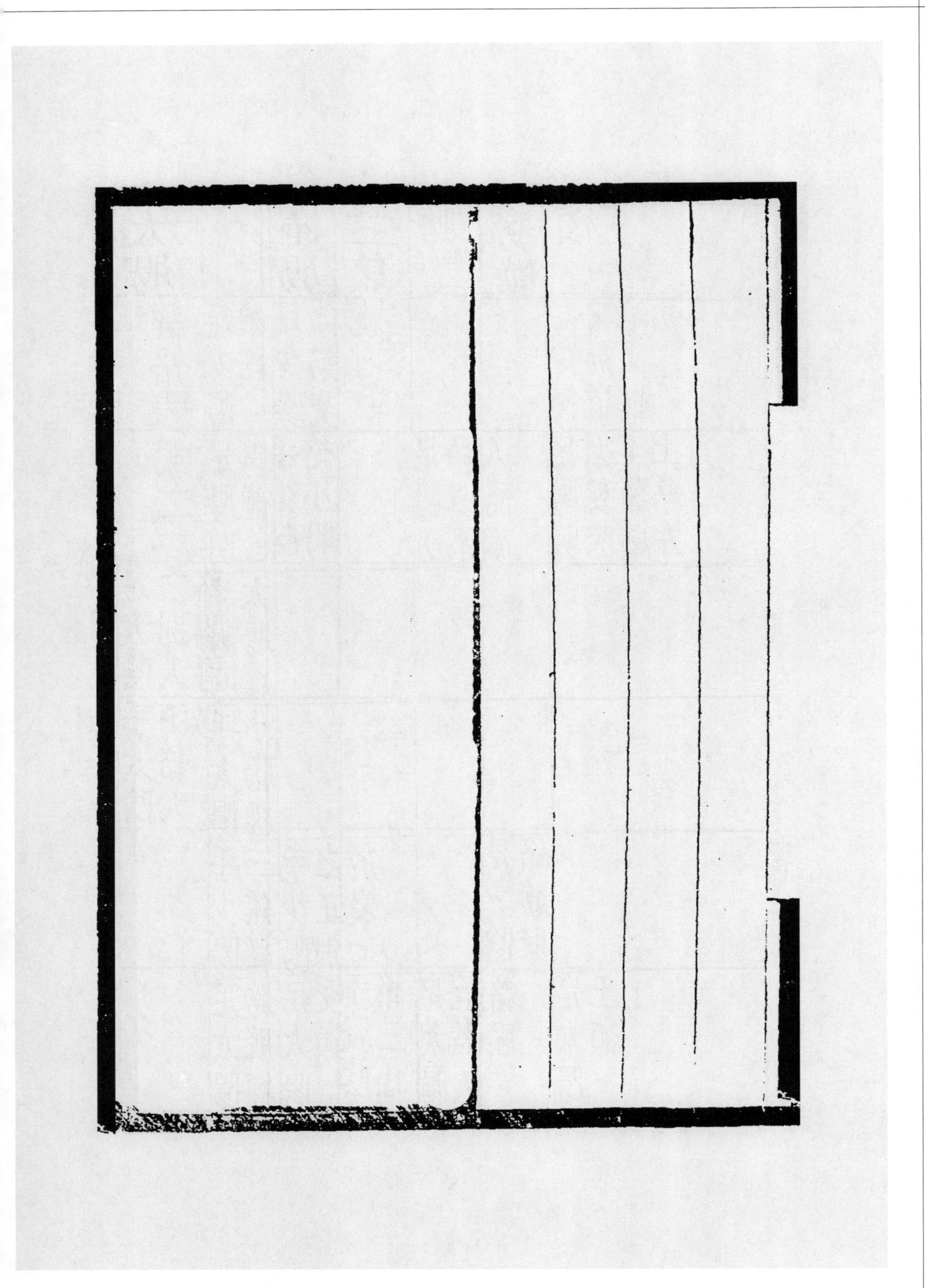

六府經絡表第二

	巔	腦	額	
足少陽膽經	足少陽之筋交巔上		足少陽之筋直者上額角	
足陽明胃經		足陽明循眼系入絡腦	足陽明循髮際至額顱上絡左角	
手陽明大腸經				
手太陽小腸經				
手少陽三焦經	手少陽之正別於巔			
足太陽膀胱經	足太陽交巔	足太陽直者入絡腦	足太陽上額	

十四

頭角	面	目
足少陽上抵頭角	足少陽之別散於面	足少陽起於目銳眥其支至目銳眥後其筋之支者結於目眥爲外維
		足陽明之筋爲目下綱足陽明之正還繫目系
手陽明之筋直者上左角絡頭		手陽明之別者合於宗脉
手太陽之筋本支者結於角		手太陽其支至目銳眥其筋屬目外眥爲目上綱而起於內眥
手少陽之筋本於角	手少陽之正散於面	手少陽至目銳眥其筋至目外眥其標下外眥其正繫目系合手少陽於目外
足太陽其筋直者上頭		足太陽起於目內眥其筋支者爲目上綱

儒士賈楚玉尊政逆經結瘕奇證驗案　戊寅孟夏

永嘉賈楚玉尊政黄潄蘭洗馬令愛也。孕十四月而不產。永瑞醫者日從事於養胎諸劑。而胎終不長不產。因乞予以卜產期。脉之兩手均見浮洪。唯左寸關稍弱。審其胎前並無弄胎試月諸候。唯惡心至今未除。心頗疑之。因自斟曰。以爲胎耶。何孕已逾年。屢服補劑。而胎終不長。以爲病耶。豈有經停年餘。而起居食息步履色澤毫無病狀者。繼而思之。孕二三月而嘔吐惡心者。蓋胚胎初結。血難驟下。故壅而上僭也。迨四五月。則血漸下行蔭胎。而惡心愈矣。今十四月而此候尚在。血逆已甚。況脉又浮洪。於法當病倒經。問向有齒血鼻衂否。皆答以無。忽憶喻江西治楊季登二女案。因再問曰。比來身常得汗否。曰。汗雖常有。但不甚沾濡。不以爲意也。予作而起曰。得之矣。此病結瘕而患逆經醫不細察病情故往往背謬請竟其說以解衆疑按病源候論稱癥瘕之病不動者直名曰瘕即此病也故雖十四月而不動不長內病瘕而外無病狀者經自行也凡婦人病經猶未止病雖甚可治今經不行非果經停也經逆行旁溢人自不察耳蓋汗出於心而心實主血汗血本屬一家故傷寒家每指血爲紅汗若知平時所泌之汗即血血即是經則此病不過逆經結瘕無他故也蓋婦人終身病瘕而一切如常者比比皆是又何獨疑於此之經停十四月而無病狀哉方以木通二錢蓮子帶心七枚正阿膠錢八分生白芍錢五分白芨末八分麻黃根七分浮小麥錢五分清心斂肺養血止汗之品先收其汗十劑而汗果止繼以當歸錢二分杞子三錢阿膠二錢龜膠二錢生靈脂杵細八分桃仁二錢新絳七條養肝滋腎活血通經之劑

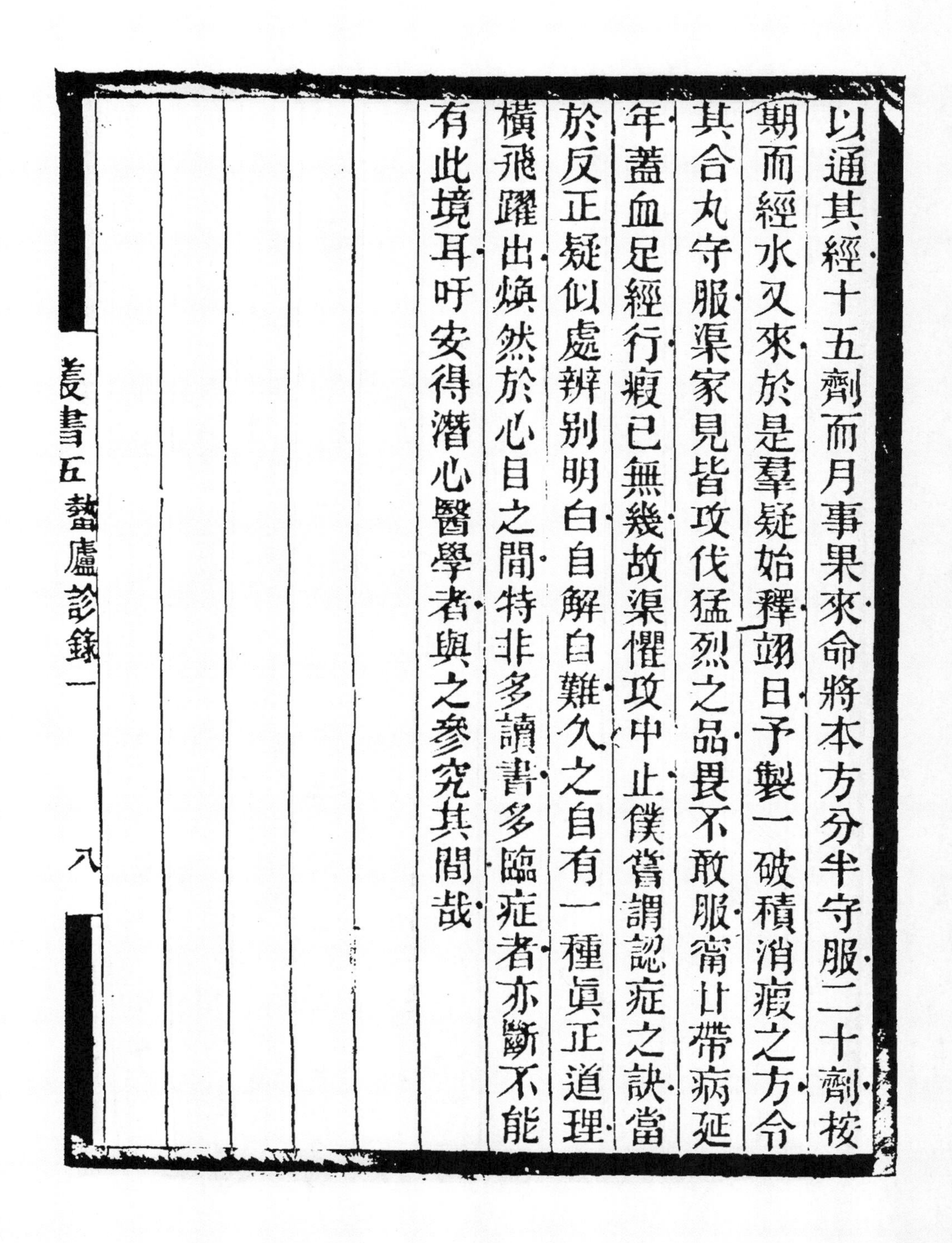

以通其經十五劑而月事果來命將本方分半守服二十劑按期而經水又來於是羣疑始釋翊日予製一破積消瘕之方令其合丸守服渠家見皆攻伐猛烈之品畏不敢服甯甘帶病延年蓋血足經行瘕已無幾故渠懼攻中止僕嘗謂認症之訣當於反正疑似處辨別明白自解自難久之自有一種眞正道理橫飛躍出煥然於心目之間特非多讀書多臨症者亦斷不能有此境耳吁安得潛心醫學者與之參究其間哉

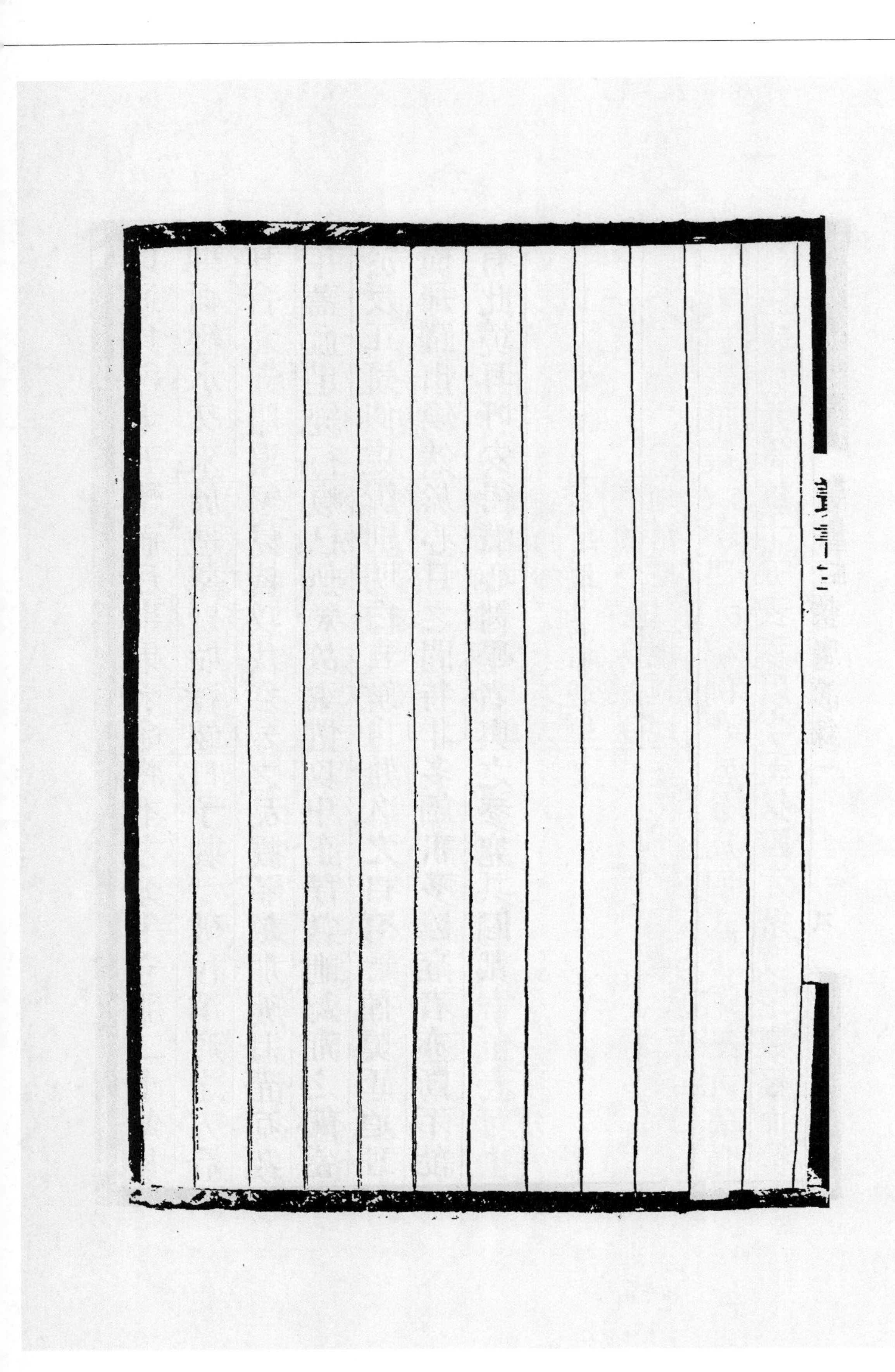

四元位次表

地^{三}物^{三}	地^{二}物^{三}	地物^{三}	物^{三}	物^{三}人	物^{三}人^{二}	物^{三}人^{三}
地^{三}物^{二}	地^{二}物^{二}	地物^{二}	物^{二}	物^{二}人	物^{二}人^{二}	物^{二}人^{三}
地^{三}物	地^{二}物	地物	物	物人	物人^{二}	物人^{三}
地^{三}	地^{二}	地	太	人	人^{二}	人^{三}
地^{三}天	地^{二}天	地天	天	天人	天人^{二}	天人^{三}
地^{三}天^{二}	地^{二}天^{二}	地天^{二}	天^{二}	天^{二}人	天^{二}人^{二}	天^{二}人^{三}
地^{三}天^{三}	地^{二}天^{三}	地天^{三}	天^{三}	天^{三}人	天^{三}人^{二}	天^{三}人^{三}

天物相乘亦無居位須另行作寄與地人同　舊法以天物相乘寄太位左下角亦不必拘不過自作識號如下四元寄位表可也

右四表推羅次璆四元釋例舊式分爲四式下增三元寄位三表四元寄位十五表參以李壬叔四元解改定數格而變

易之以補羅氏之闕，非敢立異，但求免夾縫中寄位之弊，亦不致失羅氏本旨，庶爲兩得。羅表是四元古式，李表是改式，今從羅參李，數典不敢忘祖也。

三元寄位表

人地[三]	人地[二]	人地
人地[三]天	人地[二]天	人地天[一]
人地[三]天[二]	人地[二]天[二]	人地天[二]
人地[三]天[三]	人地[二]天[三]	人地天[三]

(甲)

人[二]地[三]	人[二]地[二]	人[二]地
人[二]地[三]天	人[二]地[二]天	人[二]地天
人[二]地[三]天[二]	人[二]地[二]天[二]	人[二]地天[二]
人[二]地[三]天[三]	人[二]地[二]天[三]	人[二]地天[三]

(乙)

人[三]地[三]	人[三]地[二]	人[三]地
人[三]地[三]天	人[三]地[二]天	人[三]地天
人[三]地[三]天[二]	人[三]地[二]天[二]	人[三]地天[二]
人[三]地[三]天[三]	人[三]地[二]天[三]	人[三]地天[三]

(丙)

四元寄位表

人地[三]物[三]	人地[二]物[三]	人地物[三]
人地[三]物[二]	人地[二]物[二]	人地物[二]
人地[三]物	人地[二]物	人地物
人地[三]	人地[二]	人地
人地[三]天	人地[二]天	人地天
人地[三]天[二]	人地[二]天[二]	人地天[二]
人地[三]天[三]	人地[二]天[三]	人地天[三]

(甲)

人[二]地[三]物[三]	人[二]地[二]物[三]	人[二]地物[三]
人[二]地[三]物[二]	人[二]地[二]物[二]	人[二]地物[二]
人[二]地[三]物	人[二]地[二]物	人[二]地物
人[二]地[三]	人[二]地[二]	人[二]地
人[二]地[三]天	人[二]地[二]天	人[二]地天
人[二]地[三]天[二]	人[二]地[二]天[二]	人[二]地天[二]
人[二]地[三]天[三]	人[二]地[二]天[三]	人[二]地天[三]

(乙)

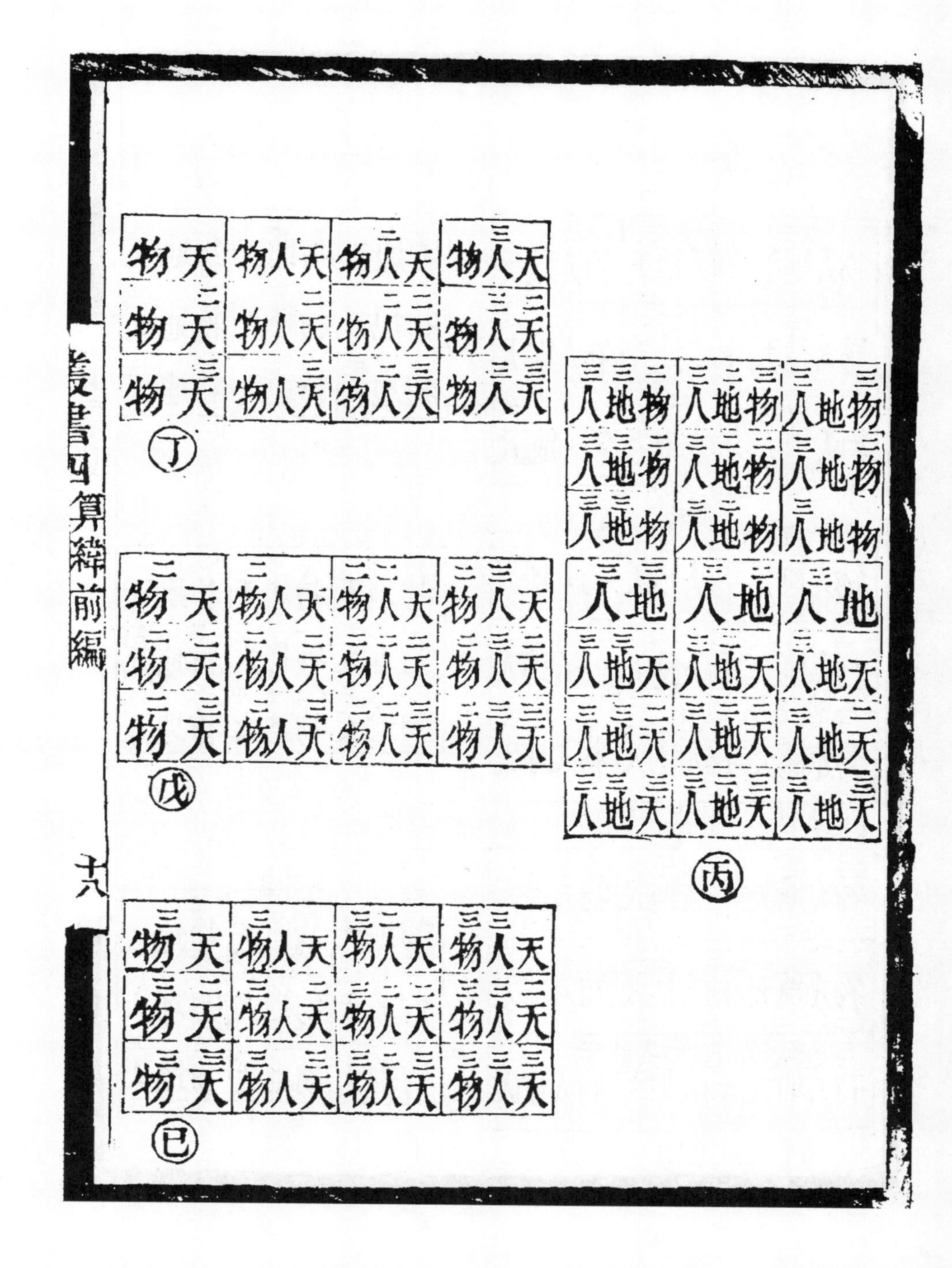
丁
戊
己
丙
十六

天地(三)物	天地(二)物	天地物
天(二)地(三)物	天(三)地(二)物	天(二)地物
天(三)地(二)物	天(三)地(二)物	天(三)地物

天地(三)物(二)	天地(二)物(二)	天地物(二)
天(三)地(三)物(二)	天(三)地(二)物(二)	天(二)地物(二)
天(三)地(三)物(二)	天(三)地(二)物(二)	天(三)地物(二)

天地(三)物(三)	天地(二)物(三)	天地物(三)
天(二)地(三)物(三)	天(二)地(二)物(三)	天(二)地物(三)
天(三)地(三)物(三)	天(三)地(二)物(三)	天(三)地物(三)

天地(三)人物	天地(二)人物	天地人物
天(二)地(三)人物	天(二)地(二)人物	天(二)地人物
天(三)地(三)人物	天(三)地(二)人物	天(三)地人物

(庚)

天地(三)人物(二)	天地(二)人物(三)	天地人物(二)
天(三)地(三)人物(二)	天(二)地(二)人物(二)	天(三)地人物(二)
天(三)地(三)人物(二)	天(三)地(二)人物(三)	天(三)地人物(二)

(辛)

天地(三)人物(三)	天地(二)人物(三)	天地人物(三)
天(二)地(三)人物(三)	天(二)地(二)人物(三)	天(三)地人物(三)
天(三)地(三)人物(三)	天(三)地(二)人物(三)	天(三)地人物(三)

(壬)

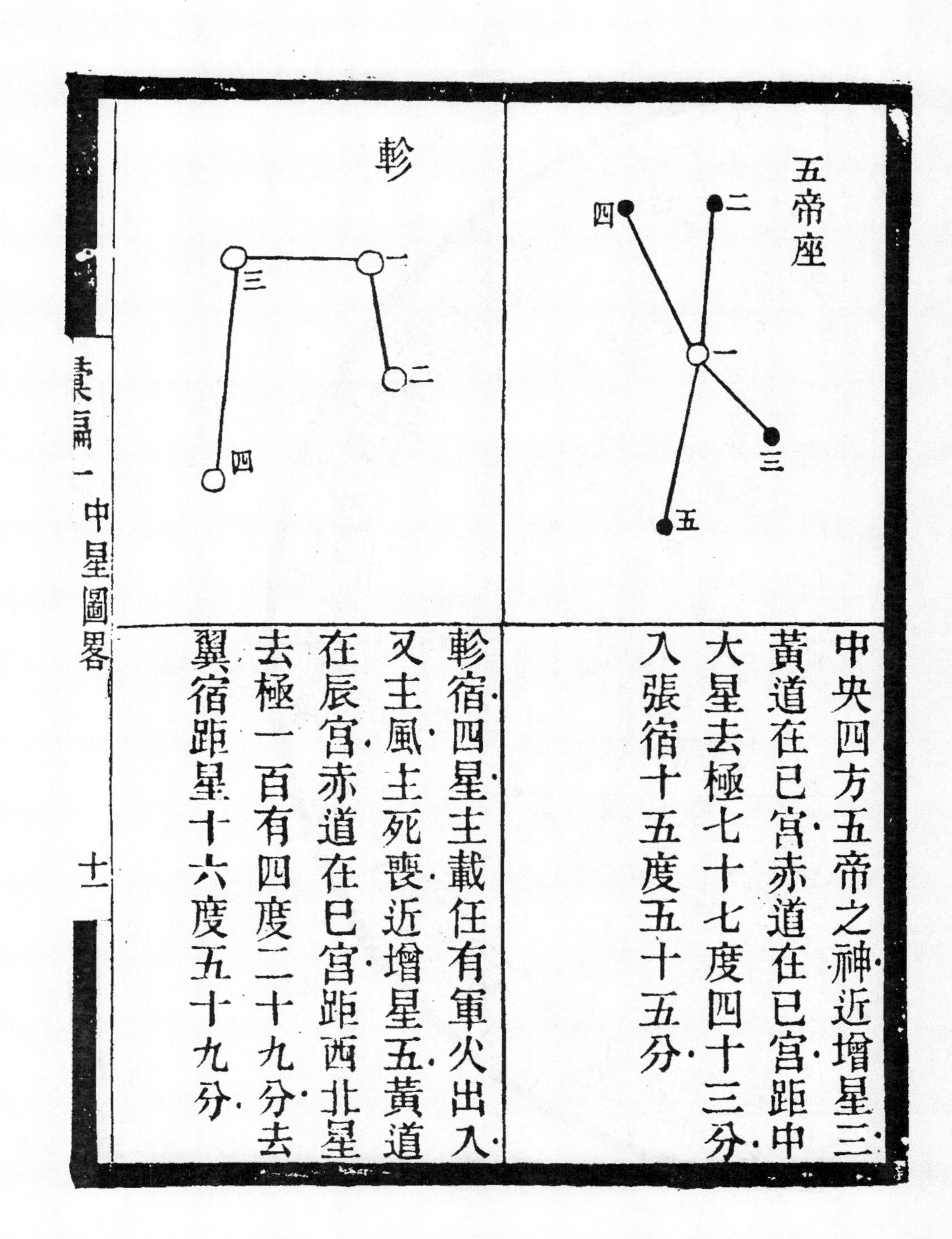

中央四方五帝之神。近增星三。黃道在巳宮赤道在巳宮距中大星去極七十七度四十三分。入張宿十五度五十五分。

軫宿四星主載任有軍火出入。又主風主死喪。近增星五。黃道在辰宮赤道在巳宮距西北星去極一百有四度二十九分。去翼宿距星十六度五十九分。

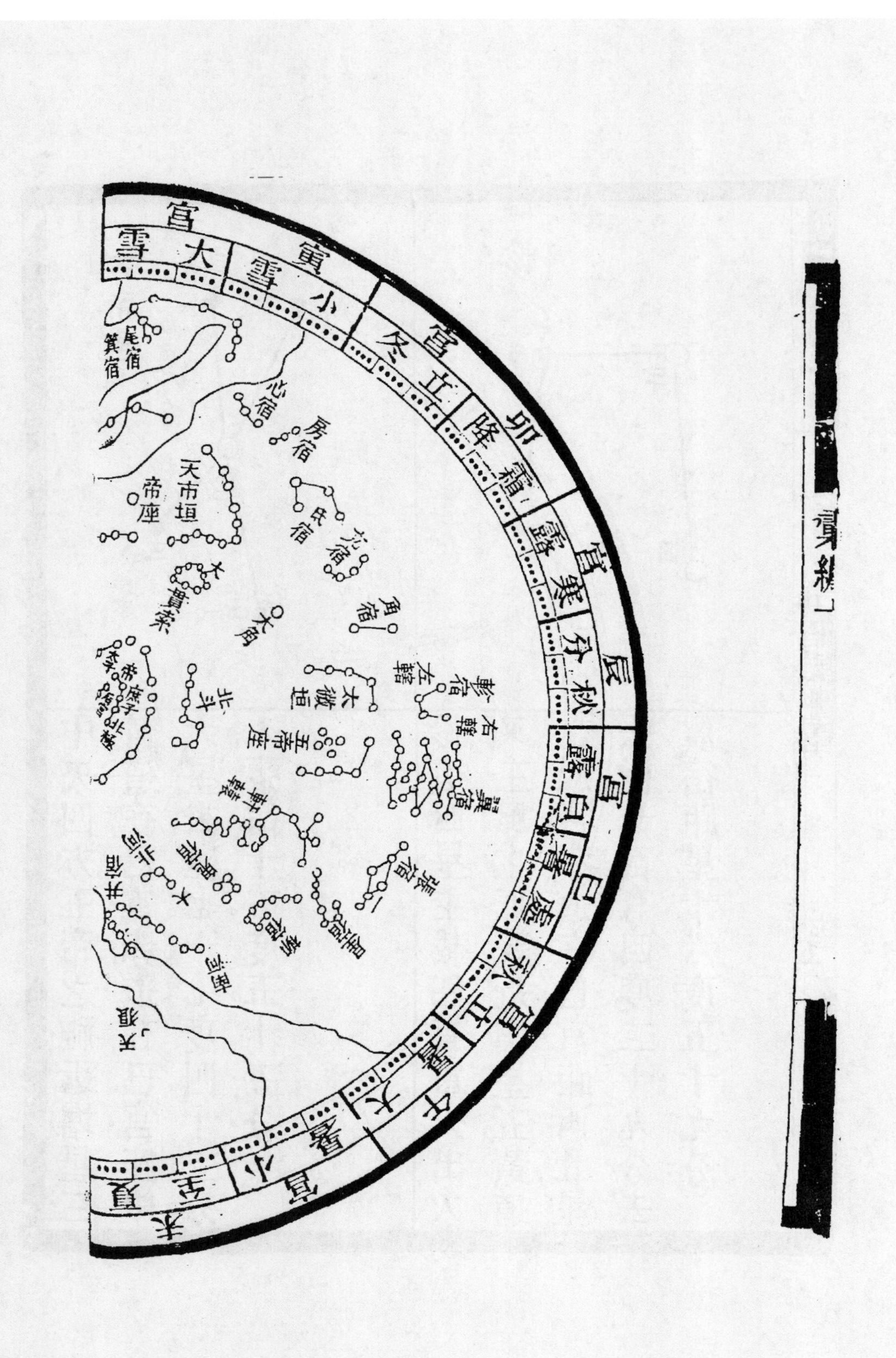

尾宿
箕宿
心宿
房宿
天市垣
帝座
氐宿
亢宿
角宿
大角
貫索
北斗
太微垣
五帝座
軫宿
翼宿
張宿
星宿
井宿

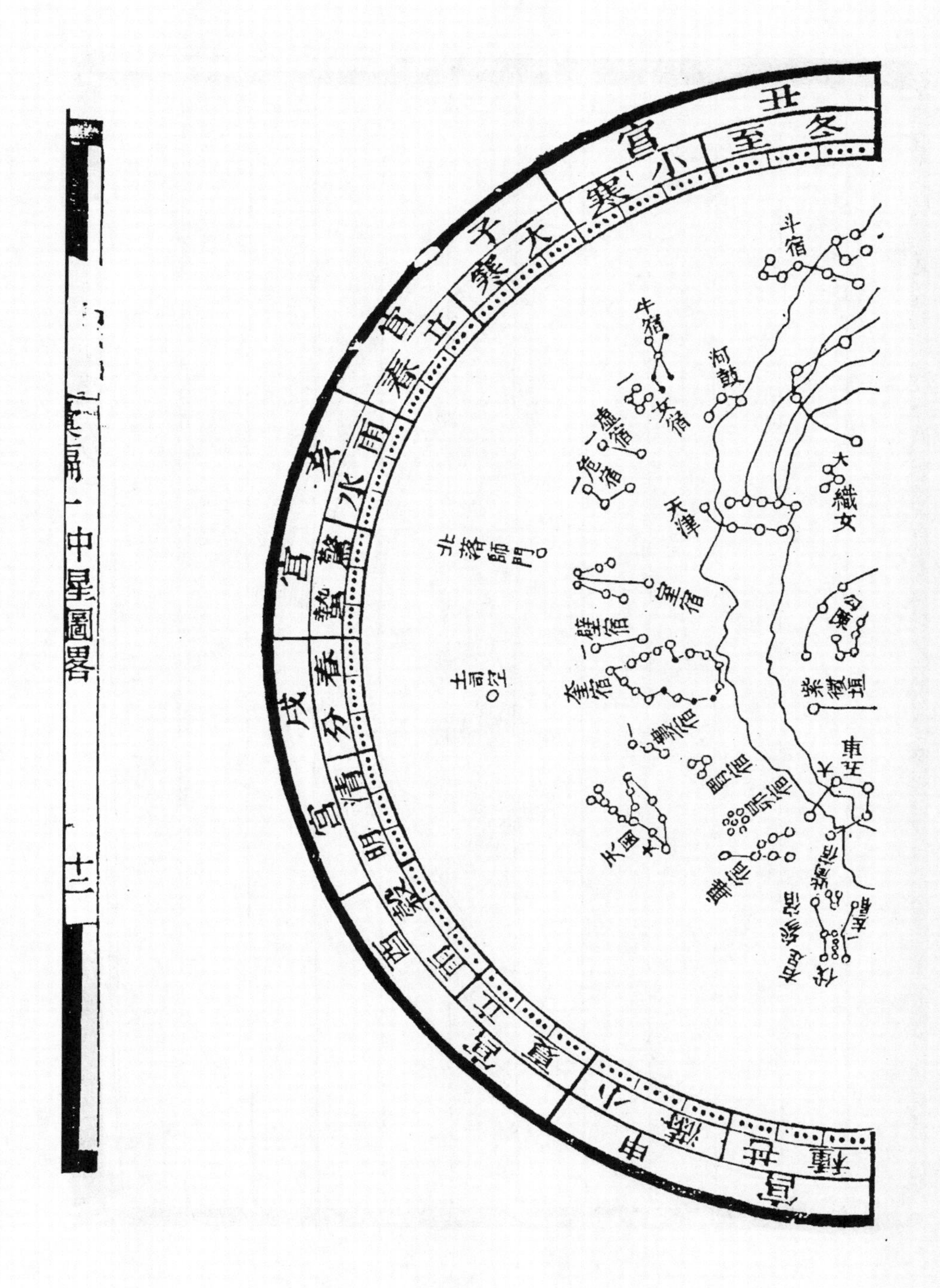
中星圖畧

問南朝。答南朝曰宋姓劉氏武帝裕篡晉而有天下。至順帝凡八傳曰齊。姓蕭氏太祖道成篡宋而立至和帝凡七傳。曰梁。姓蕭氏。武帝衍篡齊而立至敬帝凡四傳。曰陳姓陳氏武帝霸先篡梁而立至長城公凡五傳。計宋至陳共一百七十三年。

問北朝。答北朝曰魏本鮮卑拓跋後改姓元氏。據中原。自道武珪至孝武修凡十三傳歷一百四十九年。元善見據鄴曰東魏。元寶炬據長安曰西魏。凡三傳高洋篡東魏曰北齊凡六傳。宇文覺篡西魏曰北周凡五傳。

問隋。答隋姓楊氏文帝堅篡周并陳而一天下。都長安終恭帝侑凡四傳歷三十九年。

問唐。答唐姓李氏。高祖淵起兵平隋亂而一天下。都長安終昭

宣帝祝、凡二十一傳、歷三百八十九年、

問五代、答曰後梁、姓朱氏、自太祖溫篡唐自立、至末帝凡二傳、曰後唐、姓李氏、自莊宗存勗至廢帝、凡四傳、曰後晉、姓石氏、自高祖敬瑭至齊王、凡二傳、曰後漢、姓劉氏、自高祖知遠至隱帝承祐、凡二傳、曰後周、姓郭氏、自太祖威至恭帝宗訓、凡四傳、按五代共五十三年、凡八姓十三主、皆都汴、

問五代時有十國何名、答楊行密據淮南、稱吳、李昪據江南、稱南唐、王建據四川、稱西蜀、孟知祥據西川、稱後蜀、劉隱據廣州、稱南漢、劉崇據晉陽、稱北漢、馮殷據湖南、稱楚、錢鏐據兩浙、稱吳越、王審知據福州、稱閩、高季興據荊南、稱南平、

問宋、答宋姓趙氏、自太祖匡胤起義、戡亂蕩平天下、都汴、至九世高宗構南渡、都臨安、迄帝昺、凡十八傳、歷三百二十年、

問遼夏金。答遼姓耶律氏自太祖阿保機至宣宗。凡十傳。歷二百一十九年。元昊據夏州稱夏。凡十二傳。歷二百四十年。女眞完顏阿骨打稱金。凡十傳。歷一百二十年。

問元。答元世主忽必列繼宋而主中國。混一天下。都燕京。至順帝妥懽怙睦爾。凡十傳。歷八十八年。

問明。答明姓朱氏。太祖元璋以布衣定天下。都金陵。至成祖棣。徙都燕京。凡十六傳。歷二百七十七年

問聖淸。答聖淸姓愛新覺羅。發祥長白山。入承大統。渾一區宇。輿地之廣。爲亘古所未有。

世祖章皇帝。年號順治。在位十八年。

聖祖仁皇帝。年號康熙。在位六十一年。

世宗憲皇帝年號雍正。在位十三年。

高宗純皇帝．年號乾隆．在位六十年．
仁宗睿皇帝．年號嘉慶．在位二十五年．
宣宗成皇帝．年號道光．在位三十年．
文宗顯皇帝．年號咸豐．在位十一年．
穆宗毅皇帝．年號同治．在位十三年．今
皇上光緒萬萬年，

問觀歷代世紀．何裨實用．答觀國祚之短長．可究其政治之得失．觀天下之分合．可悟夫元運之贏絀．

教經答問卷二終

金陵多礦

金陵棲霞山一帶礦務開辦已久。現黃龍青龍二山。開挖煤礦。頗得美質。總辦胡觀察聘請法國礦師。前往勘驗。飭工人挖開煤井。知苗坯甚旺。因即鳩工趕辦。工役三四百餘人。猶嫌不敷云。錄益聞錄

川省礦務

四川金礦極盛。與東三省之阿耳泰山同脈。自打箭鑪以至萬縣一帶。金苗顯露。沿山千餘里。土人皆以淘金爲業。鹿制軍現已由美國購得操金機器。費銀十七萬兩。將次運到上海矣。蜀省現設礦務。他日所有商民欲集股開辦者。皆禀由總局派礦師往勘。以免枉費云。錄指南報

中州礦務

河南羅山縣境。現有委員率同西人。及鹽商帥君。至某山廠開辦

礦務．並由帥君措銀四萬兩以充經費云．錄指南報

借欵築路

五月初二日路透來電云．目下中國鐵路借欵已經比商承辦．由總理衙門批准照行矣．錄集成報

運售石礦

廣商馬衍隆等前領諭帖在四會縣屬烏梅岡開採鉛礦．茲悉該商已採得白石粉等礦．欲截運來省．當經具稟善後局請於經過釐卡．准其暫免釐稅．俟銷路暢旺．當照章輸納．局憲已移知釐務局矣．錄蘇海彙報

甯屬辦礦

甯波奉化所屬棠嶴地方某山礦質甚佳．經紳士招工開採．居人以風水阻撓．聲勢甚兇．紳董等乃詳稟大吏．當經該邑令但子山司馬前往勸諭．司馬下鄉駐紮多日．曉以當今局勢．眾始唯唯云

錄蘇海彙報

購造戰船

中國向德國購造戰船。派委管帶官林君國祥。帶同水師員弁學生往德國監造。計中國力每點鐘可行十九半西里。每船安置快礟十七門。新式礟六門。艇上需用之礟一門。滅魚雷船四艘。其巡河船。每船重三千九百五十墩。機器可抵七千五百匹馬力。每點鐘可行三十二西里。在德國胡勞根及詩疊甸等船廠。分訂合同裝造。約申報

購地添埠

粵東三水縣爲西北二江之衝。英人在梧州通商。輪船往來。必經此路。故三水岡根鄉之地。英人設立領事署。我中國亦設立稅關征稅焉。港省諸巨商聞此消息。爭往購地。昔之每畝價值數十金者。今增至二三百金。又聞新會之江門。順德之甘竹。肇慶之府城

德慶州等處。亦購地築馬頭。建洋樓。通商僅梧州一埠。而沿西江一帶隨之。自香港失而虎門失其險。江門開而厓門失其險。梧州開粵之後路失其險。扼膺抗背。吾粵其危哉。膺此土者想必有一番措置矣。節知新報

海河待濬

天津近年海河淤淺。來往輪船。及各商船。均不能到埠。殊于商務有碍。去秋曾經水利局稟明督憲。議行挖挑。茲奉督憲委派吳贊臣觀察。會同水利局籌賑局妥籌辦理。並諭將海河兩岸支河修建石座。以時啟閉。俾河水暢流白塘口迤上兩三處大灣。酌量裁截。至白塘口以下。海河深通。即可毋庸截灣。所有民人園地墳墓。設法修建閘洞引水灌溉。兼資汲飲。其民地被佔。均按時價設局發給。無許苛剋。聞吳觀察不日前往。詳細勘度。會同司道確切估計。稟候督憲奏請核辦節直報

廣仁善堂聖學會章程

一來會者將姓名爵里函知本善堂。卽送以章程。收捐款後。卽編號會中。遇事知照。展轉援引。愈推愈廣。庶幾廣大其教。不致令外人誚以散沙。

一來會者不論名位學業。但有志講求。槪予延納。德業相勸。過失相規。患難相恤。務推藍田鄉約之義。庶自保其教。

一省會之大。非無專門積學之士。苦於不相聞問。無由觀摩。卽已有學問。無人能知。且平素無相交之雅。相遇生嫉妬之心。今此會務使學人聲氣相通。且合才士講求。庶幾光大。

一會學諸子。原爲發揚聖道。講求實學。聖門分科。聽性之所近。今爲分別門類。皆以孔子經學爲本。自中國史學。歷代制度。各種考據。各種詞章。各省政俗利弊。萬國史學。萬國公法。萬國律例。萬國政教理法。古今萬國語言文字。天文。地輿。化重。光聲。物理性理、生物、地質、醫藥、金石、動植、氣力、治術、師範、測量、書畫、文字、減筆、農務、牧畜、商務、機器製造、營建、輪船、鐵路、電綫、電器製造、礦學、水陸軍學、以及一技一藝、皆聽人自認、與衆講習、如有新得之學、新得之理、告知本善堂、以便登報表揚、

一來會諸君、原爲學問起見、其有疑義、可函詢會中、講求當詢通人詳答、其有經世文字、新論新法、可寄稿本堂、經通人評定、或鈔存備覽、或刊刻流通、倘發中西未得之新理、加酬獎賞、標其姓名、以收切磋之益、

一外國學會、咸樂布施、有捐至一百萬者、故學者甚盛、各省善堂捐款亦多、累數千百、本善堂此舉、功德尤大、今議凡來會者、皆須捐助、最少以二兩爲限、其有慷慨好義、解囊厚助、尤欽樂善之忱、

一[illegible]捐助義舉、皆立即捐貲、凡來此會、概同斯例、若逾月不交

即將其名扣除。其五十兩以上准分兩次清交。百兩以上准分四次清交。每次以兩月爲限。

一凡捐助百兩以上者。送報十年。並設位任恤祠。五十兩以上者送報五年。三十兩以上者送報兩年。自十兩以上報紙皆減二成。並刊名報上。其有捐助千金者。永遠准其送一人入學肄業。由會中支給。并請大吏奏請給予樂善好施匾額。以昭好善。

一捐助之款。寫明姓名爵里。交本善堂給發收條爲據。本善堂將姓名爵里學業寄寓。按照聯票號數彙編存記。聯票皆有總值理及董事圖章。

一開辦此舉。合官紳士庶通力合作。所有諸事。由開辦諸人內公舉縉紳二人爲總理。總管一切。士人四人爲值理。二人會辦。二人坐辦。皆選學問通雅諳練公正者。商人四人爲董事。亦二人會辦。二人坐辦。創辦定後。分年舉人輪管。倘董友因事辭退。總理値理董事集衆公舉、擇衆而從、既經舉定、不准以私見議改、被議之人、非有實在爲難、亦不准規避委卸、其管事管書管器、皆用會內通達之人、由總理値理董事公酌保用、

一來會之人、必求品行心術端正明白者、方可延入本善堂中、應辦之事、大衆隨時獻替、留備采擇、倘別存意見、或誕妄挾私、及逞奇立異者、恐其有礙、卽有總理値理董事諸友公議辭退、如有不以爲然者、到本善堂申明、捐銀照例充公、去留均聽其便、

一本善堂中訪求博雅通才、主撰報之事、其人數隨時增廣、由總理値理董事公同妥訪邀請

一商董兼司帳、須習知貿易書籍情形、及刷印文字者、充其選、必須考查確實、一秉至公、倘涉營私舞弊、照例責賠、經手之董事會友、凡預有保薦之力者、亦須一律議罰、

一本善堂用項、槪由値董核發、如有巨款在千數百金以上者、須

齊集公議、方准開支、收有成數、擇殷實商號存儲、立摺支取、如存數漸多、亦可議生利息、發票之期、按幾日爲限、由值董眼同經理、

一總理值理董事、均仗義創辦、不議薪資、將來局款大盛、須專請人辦理、始議薪水、惟撰報管書管器司事教習游歷司帳、酌量給予薪水、

一開辦之始、務求儉約、以期持久、每會茶食、清雅潔淨、集議之日、不拘分際、儀文從簡、凡博弈游戲、徵逐喧囂、概宜屏禁、俾無壞學規、嗣後辦有成效、人多款足、再議擴充、添設園舍、

一用款分出入、存三柱、簡明登記、每月一小結、刊刻報章、月朔由值董齊集查閱、務期核實無弊、閱竟、各於名下署押爲記、每年一大結、彙刻徵信錄、分送、以昭信實、

一先訂簡明章程、以期迅速集辦、每事各有詳細章程、舉辦以後、

隨時集議。凡有利弊應興應革。均由總理值理董友公議删增。或每季一集。每年一大議。並核用款。稽查勤惰。詳稽論定。再行刊刻布告。錄時務報

測量新會

金陵新設測量會。由楊君仁山文會。譚君復生嗣同倡議。草定章程九條。曰練習儀器。曰專精一門。一測立距。一測平距。一分測。一會測。一繪圖。一定尺。一日記。一著說。暫假花牌樓池州楊公館爲會所。會中所需各種儀器。若天文鏡子午儀。經緯儀。紀限儀。曡測儀。全圓圈。牆半圓儀。象限儀。奪林儀。測向儀。羅盤。行船記里輪。陸地記里輪。水準。鋼鍊帶尺。度時表。帶佛逆之寒暑表。水銀風雨表。空氣風雨表。燥溼表。量風器。量雨器等。皆粗已備具。擬每人先習一氣。各專一門。先聯合同志數輩。行之俟成効。既著。徐圖擴充云。節知新報

農部要務

俄農部現在應辦之件。其最要者爲編輯講究種田之書一則。是書約在來年告成。錄官書局報

考究種棉

紐約農務報云。左治亞務書院山長。攷究種植棉花之理。分爲十三要事。一棉花樹。但得肥田而種則收成必豐茂。而獲利必大。二不論田之肥瘠。但使加足田料則收成必早。雖稍寒之地。亦可種之。三落田料之候宜早。使其與田土相和。發透功用最速。四凡種棉花之田。宜先一年種牛母荳。將其枯蔓與田料相和於田土之中。久之天氣濕熱。自然令其發出功力以長。下年之棉花。五畜糞及穢物。以之下田栽棉花較勝於他物。以其價廉而力又厚。六此等田料。不能急功近效。祗可緩緩其田力。又須多下。乃能見效。七棉花核榨油之後。取其渣滓。亦可下田。因其多含淡氣。設棉花核

渣滓價昂則宜兼燐鉀之雜質而用之勝於獨用且有急效又種棉花之時然後和合雜質尤勝於預早和也八種棉花之法宜將田輪種三年一周首年種禾麥次年種粟與小荳三年植棉花以周而復始爲宜九每一周宜加田料美國種棉之田總以所下田料合含淡燐鉀三種雜質爲上而此三者又須見水能化始能有用十淡氣雜質則以含於動植物者爲貴十一每畝田宜落極濃之田料多寡則難預定大約以肥田之中數而論有謂宜含淡氣二十磅鉀養炭養二二十磅燐養五酸七十磅又有謂淡氣二十磅鉀養炭養二一十五磅燐養五酸五十磅卽爲合度故凡作田料須查明各質所合幾何始能推算十二此種濃田料宜和勻在棉樹腳下之土掘小孔深不過三寸置料於內以土和之愼勿周圍散布十三此料亦宜下於臨種棉樹時不可或先或後也 錄集成報

映相新法

西國映相已屬奇巧，然但有影無色，仍成恨事。法人名查沙尼，英人名麥勒駃，詳細講求，欲使所映各物，不惟肖其形狀，并能挹其顏色。五采呈露，無煩裝潢。月前各赴倫敦開映，查某先映亭榭小影一張，其器具花鳥，逼肖無比，固不待言，而淺綠深紅，相參斑爛。觀者稱奇，後麥某所映，色色俱備，亦與查某同，少頃，麥某云：查某係用藥水抹於鏡面，以吸五色之氣，歷久便退，予能不用藥水，專收日光，射吸五色之氣，久亦不變，請諸君惠假五彩小影一具，予爲照式盤過，使新映之彩色，與原小影無異。衆授以山水小影一具，麥某不用藥水，映成之後，十色五光，照耀人目，即經摩弄，其色仍不稍減，查某與衆皆拜服倒地。錄循環報

風鋸解木

近有某匠在烟臺某木鋪用風鋸解木風動機轉勢如破竹見者皆歎美不置凡舂米磨麥等事將逐漸舉行誰謂華人之智巧不及西國耶　錄申報

化學鎔金

採金之法有以水碾結聚有以水沖淘有以火傾鎔最深者爲濕化學法將金礦研細加藥水鎔化其金其不能鎔者濾而去之於是加藥於金水內使金沉底以法收而煉之也此法原由化學大興而得其精妙遠邁前人考地上生成之黃金並無與雜質化合祇有和合而已故採之之法但視其顆粒大小與乎融合混雜者爲何物而分別之礦內含金以目能見者爲佳細小太甚宜以水碾結聚之若以藥水鎔化爲時太久似不若也惟有一種金礦石內含極幼細之金粉有咽攴氏者考得美國金礦石含金細至一千分寸之一徑甚至一萬二千寸之一徑也有時細至顯微鏡亦

不能見而以化學法能得之此等細微之金則以藥水鎔化甚易若以水碾結聚反難因水銀不能如水之微細無微不至也況礦內含物能銷水銀之功用譬如錫硫與鉀硫之類皆與水銀有投合之性而耗其力又金粉之外皮或有雜質見水不鎔亦能阻水銀不相結聚也由此見水銀結聚金粉之法未盡善矣錄知新報

奇器凌空

日本時事報云有美人名專者新製一器乘之能在空中飛行其形如舢板雙槳如兩翼用法與放氣球無異及凌空之後手搖雙槳自可飛行旋轉如意錄知新報

磨物新機

英國威廉珍臣近出一種新機器爲磨碎物料之用此器可懸於屋梁或樓板底下以橫木舉之令離地稍高中有車心通外以皮帶搭之卽能運動左室內有撥動物料之具右室有扇樣機器爲

扇蕩細末之用。室外之左有小穴。以納入未分之細物。旣分開之物。其麤者從左室之底而落。細者則自右室之底而落。磨碎之物。由左室小穴納入。徐徐落撥動之具。卽時撥入左室之中。右室之風扇樣機器。鼓動風力。使自左室而吹至右室。粉末之細者。其體甚輕。遂被風吹過右室而卸落。其麤重者。風不能吹。故卽落於左室之底。如偶有麤者吹過右櫃。則被一扇機所阻。仍復回左室而落分別之限。視風力之大小。而風力之大小。則視入風之窗口大小而異。二室之下。有迴風之路。設有幼末隨麤質卸向左室。半遂仍被此風吹回右室云。節紐約格致報

空中映相

美國有某影相師。能在空中映相。其法先將紙爲放於空中。復將機器懸繩放上。自能映出地上各物。苟用此法影敵人營壘。軍中情形。可一目了然矣。節日本報

護持紗廠

杭省通益公紗廠、董事丁丙、因商股未齊、一時不能開辦、稟商撫憲廖中丞壽借官款十五萬、或二十萬兩以維持商力、刻聞中丞已一律允許、惟因庫儲未充、預借十萬兩、已將銀兩如數撥解矣、錄四月新聞報

定船求速

客歲中朝向德商購定鐵甲快船、速率本定二十四海里、嗣以尚嫌滯遲、又每船加兩海里、加銀十餘萬兩、德商已允其照辦矣、錄四月新聞報

保險利薄

巴勒洋行、爲中西各國水險公司、生意之大、允堪首屈一指、備存資本共洋二百五十萬元、茲悉其一千八百九十六年、實收水險費洋一百七十八萬六千七百九十九元二角、除付是年賠款洋

六十四萬零七百十八元八角、又付各項費用洋八萬八千八百四十八元四角、暨各口代理費用洋二萬七千四百四十元零六角外、是年實獲盈餘洋二百零二萬九千七百九十一元四角、其利之溥如此、錄四月新聞報

日商積習

容某論歐人在日本行商掣肘之事、謂日人訂購貨物、苟價值陡跌、往往多方爲難、不肯收受、必指言所購貨物由患疫口岸載來、須查驗有無瘟疫、令羈縻時日、必照原價減去百分之十、或百之十五、乃樂於收貨焉、昔年舊京賽奇會、所陳出售貨洋、無一不價廉物美、及往本店求買、則同一物也、而價倍昂、問其故則曰、苟以實價標明、會中不肯將貨物陳列、因不得不照所定章程標價、蓋如此方令天下見日本之物皆美而廉也、容某復言日本關卡抽稅、並無定章、惟以外人土人分稅之多寡、節西十二月巴黎日報

電火驗生

法國近來人民往往有死而復蘇者因思往昔墳中死而復蘇者諒亦不少於是創行坟上電氣燈其機安置屍棺之內倘屍身轉動其機便燃即可發掘矣錄博聞報

古錢進呈

客有自鄂垣來者爲言湖北竹山縣城內有山一座於四月初三日大雨時忽然崩裂中皆鐵錢與咸豐年間所鑄當十銅蚨大小相似一面鑄有致和通寶四字一面鑄有西蜀二字附近居民咸往拾取經官紳所覺即來禁止並即飛報督憲除居民拾去外約獲鐵錢六七百萬緡當將錢擕赴省垣呈經張香帥驗後即委員弁將錢浸以藥水立即變成白色擬以三百貫盛貯於箱解京恭呈聖鑒已委黎觀察陳太尊於五月初一日起程押解入京矣錄五月新聞報

創設尙賢堂

美國教士李君佳白久客京華與王公大臣往來頗稔中日交戰之後洋務大興李君遂擬在京創設尙賢堂訓迪華人子弟王公大臣頗韙之然經費甚鉅爰航海遊歷普勸同人刻已回至申江挽英美二國總領事官玉成其事四月二十六日邀集泰西人士在英總領事署互商李君謂苟得達官顯宦相與有成自是衆擎易舉堂中須置備各種書籍器物俾子弟易於學習約須十萬金厥後每年費用約須二萬金如赴海外勸捐恐相隔重洋事難成就深望寓華西士同心協力先解囊金庶幾樹之風聲海外亦源源佽助云招商局董陳輝廷函致李君謂上海美商五大行如肯助款則局中亦願助千金聞刻已選定德美二國總領事官英正領事官江海關陸税務司美國聖經會牧師及四商人爲董事矣

約五月申報

攻匪妙法

粤省盜風猖獗最盛鶴山縣葯逕司屬地名圍墪者邇因搶劫頻聞居民苦之爰於二月初九日邀集紳耆於圍墪義學商議善法以外匪之來必藉內匪而苦難指名遂效西人投筒之法置一瓦罐撰祝文具香燭告天地神祇然後令各鄉人無論老幼有能知某鄉某人或爲劫匪或爲窩家即暗書其人姓名封投罐中至十二日當衆開看共得賊匪姓名五十餘人或一人攻一匪或數人攻一匪內有最著之匪至不約而同者十餘人有某姓生員二人亦被人攻其包庇子姓坐地分肥是時兩生亦在座拆名大駭遁去現經各董開列匪名稟縣拿緝是誠月旦公評之道也各村落能一律仿行奚患萑苻之不靖哉　錄漢報

伊籐被劾

一千八百九十六年正月九號議員新年入值與政府相左之黨

魁袖出彈章。使其佐誦言於同列曰。政府措置乖方。實不足以服衆。即如遼東一地。明知不能久踞。乃始則强迫中國。勉訂讓遼之約。繼且興高采烈。不悟畫餅之充飢。終之以斂鬣戢鱗。甘日寓公。攸然而逝。北闕之股肱若此。東瀛之面目何存。旣貽日本之大羞。宜令雲根之高臥。其右政府之一黨。交口止之。且曰。今日之會。蓋議本年度支出入事。非所語於此也。然和之者。間其無人也。左黨遂復言曰。遼東之役。貽誤至斯。并陷吾皇以煌煌得地之綸音。汗顏反汗。於心安乎。至若朝鮮之禍。本未淸平。乃去年十月八號。復弑藩妃。不成主國。此皆政府用人不當之罪。應請將伊籐博文。以次諸大臣。立予罷斥。重整朝綱。讀畢。左黨從而和之。皆曰。此疏宜速上於朝。右黨則共駁之。於是主席者查照院規。以投筩之法。請諸議員。公定其可否。追至啟筩檢視。以此疏爲宜上者。百有三人。爲不宜上者。百有七十八。應毋庸議。錄萬國公報九十九冊

湘電遲緩

湘省創設電綫。前計約三月中旬。可以竣工開局。茲聞刻下工程。甫過巴陵。沿途所置桿綫。多有被無知愚民。有意毀壞。且時有阻擾工作之事。以致遲滯。距長沙數十里之澇塘河。過河高桿。日前復被行船碰損。尚須派人馳回修整云。錄集成報

樹黨傾軋

塞維阿人意見不合。兩相傾軋。更新黨遂分爲二。曰官新黨。曰民新黨。官新黨皆士宦。民新黨。惟農工商三等人。日前會修國例。又相齟齬。錄木司寇新聞報

法開東海

山東時報云。十年前時。法人欲將怕那瑪之土腰。挖一大溝。俾大西洋與太平洋兩海通連。爲客商往來便捷之路。作工者不能忍熱。因而死者甚多。今擬自日本雇一萬人。往怕那瑪辦理此事。按

間隔大西洋太平洋之地。各書皆曰巴拿馬。近刻地圖曰巴那馬。茲云怕那瑪。恐譯之殊也。所可異者。西半球間隔紅海地中海之蘇彝地峽。於西歷一千八百六十九年。爲法人勒色布鑿開。而今之東半球開鑿巴拿馬者。又爲法人。且蘇彝峽在西歷紀元前六百年時。埃及王尼哥役衆興工。死者十二萬人。而事尚未成。與此開工十年。熱死多人。亦甚相類也。錄博聞報

煤礦巨災

豐前國嘉麻郡大城煤礦。係明治炭坑會社之產。某日礦中忽然火起。盡力救護。火勢終不稍衰。不得已購美國救火新機器七具救之。每具需銀一萬五千圓。技師審視之餘。言須救至一百七十日火始全滅。被災之地。約得十八萬億立方尺。閱一年半始可開挖。救火之費。耗至銀二十萬餘圓。誠可謂天壤間獨一無二之巨災矣。錄日本報

疫蟲宜慎

叻報云大地皆有瘟蟲惟爲數無多則不能爲害茲者西報稱印度疫氣流行究其源委由瘟蟲甚多故耳海濱山上地極清爽居中居人每一點鐘時隨吸而入之瘟蟲計一千五百頭若城市之中人煙稠密則瘟蟲之隨吸而入者每一點鐘時可得一萬四千頭夫每一點鐘時吸至一萬餘頭之多則一晝夜當共二三十萬頭宜其毒蘊內臟而不可救藥也西報之言如此按疫蟲之說西人固恆言之但何以知每歷一點鐘時能吸若干頭究用何法以算之是眞欲索解人而不得矣　錄申報

巴黎書院述略

近有孀婦怕士隨者富室婦也慷慨好施將夫遺產在巴黎創一大書院教習生徒醫治病人貧家兒女皆可入院習醫以及周旋病者院地宏敞院內築高樓一座一大花園馬房格致房機器房

製藥房・學醫病症房・藏各國圖書房・歐洲諸國以及中國之人・皆可入院肄業・生徒所學・必由怕士隨將各書潛心考究・然後選以教授・花園內禽獸草木有千萬種・令學者考求醫禽獸草木之病・並考求人被禽獸草木之毒所傷・用何法以治之・若人有險惡頑難之症・則邀入院內・使醫士施治・更求妙法・以示學徒・院內工役甚眾・有侍奉病人者・有飼養禽獸者・有灑掃地方者・房舍皆設地氈・每早開院門・學徒穿戎服・持鎗械・鵠立兩旁・以軍禮而見教習・須臾教習到・即訓以兵法・其軍令森嚴・有若前王拿破崙出師時・者操畢・退入私房・各執其業・十一打鐘・施醫看症・關者一人・穿戎服守候・以病人來之先後・分醫之次第・病者到醫所・皆靜坐默對・初醫則先簽名在部內・醫生將病人週身察驗・驗畢・將紙書明某症當用某藥・病者又持紙過一醫生處・該醫生亦如前法察驗・登錄病狀・三易醫生・皆如此・定症・然後將方令執役人持往藥房取

藥凡新症到治病重者留院內飲食一切供給醫士每日到驗二次使婦人侍奉若既愈而歸醫生送諸門外祝以吉語執手而別富人在院醫愈則樂助金錢貧人醫愈出而作工者所得金錢亦樂於捐助然無論貧富捐否不過問也前有各國俊秀子弟在此肄業今則漸少昔年遣人到各處查學徒卒業歸作何事不知學徒回國皆設書院課徒施醫現在各國書院林立悉仿怕士隨之章程其功亦偉矣我國閨秀多在此院肄業院內醫士考得醫狂犬噬傷之妙法輕者半月而愈重者二十日而愈常人每言狂犬傷足症不甚要最要者傷手此醫士獨以傷頭爲最要其治狂犬傷法即將犬腰骨割去懸在玻璃罇內候乾取其一節研末用製水硍汁和末塗傷口至十三四日膿血去盡矣 約知新報

新法治病

上年西國新得隔膚見骨之法所用之光名爲盧煙賤之光幾又

名X光綫。此光綫一出。格致家皆能悉心考究。多試用之。醫病。前經有人登錄此光綫能殺滅內傷之微細毒蟲。但以顯微鏡考之。並無實據。有醫師名雷日者。考得以內傷之微細毒蟲。名挑罷裔老士者。將一隊導入豕肺之內。又以X光綫頻照之。其豕無恙。其不得X光而照之者。竟如常豕染內傷之疾。歷驗不爽。又有醫士名柯舌者報說。曾以X光而醫一內傷女子。年方十七歲。每日照肺一點鐘。連照三箇禮拜之久。大有轉愈之勢。後因失其機器。遂罷而不照。女子之病。竟復變沈重而死。有一四歲孩子。背上生毛曾得奧京維也納之醫士名傅路安者。以X光綫連照十日。而盡除之。以X光而除毛髮之事。尙屬常有。但非常時獲益。若用多次必將毛管傷害甚深。蓋紀路基礎君。決斷此弊。由於機器管所用之鉑片。化作微末。侵犯其毛管也。迨多人陸續考求。確知此說爲不差云。錄香港孖剌報

考論物性

紐約格致報云。格致師名亞活窩力者。謂人皆知考求動植物質。而不知考求人物之性。凡人有知覺。如飢能食。渴能飲。目能視。耳能聽。鼻能嗅。足能行。苦而悲號。此皆人之性。亦物之性也。故前有英國格致師仕波甯。將初出雞雛用藥紙眯其目。使不見物。及雞雛稍長時。便能知飲啄。且如黃蜂近之則知走。飢鷹窺之則知避。毋雞叫之則知羣集。仕波甯以此考之。因知凡物之性。皆有自然之知覺。又有格致師名摩近者。欲考求鳥獸之性。亦將雞雛初出時。先眯其目。至稍長時。以黃蜂飼之則不食。以青蠅飼之則速食。用沙放其側則不顧。用米放其側則急啄。俟其渴不與以水。置水於別處。則知尋而飲之。如以黃蜂去其針蠆則食之。蟛蜞去其鉗爪則食之。然若不去其針蠆。不去其鉗爪。彼必不食。知覺使然也。又一日將火雞四於木櫃中。適有飢鷹側翅而來。火雞遂飛鳴亂吽。雖目未覩飢鷹之窺伺。即知其禍害之將及。亦性之知覺使然也。人之性有上下等。物之性亦然。人不作負心事。而下等人樂爲之。皆如其性之發露也。地球上人類有數等。其性因亦分爲數等。且觀禽獸之性。同是爲禽獸之類也。而蠻大與弱小者不同。陰柔與猛鷙者亦不同。余曾細察各鳥之營巢。而知辨各鳥之性。如杜鵑所營之巢。布置雅潔。何以其哀怨若此。皆其性爲之。如春燕每年必偕其子歸認舊巢。秋雁每年必約其羣復尋舊地。又是其性也。前有游歷人名斯必巖。到歐洲各處。又到西伯利亞地方考究雀鳥之性。有大雁每冬時由北而南。以避寒暑。其弱小者秋至先去。其壯大者必待嚴寒而後去。蓋因其壯大。令其弱小者先去。是鳥有愛子之性。與人同也。然摩近詳於考察禽獸。尙未及於獸類勞文拿謂犬能認主人之足跡。而尋主人。因其歸家時見其履下有犬足跡。後穿別人之履外出。則犬不復能尋矣。當時言於旁人皆以爲怪竟不之信乃謂犬足之跡焉能在主人履下不知犬知主人出遊彼則先於所往量度主人之步履長短而後行故主人後至則必踐著犬之足跡時或路上泥濘故其履下處恰有犬跡也一日主人外遊犬則先行有友知其故而戲之將主人負往別處而其犬且行且止回顧不見主人之面又不見主人轉往別路之足跡當時該犬情形似甚狐疑追回主家亦不見主人遂愁悶不食數日是亦犬之性具有知覺也可知不獨人有知覺禽獸亦有知覺若能逐物考之似莫不得其性之所在矣 錄知新報

腦筋致用

紐約格致報云凡人強記皆由腦筋如不能記事皆由於腦壞人之心緒亂遇事疑懼者亦由於腦氣不足人之善忘皆由疾病多或因內體壞或因外體壞之故也試觀吸鴉片之人凡事不理因煙氣迷其腦又觀醉酒之人酒迷其腦則不解事人之手足欲行

動皆由腦筋主之人之全體有筋相連消息相通若電綫焉如一筋欲作何事則全體之筋從之脊骨之髓爲全體之最要者若脊骨髓不淸潔則身必有病人身之筋有主思慮有主動作兩筋相連如思慮之筋動則動作之筋亦隨之人之愁苦是其思慮筋之愁苦也人之逸樂亦是其思慮筋之逸樂也人之欲言語由思慮之筋動達氣於喉中喉中有一塊物如膜形氣撞於膜上則成聲音矣人之夢寐皆因日中作事而夜間思慮之筋不忘故夢中作囈語若小兒腦筋未足日間被人嚇之至夜間驚悸皆其思慮之筋記憶之若風癱之人不能行動皆由動作之筋受傷人身之筋如樹根纏繞不獨人有筋地球上之動物植物皆有筋若人無筋則枯矣凡人有知覺運動作何事業皆由此腦筋起若食物在胃中不消化皆能傷筋故食物不可太飽飫若傷於食氣不能運化而筋不舒暢凡食物必用血氣以化之如以火烹飪生物物之多

少必用火之多少相配。然後物乃熟。而人之筋亦藉血氣以養之。如飲食過度。則血氣多用於消化之物。而少於養筋矣。但人知養身飲食有節制。不獨體魄强壯。兼能益壽。又能强記。此考究腦筋之學。由醫士將人全體之腦筋細剖察驗。並將各國之人考究。故也。若未經教化之野人。但食生物。性甚兇暴。其腦筋愚蠢。惟粗人不擇飲食。雖身强壯。但其智識。不及有學問能節飲食之人。前有醫士畜有貓二頭。一貓飼以生肉物。一貓飼以熟肉物。及至皆長大焉。其食生物者。以手觸之。則貓伸爪逞威。欲傷人。其食熟物者。性甚柔順。可知食生物之野人。其性暴戾。不及食熟物之人也。錄知新報

石水緜

陜西有千年燈心。似麻綫。以之點燈。油盡而綫不損。其物出於絕巘。有水浸之石縫中。色白質輕。錘之漸輭。久可成緜。作綫。因呼爲

石水縣。蓋此物得水石之精力能勝火故也。約漢報

木不畏火

現有格致師名芝卡勒家甚富徧考各植物遊歷南亞美利加洲。見該處山上有一種樹。其生長獨異奇之折一枝用刀割則甚堅韌。遂用火燒之不燃。徧查各植物書。不見此種樹木若用以建樓屋。能免火患可知地球上之物。無不供人生之用地球初成。至地球將燬時。無不有新奇之物。最無用者亦可使之爲有用南方之地近赤道處有一樹林遇火萬木皆燬獨此樹能存高二十尺圍一尺。樹幹臃腫。至雨水時。則花生花落結子。子熟則仁墜地而徧地皆生樹秧矣。芝卡勒到此考察。見林中有炭即知此山前被火燒。而此木獨存者其樹皮之堅韌如牛皮。或天旱時。樹幹已枯而此心尚未枯。故有雨時。則樹心得水氣而活。新長之木質已大則枯幹作皮經雨淋日炙故堅韌而火不能燃也。節紐約格致報

統籌河道全局分別應辦已辦未辦各情形據實覆陳摺

直隸督　王文韶

承准軍機大臣字寄光緒二十二年八月二十八日欽奉
上諭通政司副使劉恩溥等奏畿疆水患日深亟須拯救敬陳管
見一摺永定河屢堵屢決本年又復漫溢自應妥籌長策以弭水
患該京卿等所稱疏尾閭挑淤塞挖中泓開減河保舊隄興溝洫
各條著王文韶孫家鼐胡燏棻體察情形會同妥議具奏等因欽
此遵　旨寄信　臣　並准順天府尹籌議各河大略辦法咨經　臣　分
行各該河道勘議具覆復經檄飭水利局統籌全局妥議詳辦茲
據該局體察形勢詳稽案牘質諸輿論悉心核議分別應辦已辦
未辦各情形詳請察核具　奏前來　臣　查直隸諸水以五大河為
綱領而五大河又以永定河為稱首其上游兩山束水尚不為患

自出石景山勢始湍悍。挾沙擁泥。一瀉如注。夏秋雨潦。塞外萬山之水。同時下注。全河勢不能容。漫溢奔騰。畿南各州縣。百數年來。歷被其害。近來河身墳淤益甚。受病益深。爲患幾無虛歲。議者咸謂病在中洪不疏。惟以縣長二百數十里寬數里及十數里。河身山積之淤沙。挑寬二三十丈。深一丈五六尺。至中洪所出之土。遠送隄外。無論人工鐵軌。其經費不可以數計。且通河上下處處灣曲。即使不惜巨款。勉力挑辦。而大汛一臨。浩瀚汪洋。盈堤拍岸。大溜順勢循灣而行。不專走新挖中洪一綫之槽。南塌北漲。溜勢稍有轉移。河漕立即淤墊。從前屢次挑挖下口旋挖旋淤。此其明證。若改南隄爲北隄。更建南隄以障之則遷道移民。廢壞億萬田廬。事屬窒礙難行。如以北隄爲南隄。另築北隄以障之。則該處切近京師。伏秋偶一疏防。後患何堪設想。光緒二十年調任山東河督臣許振禕。勘治該河。亦因限於地勢。慮其勞費無功而止。現惟設法堅守兩隄。俾無旁溢。勉竭人力。以挽天心。若求歷久底定之方。竊嘗恭讀　高宗純皇帝過蘆溝橋詩註云。永定河工。欲期一勞永逸。實無善策。祇可盡人力補苴等因。煌煌　聖訓。燭照幾先。允爲萬世法守。至尾閭之不暢。由於水緩沙停。日久遂形高仰。自韓家棧迄海河一帶。外無潮力之卷舒。內無淸流之沖刷。停頓胸臆。四溢旁奔。淸河下口。尤爲逼近。上年秋間。幾至淤成平陸。且波及子牙南運。卽鳳河北運。亦將侵軼不可收拾。爲今之計。非疏通海河。使受潮汐呑吐之益。則順下之性不暢。終必旋挖旋淤。亦非堵築格淀隄。展濬淸河下口。則淸水無從得建瓴之勢。仍難收敵渾之功。是籌辦海河。非僅爲一河計。實爲永定南北運大淸子牙各河之一大轉機。澤民惠商。胥於是賴。此本年應辦最要之工。已飭補用道吳廷斌會同天津司道選擇工員。前往上下游兩岸。周歷勘求。所以畜潮力。裁灣阻。以收束水攻沙之效。一俟籌定辦法．估明工款．即行奏明興辦．夫渾流之強．由於清流之弱．上年冬間水利局試辦規復清河故道．挑津甫畢．未及抬水啟壩．適格淀隄邵家房以上撞成水口四處．淀河全溜．又復掣歸子牙．現擬將淀口上壩．復築堅固．並將永定河南入下汛二十二號至靑光村迤下隄埝．加高培厚．以禦渾流．至欲力杜渾水南溢之策．宜於楊芬港迤下．自永定河南隄綫兒河起．傍中停河北岸接築長隄二十餘里．下達韓家樹．並將獨流八堡至跌流堡以下十七八里格淀隄堅實修築．擇要拋護片石．大其坦坡．以禦東淀風浪．庶可經久．清河下口二十餘里之河身中停尾閭之積淤．均應疏濬．凑清水之力．下達韓家樹．以救滌渾之功．是規復清河下口．實關係全局利病．惟時逾立夏．工程艱鉅．購石興工．趕辦不及．祇可秋後布置．於來年大汛前一律蕆工．此籌辦海河規復清河補救永定之情形也．直隸河道錯雜．工程繁多．庫儲又異常支絀．祇能斟酌緩急擇要興修若各工同時並舉萬萬無此財力所有已辦各工如清河道所屬之唐河萍河瀑河大清河南北兩岸豬龍河千里隄安州南北兩隄埝天溝河天津道所屬之子牙河東岸近隄何莊孫莊及減河南運河大小稍直口等處修築灰土泊岸千餘丈海河白塘口修築條石泊岸數百丈通水道所屬之潮白溫榆兩河均已分投辦理次第畢功其青龍灣筐兒港兩減河上年擇要興修並修理閘座以暢流勢該兩河尚有淤淺者各六處現已派員勘估修濬鳳河挑淤工程現將上中兩段開寬濬深至於未辦之工如西淀之咽喉爲趙北口近亦淤墊日甚一遇盛漲泛濫甚廣歷年安州紳民請自任邱之李光村開挖新河經鄚州窪周奎埝繞五官淀壩臺以入東淀計歷五州縣長一百七八十里工巨費繁利害參半而文安大城民情亦不順是以未能議辦白溝趙王兩河一洩金門閘一洩白草窪茅兒灣之水相會於鷹嘴

壩趙王弱而白溝強力不能敵蓋白溝上接琉璃胡良拒馬涞水諸河之水挾沙帶泥一入淀中水散沙停故論治病之由不治白溝而治淀無益也塌河一淀西北受四減河之水其東南分洩之路亦有曰現惟大畢莊河道淤淺未挑因形勢未順是以緩辦餘俱一律深通但夏秋來源太猛下游宣洩不及環淀村莊不免潦浸若遇水小之年尚可保全無恙青龍灣游香閘以下爲後海再下爲七里海爲曲里海不無淺窄淤滯之處概行挑濬巨款難籌原奏所謂疏尾閭挑淤塞開減河保四隄各條力所能行者無不隨時興辦其限於帑項絀於形勢祇可暫從緩議溝洫古制爲談水利者所不廢徐貞明開之於先營田四局繼之於後雖收一時之小效不久而旋歸湮廢蓋因天時地利南北異宜而民情又有習與不習之分伏讀乾隆二十七年十二月　高宗純皇帝諭曰從前近畿議修水利營田未嘗不再三經畫始終未收實濟

請講求務本至計以開利源摺 光緒二十三年

御史 華煇

竊自各國通商以來，每歲出洋之銀，爲數甚鉅，近更通行內地，小民生計日益艱難，而戶部出款歲增數千餘萬，內外臣工，紛紛建議，皆曰清逋賦也，核釐金也，加捐稅也，皆取財之法也，天下之財止有此數，取之過度，民力不足以供之，則亂端起矣，有變而爲節財之說者，則曰裁額兵也，除中飽也，汰浮費也，有變而爲通財之說者，則曰興工作也，振商務也，修鐵路也，設銀行也，此二說者固較勝矣，而原本則不在是，夫國用何出，出於民，民財何出，出於地，地利何出，出於物，工作之成，成以此也，商物之通，通以此也，輪船鐵路之運，運以此也，故董勸農桑，講求物產，爲古聖王生財之道，卽今日養民致富之眞源也，民力有所不足，必須官爲補助者，可分爲二大端，一曰廣種植，一曰興水利，謹縷析爲我　皇上陳之，自兵燹以來。各省樹木芟伐殆盡。地之腴者忽瘠。民之富者忽貧。蓋果品材木。足以供生人之食用者。其利視五穀爲尤豐。所謂一年之計樹穀。十年之計樹木也。乃上下因循。不知栽培愛護。往往山童壤赤。一望荒涼。小民亦菜色流離。無復承平景象。則官吏之玩視民瘼也亦已久矣。夫種植之大利。其在南方者二。曰桑曰茶。黃河以南之省分。近水者無不宜桑。近山者無不宜茶。苟能由官籌款。購買桑秧茶子。散給民間。並講求養蠶製茗之方。不數年而風行各省矣。其在北方者二。曰葡萄。曰棉花。黃河以北之省分。天寒而地燥。惟此爲宜。葡萄可以釀酒。棉花可以紡綫織布。苟能博求良法。勸導民間。則餘利豐盈。偶有水旱偏災。無虞凍餒矣。此四事者。辦有成效。立可行銷外洋。自收利權。然地方官吏。必將畏難苟安。諉於土性之不宜也。民情之不願也。天下無論何土。必有相宜之樹。無論何樹。必有可收之利。此則南北各省。皆有之。皆宜之。

無所容其欺飾者也。今請定一勸民種植之法。民間有能於舊有樹木外。種樹至五萬株十萬株以上者。官爲酌給獎賞。以示鼓勵。並請定一戕害樹木之禁。有無故戕害樹木一株者。貧民罰種兩株。富民罰錢千文。以充公用。中國膏腴既廣。寒暑適平。他日百產餘盈。闢一分利源。即增一分稅課。天下尚憂貧乏哉。此生財之道在廣種植者一也。中國水利。惟江南各省最爲講求。自髮捻搆亂以來。舊日河決。亦多湮塞。民既無力修復。官亦置若罔聞。至於山僻省分。及北方高燥中原寥廓之區。則地方各官直不知水利爲何事。惟日持三尺法。以催比征徭而已。甘肅陝西等省田地尤多荒廢。水利之不修。河患所由日亟也。興修水利。古今中外良法頗多。約而舉之。厥有八事。一曰引泉。兩山之間。必有河建堰引泉。咸資利賴。然一人之力不能成。須董以官紳。乃可集費鳩工。肇與大利。此爲牧令者於境內泉源。必應確知其數而詳求其用也。二曰築塘。泉源之大者。開泉以引之。其細者必築塘以蓄之。可購山間高地。築塘置閘。派公正紳耆專司啟閉。需水者稍納公費。爲購地修塘建閘之資。所謂民財民用耳。三曰開渠。無論江河溪澗。相度高下。於其上流開渠以引之。必須畎澮距川。有經有緯。旱收其利雨水不爲災。才爲盡善。四曰通潮。沿海之區。鹹地爲多。日炙雨淋鹹去則草木繁昌。遂成沃壤。此等海濱漲地。廣漠無垠。棄之則可惜。亟宜招民墾闢。廣開港汊。通引海潮。數月之間。即可種植。與地利。養閭民。增稅額。一舉而數善備焉。五曰開井。丁寶楨爲山東巡撫。教民開井汲泉。以資灌溉。民食其利。今外洋開井機器。每副僅數百金價值。一省購數機。則高地居民。永免旱熯之患。惟開井必擇有樹之地。庶用力少而成功多。六曰蓄水。北方溪澗無多。亦有雨水。惟南人知蓄水。北人不知蓄水耳。誠就低窪之地。深濬爲湖。掘出之土。培隄種樹。湖寬至十丈以上。水深至五尺以上。日光不能消爍。可積至兩月不乾。七曰用車。桔槔汲水之法。工拙而事勞。惟南方之龍骨車。可汲水至十餘丈。苟購置多副。雇覓熟手。分教北人。事半功倍。即可汲河水以溉田。西人柳條各車。近今水法益加修備。並宜擇善而從。以興水利。而減水患。八曰填石。西人近得新法。每田十畝。四圍掘一深溝。寬一二尺。深三四尺。填以碎石。高出地面。石能汲水。雨潦則泥濘皆乾。石能含水。久旱亦土膏脈潤。亦西法可採之一端也。斯八事者。有水可引之處。固可因地勢以暢其流。無水可引之處。亦可藉人力以收其用。此生財之道。在興水利者又一也。夫鄉曲細民。終歲勤動。農田所入。究有幾何。而額賦科征。急於星火。地方官吏。又復視同膜外。不能教養成全。比年各省偏災。官賑民捐。動逾百萬兩。飢寒疾苦。顛連溝壑者。仍不可計算。皆由地方官吏。不能先事預防。且水利之與種植。相因為用。亦相濟而成。嘉樹密林。既能引泉致雨。可免旱災。而根蟠土上。

葉蓋地面當大雨時行高處泥沙不致隨流而下壅壓田畝淤塞河流之患亦可減輕誠能以種植爲經以水利爲緯以水利爲體以種植爲用行之十年而地利不日興民生不日富國計不日豐者未之有也或猶以爲迂天下安有更捷於是者否則雖有工作其如無物可製何雖有輪舟鐵路其如無貨可運何此又各國通商以來濟變之良謨救時之要策而不可一日緩者也應請　皇上明發諭旨責成各省督撫轉飭府廳州縣各官將種植水利兩端就　臣摺內所已言者因地制宜認眞興辦所未言者亦實心實力漸次擴充果其實政及民卓著成效臚陳事實送部引　見優予升階功效稍次者酌量保奬其藉端擾民奉行故事者立行參撤仍請　飭下吏部戶部妥議考核章程通行各省三年大計將此二端歸入考成庶幾積習頹風一時丕變貨不棄於地富可藏於民由是振興工作開闢商途出中華不涸之源易外國無窮之

利。雖各省通商亦復何患之有。是為生財大道。本源中之本源也。

臣愚昧之見。是否有當。伏乞　皇上聖鑒訓示謹　奏

丁酉利濟學堂報近政備考卷一目錄

奏陝西防練各軍擬酌量改定以資防守摺　陝西巡撫魏光燾

整頓奉天東邊昌圖營口各項稅釐綜覈本年收數較前培增辦理業有成效摺　盛京將軍依克唐阿

擬覆核減丁漕錢數片　江西巡撫德壽

議覆整頓書院並鄉會試兼考時務摺　禮部尚書崑岡等

議覆開辦京師大學堂摺　工部尚書孫家鼐

會奏鄂省改設鑄錢局　湖廣總督張之洞　湖北巡撫譚繼洵

請嚴防官錢局流弊摺　戶部尚書

覆奏洋商改造土貨摺　總理衙門

奏請裁汰冗兵摺　戶部尚書

會奏設武備學堂摺

湖廣總督張之洞
湖北巡撫譚繼洵

丁酉利濟學報見聞近錄卷二目錄

臺民起事　英國木船　窮探北極
遊士述要　演放氣球　閱俗雜誌
印度奇災　癘疫爲災　宦官杖斃
特國弊政　印度備荒錢穀　義民奏捷
辨士陳情　扶桑旅況　金山產珠
遊士遇害　華傭苦況　叛徒逞凶
煤礦沈没　威懾西人　風雪爲災
瀛嶼款絀　勉爲忠義　奥國民數
互鬬新例　掘得佛碑　流毒愈甚
窮民雜訴　地球報紙總數　記語新器
西郵遴女新例　習奥軍法　測量志畧
西敎械鬬　金鋼鑽石喜　泰西報館

花收日光　臺民內渡　鬭紙大觀
空氣可用　島石吸鐵　臺檄日罪
地輿學會　臺灣近聞　租界繁盛
商船推廣　催解杭茶　臺灣近事
自强軍洋操記　希國奇境　津創譯報
民病天變　破氷新法　酗睡未醒
電火驗生　古錢進呈　創設尙賢堂
攻匪妙法　伊籐被劾　湘電遲緩
樹黨傾軋　法開東海　煤礦巨災
車載鐵橋　暹王有志　異族狡謀
開辦金礦　女子求出使　新製窺敵氣球
奥國買地